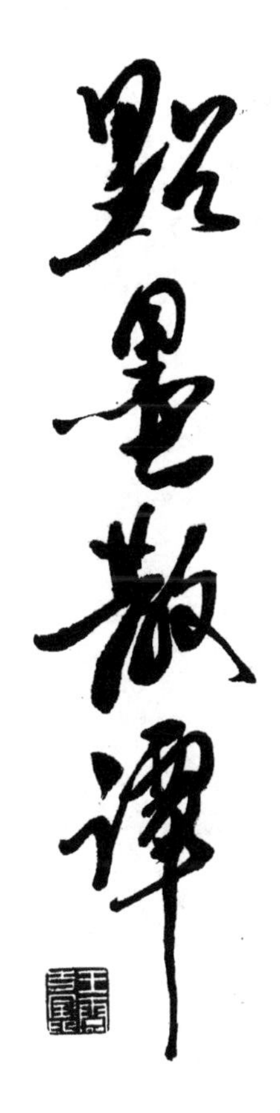

王灵台 编著

上海圖書館
上海科学技术文献出版社

图书在版编目(CIP)数据

点墨散谭／王灵台编著.—上海:上海科学技术文献出版社,2013.9

ISBN 978-7-5439-5922-4

Ⅰ.①点… Ⅱ.①王… Ⅲ.①中医学-临床医学-经验-中国-现代 Ⅳ.①R249.7

中国版本图书馆CIP数据核字(2013)第184350号

责任编辑:熊 倩

封面设计:许 非

点墨散谭

王灵台 编著

出版发行:上海科学技术文献出版社

地　　址:上海市长乐路746号

邮政编码:200040

经　　销:全国新华书店

印　　刷:上海书刊印刷有限公司

开　　本:787×1092 1/16

印　　张:19.25

插　　页:11

字　　数:324 000

版　　次:2013年9月第1版 2013年9月第1次印刷

书　　号:ISBN 978-7-5439-5922-4

定　　价:58.00元

http://www.sstlp.com

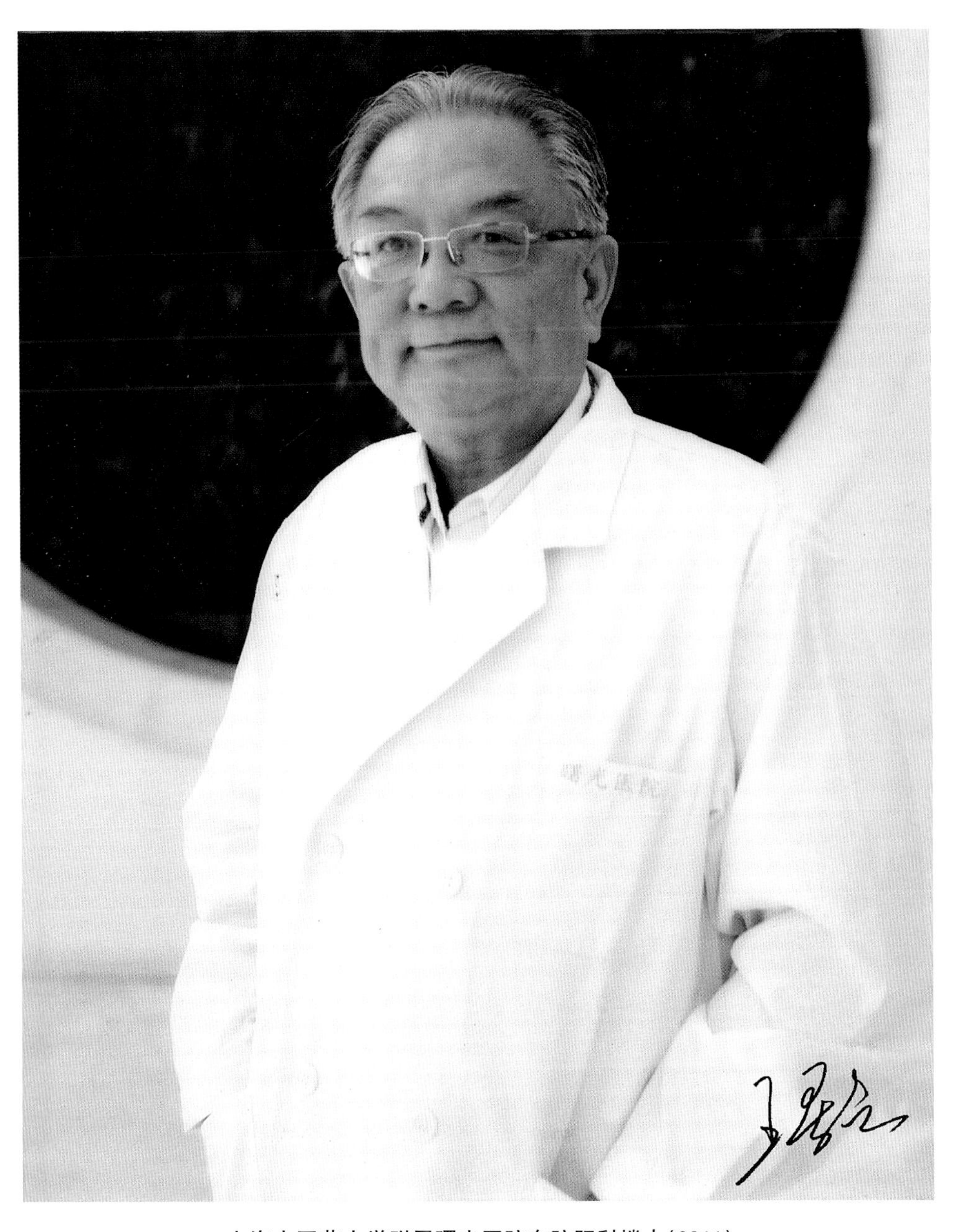

上海中医药大学附属曙光医院东院肝科楼内(2011)

作者简介

王灵台，男，1940年生，汉族，教授，主任医师，博士生导师，上海市名中医。1963年毕业于上海医科大学医疗系，曾任上海中医药大学附属曙光医院院长。现任世界中医药联合会肝病分会顾问，中华中医药学会肝胆病专业委员会副主任委员，上海市中医药学会肝病专业委员会、感染病专业委员会名誉主任委员，上海市中西医结合学会肝病专业委员会名誉主任委员，曙光医院专家委员会主任，全国名老中医专家学术经验继承班指导老师。

长期从事中医、中西医结合防治肝病的临床及科研工作，擅长治疗慢性肝炎及肝纤维化，在国内率先倡用补肾法为主治疗慢性乙型肝炎、柔肝益肾法治疗肝纤维化。所在科室系国家中医药管理局中医重点专科专病协作组组长单位及上海市临床医学中心之一。20世纪80年代起承担多项重大科研项目，1991～2009年先后获教育部、上海市及中国中西医结合学会、中华中医药学会等科技进步奖11项。发表论文50余篇，主编、参编专著10余部。培养博士后、博士、硕士50余名。多次赴国外学术交流与讲学。1992年起享受国务院政府特殊津贴。1999年荣获全国医院优秀院长称号。

谨以此书

献给我的老师

张鸿祥教授,夏德馨教授

姚光弼教授

自序

1963年从上海第一医学院(现为复旦大学上海医学院)医疗系毕业后踏上医师之路,恍惚之间已经过了50年。回顾半个世纪的风雨历程,觉得应该留下几许墨迹,决非为了炫耀过去的成就,而是希望从自己过去的足迹中找到新的启示。花费了不少时间收集部分以往和新近所写的文章,内容纷杂,林林总总,不成系统,实在称不上像样的著作,但毕竟都出于自己笔下,姑且名为"点墨散谭"。

本书共分论著荟集、杂想短文、岁月流影三部分。

论著荟集主要收集摘选了历年在杂志和刊物上发表的部分论文或述评,还包括少数未发表的文章及学术报告。有些内容跨时较长,反映了自己学术活动的延续,由于年代较久,应有不少遗漏,待后补全。其中有几篇关于中医药管理专业的论文,是曾从事近20年管理工作的回忆和交代。有些见解,依然可供参考和借鉴。

杂想短文,收集了近几年在学习、工作、生活中所想到、碰到的现实,内容涉及读书、做人、做事、为官、育人、建言等多个方面,并无主题和中心,但都是个人真实的思想和行为。每篇字数不多,称之为"千字文"。有些短文寓意较深,所谓"功夫在诗外,趣味在文中",愚意值得一读。至于是非曲直,自当留待后观。

岁月流影,系从身边保存的上千幅照相中选取了有代表性的部分照片,希望从中能够回忆起当时的情景,看后既有一丝乐趣和欣慰,也有一份感慨和惆怅,特别是照片上风华正茂的自己,如今成为满头白发的老者,真可谓岁月不饶人。

好在许多后生已经脱颖而出，且不乏青出于蓝胜于蓝者，联想中医事业后继有人，足以慰藉吾辈平生。

匆匆合成此集，了却一件心事，也算准备了一份送给自己的礼物。在本书出版过程中，高月求、赵钢、孙学华三位主任医师、教授花费了很多精力，作为导师，衷心向他们表示感谢。借此机会，也向长期给予本人帮助和关怀、支持的领导、师长、同仁和亲友致以问候和祝福。

诸多情结遐想，尽在不言之中。闲赋七律一首，权作自序收尾。

悬壶半生暮回忆，俯仰无愧凭戒欺，
一心皈依岐黄门，自恃守中亦知西。
矢志之途尚依稀，路遥何惧重攀跻，
真如佛云有来世，续修正果再为医。

王灵台

癸巳年六月于上海

目录

论著荟集

温肾法为主治疗 HBsAg 阳性乙型肝炎 60 例报告

近年来，乙型肝炎发病率逐年上升，全世界 HBsAg 阳性者已逾 2 亿人，有关肝炎会议材料报道，我国 HBsAg 阳性人群高达 10%。国内应用中医中药治疗乙型肝炎取得某些效果，HBsAg 的转阴率约为 12%～25%。上海中医学院附属曙光医院肝科在 1976 年开始应用中医中药治疗乙型肝炎的基础上，自 1981 年 6 月至 1982 年 12 月，应用以温肾法为主的方法治疗 HBsAg 阳性的慢性迁延型乙型肝炎 60 例，经 1 年半的治疗和随访，HBsAg 的近期转阴率为 43.3%。现将有关资料总结如下：

临床资料

一、病例选择

60 例均为门诊病例，按 1978 年杭州会议的诊断标准均为慢性迁延性乙型肝炎并具备下列条件：① HBsAg 2 次以上阳性；② 排除非病毒性肝炎患者；③ 经其他方法治疗 HBsAg 未转阴者。

二、一般资料

年龄 13～66 岁，平均 33 岁，其中 20～40 岁者占 73.3%。男 48 例，女 12 例。病程 6 个月至 14 年，其中 5 年以下者占 66%。

三、实验室检查

每例患者在治疗前均检测下列项目：肝功能（胆红素、麝浊、锌浊度、谷丙转氨酶）、乙型肝炎病毒抗原抗体系统（HBsAg、抗 - HBs、抗 - HBc、HBeAg、抗 - HBe）。HBsAg 用 RPHA 法及 RIA 法测定。免疫指标作总玫瑰花环形成试验（T - RFC），活性玫瑰花结形成试验（A - RFC）、免疫球蛋白（IgG、IgM、IgA）、补体 3（C3）、循环免疫复合物（CIC）。上述项目在治疗期间每 2 个月复查一次（肝功能除外），至 1982 年 12 月统计结果。

治疗方法和效果

一、治疗方法

本组病例大多病程较久，多有肾阳亏损表现，因此采用温肾法为主进行治疗。所用基本方为：巴戟天 15 g，仙灵脾 15～30 g，菟丝子 30 g，桑寄生 30 g，丹参 30 g，陈皮 6 g，虎杖 15～30 g，黄芩 10～15 g。如见乏力、面浮、脚肿、舌淡胖，加黄芪、党参；兼见低热、口苦、泛恶、尿黄、舌红苔厚腻等湿热证者，减温肾药剂量，加用白花蛇舌草、川连、苍术、小蓟草、茅根等；胁痛甚者加延胡索、郁金；腹胀纳呆加茯苓、半夏、鸡内金、麦芽；出血倾向较著者加生地、仙鹤草等。

所有病例每 1～2 周复诊一次，不服用其他中西药物，个别病例曾经短期服用降酶中成药（垂盆草、黄芩等）。服药时间均在半年以上。

二、治疗结果及分析

凡 HBsAg 连续 2 次阴性且间隔 2 个月以上者列为转阴病例。60 例中 HBsAg 转阴者 26 例（43.3%），未转阴者 34 例（56.7%）。至随访时，HBsAg 转阴持续时间 2～4 个月者 9 例，4～6 个月者 6 例，6～9 个月者 5 例，9～12 个月者 4 例，1 年以上（超过 14 个月）者 2 例。治疗后 HBsAg 转阴最短需 2 个月，最长 18 个月，平均 10 个月。其中 HBsAg 在半年内转阴者 4 例（15.4%），1 年内转阴者 15 例（57.7%），1 年以上转阴者 7 例（26.9%）。

HBsAg 转阴组 26 例患者中，病程 5 年以下者 17 例（65.4%）、5 年以上者 9 例（34.6%），未转阴组 34 例患者中分别为 24 例（70.6%）、10 例（29.4%），经统计学处理，病程长短与 HBsAg 的转阴率无关。此外，据本组病例分析表明，HBsAg 的转阴与否和性别、年龄亦无明显关系。

三、治疗前后各项检测指标的变化

治疗前各项指标均有部分患者异常，经温肾法治疗后，原来异常患者有部分恢复正常，HBsAg 转阴组或未转阴组的恢复情况基本一致。定量观测各项指标结果表明，HBsAg 转阴组有 5 项指标有显著性变化，而 HBsAg 未转阴组仅 3 项指标有显著性变化（见表 1 及表 2）。

四、抗原抗体系统变化情况

HBsAg 转阴组 26 例，治疗前 HBsAg 滴度≤1∶32 者 19 例，1∶64 者 3 例，≥1∶128 者 4 例；治疗后全部转阴。治疗前抗-HBc 阳性 2 例，HBeAg 阳性 7 例；治疗后均转阴。未转阴组 34 例，治疗前滴度≤1∶32 者 12 例，1∶64 者 11

表1　两组治疗前后各项指标定量变化情况

组别	谷丙转氨酶(GPT)	总玫瑰花环形成实验(T-RFC)	活性玫瑰花结形成实验(A-RFC)	循环免疫复合物(CIC)	补体3(C3)	免疫球蛋白G(IgG)	免疫球蛋白A(IgA)	免疫球蛋白M(IgM)
HBsAg转阴组(26例)	74.56～51.68 −22.88± 10.83*	66.46～70.50 4.04± 1.39**	17.23～23.61 6.38± 1.62***	0.043～0.055 0.012± 0.005*	99.00～120.37 21.37± 4.09***	1795～1899 104± 117	273～282 9.0± 19.0	170～173 3.0± 20.5
HBsAg未转阴组(34例)	71.56～52.12 −19.44± 7.75*	65.85～68.17 2.32± 1.46	16.62～22.74 6.12± 1.79**	0.046～0.051 0.005± 0.006	98.78～111.56 12.78± 4.02**	1648～1784 136± 80	259～261 2.0± 11.8	181～205 24.0± 14.0

注：表中数据上行为治疗前均值～治疗后均值，下行为治疗前后的平均差值±标准差；治疗前后自身比较，$^{*}P<0.05$，$^{**}P<0.01$，$^{***}P<0.001$

表2　两组治疗前后各项指标异常人数

组　别		GPT	T-RFC	A-RFC	CIC	C3	IgG	IgA	IgM
HBsAg转阴组(26例)	治前	14	1	23	5	0	13	5	10
	治后	8	0	14	8	4	18	5	7
HBsAg未转阴组(34例)	治前	17	5	29	7	2	12	4	11
	治后	7	5	19	8	1	15	4	11

例，≥1∶128者11例；治疗后有9例滴度下降，滴度反复21例，无变化3例，滴度升高1例。治疗前抗-HBc阳性16例，治疗后转阴13例。治疗前HBeAg阳性6例，治疗后均转阴。治疗前后两组抗-HBs、抗-HBe均为阴性。

讨　论

一、中医学认为急性肝炎的病机系“湿热蕴于肝胆”为主，病程迁延者可有肝、脾、肾之不足，故在急性期多以清热解毒化湿为主。由于肝病久而不愈，往往导致肾虚，即谓肝肾同病，前人就有用补肾药如首乌、生地、枸杞子、苁蓉及“五子衍宗丸”等治疗肝病的记载，国内尚有应用清热化湿、健脾益肾法治疗慢性肝病收效的报道。本组病例大多病程较久，常诉畏寒、乏力、腰酸、膝软、足跟痛、头昏、耳鸣、遗精等，少数病例尚有面浮、脚肿，除肝炎活动期外，舌苔多薄、质淡而胖嫩，脉细小或细滑，可见这类疾病患者多数已有肾阳亏损或肾阴虚耗的表现，因此我们采用以温肾法为主的基础方进行治疗，并结合辨证与临床化验结果，适当增减药物，收效良好。如细胞免疫低下者，脾肾虚寒症状常较明显，可加党参、黄芪之品以奏扶正之功；体液免疫异常者常并见抗- HBc 或 HBeAg 阳性、肝功明显异常，临床常兼有湿热症状，宜减少温肾药物剂量，加用清热化湿药以收祛邪之效。此外，慢性肝病患者常诉腰痛，女患者有月经异常，其面色较暗、舌质带紫或边有瘀斑者亦不罕见，提示尚有血瘀存在，对这类患者，在基本方中加用活血化瘀药物，有助于肝病的好转。

二、HBsAg 的自然转阴率报告不一，国内报道 HBsAg 的自然转阴率为 2.6％～18％。据此，本组病例 HBsAg 的近期转阴率为 43.3％，与自然转阴率比较有显著差别。关于 HBsAg 转阴的疗效评定目前尚无统一标准，我们曾对用中医中药治疗后 HBsAg 转阴 3 次以上的乙型肝炎患者进行随访，发现少数病例在长期转阴后仍可出现阳性。因此，建议 HBsAg 转阴后的随访时间至少以 6 个月为宜，并且在随访 HBsAg 的同时，应同时检测其他有关项目，如抗-HBc、HBeAg 等，以制定合理、可靠的客观疗效标准。本组病例中部分随访时间尚未满 4 个月，不能作为评定依据，有待继续随访。

三、研究表明，乙型肝炎的发生发展及其转归与机体的免疫反应关系密切。多数认为，乙型肝炎患者的体液免疫亢进而细胞免疫功能偏低。本组病例在治疗前，无一例免疫功能全部正常，尤以细胞免疫低下及细胞、体液免疫的异常者居多。上述结果证明免疫功能在乙型肝炎发病中有重要作用。经温肾法为主的中药治疗后，免疫功能有明显变化，且 HBsAg 转阴组与未转阴组有异。HBsAg 转阴组治疗后总玫瑰花环及活性玫瑰花结值上升，有统计学意义；HBsAg 未转阴组上述指标虽有上升，但其显著性不如转阴组。这一结果表明，HBsAg 的转阴与细胞免疫功能的提高和恢复有密切的关系。

本组病例治疗前后免疫球蛋白水平均有变化，但两组的免疫球蛋白水平均无统计学意义。

国外报道认为循环免疫复合物（CIC）与乙型肝炎的临床表现、生化改变及病情转归呈一定的相关。慢性活动型肝炎、慢性迁延型肝炎和 HBsAg 携带者的 CIC 检出率不同，为 10％～56.8％。本组病例治疗后所有病例的 CIC 数值均较治疗前上升，HBsAg 转阴组有显著性差异。此外，补体 3（C3）水平两组病例治疗后均上升，并均有统计学意义，其中 HBsAg 转阴组的升高更加明显。提示应用温肾法为主的中药治疗可能增强机体的免疫反应，并通过这种作用来清除体内病毒。

国内对抑制 HBsAg 的中草药做了大量的筛选工作，发现黄芩、川连、虎杖、大黄、赤芍、蜈蚣、三七等药在试管中能抑制 HBsAg 的滴度，并有免疫抑制作用。药理研究表明，某些温肾药，如仙茅、仙灵脾、菟丝子、巴戟天等均有不同程度的免疫刺激作用，可增强细胞免疫功能；黄芪、党参等更有适应原样作用，可调整机体的免疫功能；丹参也有免疫抑制作用。基本方中的中草药，其药理作用不同，配伍使用可能调整原来异常的免疫功能从而使病情逐步好转、稳定。从治疗前后患者细胞、体液免疫功能的变化，证实这些中草药确有这样的功效，初步表明，调整异常的细胞免疫功能与 HBsAg 转阴有一定的相关性。

四、Sherlock 指出，血液中 HBsAg 的多少与肝脏病变的严重性无关。我们认为，这个观点对不同病例来说是正确的，但就同一个体而言，则不尽如此。本组病例在治疗期间，HBsAg 滴度逐渐降低，部分病例的病情及肝功能亦有所好转。但不能单纯以 HBsAg 滴度升降作为临床疗效的标准，转阴组与未转阴组中 HBsAg 滴度水平与转阴率无关。

HBeAg 和 DNA 多聚酶与乙型肝炎病毒的复制和传染性有关，本组病例治疗后 HBeAg 阳性者均转为阴性，这一结果表明，以温肾法为主的中药治疗对于 HBeAg 和抗- HBc 的转阴有效，对抑制乙肝病毒的复制有一定作用。

五、HBsAg 与肝功能变化的关系，文献报道不一，可有几种情况，即两者呈平行或相反变化，或无关。近来有人认为 GPT 升高是 Dane 颗粒转阴的先兆。本组病例中无论 HBsAg 转阴与否，治疗后 GPT 均有显著下降，尤以转阴组较著，说明温肾法治疗对于改善肝功能亦有一定作用。治疗前 HBsAg 转阴组和未转阴组分别有 14 例和 17 例的 GPT 高于正常范围，治疗后分别有 6 例和 10 例的 GPT 恢复至正常水平，经统计学处理，两组无显著差别（$P>0.05$），表明 GPT 的变化与 HBsAg 转阴无明确的关系。

（中医杂志，1985 年第 1 期）

慢肝方治疗慢性活动性乙型肝炎197例临床观察

上海中医学院附属曙光医院自1976年起应用以补肾为主的方法治疗慢性乙型肝炎，经多年临床验证，表明本法对于抑制乙肝病毒（HBV）的复制、改善肝功能、调整乙肝患者的免疫功能均有一定作用。在总结经验的基础上，自1984年至1986年与江苏、上海、浙江等地专科医院合作，应用补肾为主的慢肝一号方、二号方治疗慢性活动性乙型肝炎（CAH）197例，经一年随访，取得较好的疗效。现将结果报道如下，并着重就慢肝一号方、二号方对乙肝病毒复制的抑制作用进行讨论。

临床资料

本组197例均为1984年3月至1986年12月收治的住院患者。其中男性169例，女性28例；年龄为18～56岁，平均26岁；病程1.5～8年，绝大部分病例的病程超过2年。

本组病例入院时检测血清乙肝病毒标志（HBVM）全部有一项以上阳性。入院前作肝穿刺检查者187例，病理诊断均为慢性活动性肝炎；其余10例因有明显出血倾向或出血时间、凝血时间、凝血酶原时间明显异常，未作肝穿刺检查，此10例均符合全国肝炎会议制定的慢性活动性肝炎诊断标准。

方法和结果

一、观察方法

本组病例入院时均测定肝功能（谷丙转氨酶、硫酸锌浊度、总胆红素、血清白蛋白、球蛋白）、HBVM（HBsAg、抗-HBs、抗-HBc、HBeAg、抗-HBe）及HBV-DNAP。上述各项指标住院期间每月复查一次。治疗3个月出院，以后每2个月复查一次，至1年时统计疗效。全部血清学指标均由专人负责检测。

二、治疗方法

本组病例均系经中西药物治疗后 HBVM 持续未转阴者。全部病例分成三组进行治疗观察。

慢肝一号方组：共 93 例，男 76 例，女 17 例。临床有神疲、乏力、头昏、耳鸣、畏寒、腰酸肢软、遗精/月经不调、舌淡胖、苔薄、边有齿印、脉细等表现。肝功能基本正常。本组病例辨证为肝肾不足，肾虚较为明显。药用巴戟天、肉苁蓉、桑寄生、大生地、紫丹参、虎杖根等。

慢肝二号方组：共 56 例，男 54 例，女 2 例。临床表现为低热、口干苦、尿黄、胁痛、齿衄、膝软、舌苔白腻或薄黄、脉滑数等，肝功能异常（胆红素、谷丙转氨酶升高）。证属湿热未尽兼有肝肾不足。药用巴戟天、肉苁蓉、桑寄生、紫丹参、虎杖根、白花蛇舌草等。

慢肝三号方组：共 48 例，男 39 例，女 9 例。本组为对照组，入院后即服慢肝三号方。药用平地木、小蓟草、炒黄芩、炒麦芽等。

慢肝一号、二号、三号方均由药厂制成同一批号糖浆，每 7 剂制成 500 毫升，每日 3 次，每次 25 毫升。每例患者均住院治疗 3 个月，出院后继续治疗 3 个月，部分病例疗程超过半年。少数病例如出现肝功能明显异常，短期加用限定的降酶药（垂盆草冲剂、益肝灵、联苯双酯）及护肝药（如维生素、脱氧核苷酸等），但不同时应用已有报道对乙肝病毒有抑制作用或有免疫调控作用的中西药物。

三、治疗结果

1. **疗效标准：**主要观察治疗前后 HBVM 变化。① HBsAg(R－PHA 法)：转阴；滴度下降（较治疗前下降三个梯度以上）；未转阴。② 抗－HBc(ELISA 法)：转阴；未转阴。③ HBeAg(ELISA 法)：转阴；未转阴。④ HBV－DNAP（二次免疫沉淀法）：转阴；下降（均值较治疗前降低 65%以上）；无变化。

2. **治疗效果：**所有病例均分别在治疗后 3 个月及 1 年后统计疗效。

(1) 治疗后 HBVM 变化：对治疗前 HBVM 阳性病例于治疗后 3 个月及 1 年后进行复查，疗效见表 1。

表 1　治疗后各组 HBVM 的变化

HBVM 变化	一号方组		二号方组		三号方组	
	3 个月	1 年	3 个月	1 年	3 个月	1 年
HBsAg 转阴(例)	4	10	6	0	6	1

续　表

HBVM 变化	一号方组		二号方组		三号方组	
	3 个月	1 年	3 个月	1 年	3 个月	1 年
滴度下降(例)	9	6	6	3	5	2
未转阴(例)	66	60	34	28	37	31
有效率(%)	16.0	21.1	26.1	9.7	22.9	8.8
抗-HBc						
转阴(例)	4	7	1	2	2	1
未转阴(例)	64	63	19	23	39	34
转阴率(%)	5.9	10.0	5.0	8.0	4.9	2.9
HBeAg						
转阴(例)	39	41	16	13	17	13
未转阴(例)	21	20	14	14	21	8
转阴率(%)	65.0	67.2	53.3	48.1	44.7	61.9
HBV-DNAP						
转阴(例)	5	8	7	2	7	1
下降(例)	4	0	3	1	0	0
无变化(例)	11	10	4	3	10	3
有效率(%)	45.0	44.4	71.4	50.0	41.2	25.0

(2) 治疗后肝功能变化：各组治疗后随着 HBVM 的变化，各项肝功能指标亦有不同程度的好转，详见表 2。

表 2　治疗前后各组肝功能变化

肝功能检查	治疗前 均值±标准差	疗后 3 个月—疗前 均差值±标准误	疗后 1 年—疗前 均差值±标准误
谷丙转氨酶(U)			
一号方组	103±9.6	−24.0±11.7△	−31.0±13.0△
二号方组	124±10.4	−51.9±19.4△	−41.8±20.7△
三号方组	136±16.5	−66.9±11.8△△	−60.4±11.1△△
硫酸锌浊度(U)			
一号方组	11.5±0.56	−0.54±0.37	−0.45±0.49*
二号方组	15.1±0.64	−2.51±0.69△△	−2.37±0.76△△
三号方组	14.0±4.62	−1.66±0.49△△	−2.62±0.49△△

续　表

肝功能检查	治疗前 均值±标准差	疗后 3 个月－疗前 均差值±标准误	疗后 1 年－疗前 均差值±标准误
总胆红素(mg%)			
一号方组	0.88±0.05	−0.11±0.04△△	−1.95±0.06△△**
二号方组	1.11±0.14	−0.33±0.18	−0.12±0.11
三号方组	1.14±0.13	−0.24±0.17	−0.15±0.09
白蛋白(g%)			
一号方组	4.12±0.06	0.48±0.24△	0.26±0.07△△
二号方组	3.96±0.11	0.96±0.51	0.06±0.33
三号方组	4.00±0.06	0.20±0.12	0.26±0.22

注：治疗前后自身对照比较：△$P<0.05$；△△$P<0.01$
与三号方组比较：* $P<0.05$；** $P<0.01$

讨　论

197 例的治疗结果表明，补肾为主治疗慢性活动性乙型肝炎对于抑制 HBV 复制及改善肝功能有肯定效果。慢性活动性乙型肝炎迄今尚无十分满意的治疗方法和药物，国外报道多以新的抗病毒药和免疫调控药作为主要治疗手段，两者联合应用效果更佳。但因本病的病因病机极为复杂，加之个体素质各不相同，因此治疗反应相差甚远。我们以往的临床实践已经证明，应用扶正祛邪治法可以达到抑制病毒复制和调整患者免疫功能的目标，并有助于肝功能与整体健康的恢复。国内报道的益气养阴、健脾理气、益肾、清热解毒、活血化瘀等治法均有一定临床疗效。

慢性肝病的病因病机比较复杂。本病由于正邪相搏，虚实夹杂，病变累及肝、脾、肾诸脏，临床可有不同的表现，但其病理改变不外湿、热、瘀、虚为主。肝炎急性期或慢性肝炎活动期，湿热之邪较盛，然因迁延日久，必现虚证，临床尤以气、阴两虚及肝、脾、肾三脏虚损为多见。我们临床所见慢性乙肝患者常有肾虚表现，如乏力、畏寒、腰酸、膝软、性功能减退、舌苔薄白或薄红、质淡胖、脉细弦等。这些患者经用补肾药治疗后，症状均有好转，肝功能及免疫指标亦见改善，表明补肾为主的方法能够促进慢性肝炎病情的恢复。

本文的治疗结果表明，慢肝一号方、二号方对乙肝病毒复制指标确有作用。HBeAg 和 HBV－DNAP 的近期转阴率，慢肝一号方分别为 65%和 45%。慢肝二号方分别为 53.3%和 71.4%;其远期(1 年)转阴率,慢肝一号方分别为 67.2%和 44.4%,慢肝二号方分别为 48.1%和 50%。从治疗结果可以看出,慢肝一号方、二号方对 HBeAg 的近期转阴率均高于以清热解毒药为主的三号方,其中一号方的转阴率与三号方比较有显著性差异。各方对 HBsAg 的转阴率均低于 HBeAg。一号方、二号方的远期转阴率也高于三号方组。以上事实表明,补肾为主的方法对 HBVM 的远期疗效优于清热解毒为主的治法。

此外,过去曾经发现补肾药物对调整机体的免疫功能具有明显作用,实验表明补肾药物可提高肝炎患者的特异性及非恃异性免疫功能。至于以补肾药为主治疗慢性乙型肝炎,其对乙肝病毒抑制作用的机制,究竟系通过调整免疫功能抑或直接作用于病毒,尚需作深入的观察和研究。

我们所用的慢肝一号方、二号方均由补肾、解毒、活血药组成,但药味或剂量各有偏重。慢肝一号方以补肾药为主,适用于病情稳定、肾虚证候较为明显的患者;二号方中补肾药味减少,剂量减轻,加用了清热解毒药,适用于湿热未尽、病情有轻度活动(胆红素、谷丙转氨酶升高)的病例。这是根据病情特征选方用药的。我们认为,按照辨证施治原则,根据症情表现,选用对证的方药,是提高临床疗效的关键所在。

(中医杂志,1989 年第 2 期)

不同的中医治法对85例迁延性乙型肝炎患者免疫功能影响的研究

许多临床报道已经证明，部分中药能提高慢性乙型肝炎患者的非特异性细胞免疫功能。但是中药对特异性细胞免疫、对特异和非特异性体液免疫作用如何？中药提高免疫功能与抗乙肝病毒（HBV）作用之间有何联系以及不同中医治疗方法对本病患者免疫功能作用的区别何在？鉴于这方面的报道尚不多，本文所报告的一组临床资料就上述问题作一探讨。

对象与方法

一、对象

本文85例均为门诊迁延性乙型肝炎患者，临床诊断符合1983年郑州会议修订标准。根据治疗方法不同，将85例患者随机分为辨证组、益肾组和对照组三组（一般情况见表1）。其中辨证组中湿热蕴结型10例，肝郁脾虚型5例，肝肾不足型11例。

表1　85例分组与一般情况

		辨证组(26例)	益肾组(40例)	对照组(19例)
性别	男	22	23	14
	女	4	17	5
年龄	最小～最大	16～51	19～56	17～52
	平均	35.5	32.1	32.6
	<20岁	1	1	2
	20～40岁	18	32	14
	>40岁	7	7	3

续 表

		辨证组(26例)	益肾组(40例)	对照组(19例)
病程	最短～最长	0.5～8	0.5～25	0.5～8
	平均	2.5	3.5	2.9
	0.5～1年	5	10	3
	1年以上～5年	18	24	14
	6～10年	3	2	2
	>10年	0	4	0

二、治疗方法

三组病例分别给予辨证论治、益肾方为主和“肝复片”治疗。

三、观察指标

肝功能：谷丙转氨酶(SGPT)。乙型肝炎病毒抗原抗体系统：HBsAg(RPHA法)以1∶8及以上判为阳性；抗-HBs(PHA法)；抗-HBc(ELISA法)；HBeAg(ELISA法)；抗-HBe(ELISA法)。HBV-DNA多聚酶(DNA-P)以^{125}I标记法测定。免疫功能：活性玫瑰花结形成试验(A-RFC)，正常值30%±5%。白细胞黏附抑制试验(LAI，血细胞计数板法)，以抑制指数>10%判为阳性。免疫球蛋白(单向琼脂扩散法)，正常值：IgG 760～1 660毫克%；IgA 71～335毫克%；IgM 48～212毫克%。补体C3(单向琼脂扩散法)，正常值66～150毫克/100毫升。循环免疫复合物(CIC，聚乙二醇-补体消耗试验)，正常光密度值OD_{450} 0.012～0.056。

结　果

一、非特异性细胞免疫

治疗前后均检测A-RFC者共84例，将A-RFC<25%者视为异常。治疗前辨证组、益肾组、对照组A-RFC低于正常者分别为48.0%(12/25)、60.0%(24/40)、57.9%(11/19)。治疗后分别减少为28.0%(7/25)、30.0%(12/40)、47.4%(9/19)，以益肾组A-RFC异常率的减少最为显著($P<0.01$)，辨证组次之，对照组又次之(P均>0.05)。

经Ridit法和χ^2检验表明，治疗过程中HBV感染指标如HBsAg、抗-HBc、HBeAg、DNA-P等的变化与A-RFC的上升或下降之间并无显著性意义。

二、特异性细胞免疫

三组于治疗前后均检测 LAI 指标者共 54 例。治疗之前仅 7 例 LAI 试验为阳性，阴性者占 87%(47/54)。

经过一年的治疗，辨证组 17 例中有 3 例、益肾组 28 例中有 5 例的 LAI 试验由阴性转为阳性，而对照组 9 例中无 1 例转为阳性。凡 LAI 试验由阴性变为阳性的 8 例中，6 例 HBsAg 滴度下降，2 例 HBsAg 转阴；4 例抗- HBc 阳性者有 3 例转阴；1 例 HBeAg 阳性者变为阴性；1 例 HBeAg 阴性者出现了抗- HBe；7 例 DNA－P 阳性者有 5 例转阴。并且这 8 例在治疗过程中 SGPT 都有不同程度的异常，当治疗结束时，SGPT 全部恢复正常。

三、非特异性体液免疫及其他

从表 2 可以看出，三组治疗前后 IgG、IgM、IgA、C3 及 CIC 等指标均无明显变化，仅益肾组在治疗以后 C3 异常率有减少的倾向 ($0.1 > P > 0.05$)。

表 2 三组治疗前后免疫指标异常情况

	辨证组		益肾组		对照组	
	治前	治后	治前	治后	治前	治后
IgG	13/25(52)	15/25(60)	20/40(50)	21/40(52.5)	12/19(63.2)	11/19(57.9)
IgM	5/25(20)	4/25(16)	13/40(32.5)	13/40(32.5)	5/19(26.3)	2/19(10.5)
IgA	3/25(12)	7/25(28)	4/40(10)	6/40(15)	3/19(15.8)	5/19(26.3)
C3	3/24(12.5)	1/24(4.2)	8/40(20)	2/40(5)*	2/19(10.5)	1/19(5.3)
CIC	9/24(37.5)	11/24(45.8)	14/40(35)	16/40(40)	8/19(42.1)	10/19(52.6)

注：( )内百分率；* $0.1 > P > 0.05$

讨 论

资料表明，有相当部分迁延性乙型肝炎患者的非特异性细胞免疫功能是低下的。本文观察对象中在治疗之前 A－RFC 低于正常者达 55.9%。通过治疗以后，益肾组 A－RFC 有显著提高。但对照组治后 A－RFC 无明显变化，这表明对照组所用之陈皮片、垂盆草冲剂、联苯双醋等降酶制剂以及常用保肝药物均无提高非特异性细胞免疫的作用，同时也提示益肾组的上述作用是较为可靠的。

Chisari 认为感染乙型肝炎病毒后外周血液中 T 细胞、E－玫瑰花环形成细胞的减少可分为内源性缺陷及外源性缺陷两类，前者 T 细胞本身有缺陷，后者指肝病制造一种花环形成抑制因子(RIF)。据张氏研究，迁延性乙型肝炎患者

T 细胞既有外源性缺陷,又有内源性缺陷。由于我们没有检测 RIF,因此难以确切地了解益肾组所用中药究竟系作用于哪个环节而提高 A-RFC 的,但是由于益肾温肾为主、清化湿热为辅治疗组所用药物体现了扶正祛邪的原则,我们推测扶正的中药可能有助于修复本身有缺陷的 T 细胞,而祛邪的中药有助于消除 RIF,扶正加祛邪的中药可能是通过使迁延性乙型肝炎患者内源性及外源性 T 细胞缺陷都得到了不同程度的恢复,从而提高了 A-RFC。当然,这还有待于今后的工作加以证实。

关于非特异性细胞免疫功能状态与 HBsAg 滴度变化的关系未有统一看法。本文结果表明,三组治疗过程中 HBsAg 滴度变化、HBeAg、抗-HBc 以及 DNP-P 等指标持续阳性或由阳转阴与 A-RFC 的上升或下降之间并未发现有统计学意义的关系。中药治疗提高迁延性乙型肝炎患者非特异性细胞免疫功能的作用和抗乙肝病毒作用之间的关系尚待深入研究。

众所周知,以 HBsAg 刺激的特异性细胞免疫 LAI 试验比检测 A-RFC 更能反映出乙肝患者机体的免疫状况。特异性细胞免疫功能越强,HBsAg 滴度越低,提示特异性细胞免疫有清除 HBV 的作用。有关中药能提高非特异性细胞免疫功能的作用已属肯定,但是关于中药能否提高特异性细胞免疫功能似尚未见诸报道。本文结果表明,通过一年左右的治疗,对照组无 1 例 LAI 试验由阴转阳,而辨证组、益肾组共有 8 例患者的 LAI 试验由阴转阳,凡此 8 例 HBV 相关指标如 HBsAg、抗-HBc、HBeAg、DNA-P 等大多得到改善,这一结果表明上述两组所用中药似有一定的通过加强特异性细胞免疫功能从而清除 HBV 的作用。

据观察,部分慢性乙型肝炎在 HBsAg 转阴之前有一过性 SGPT 上升现象,HBsAg 转阴之后,SGPT 又迅速恢复正常。因此,有些国外学者认为,这种 SGPT 的一过性上升是表明慢性乙肝患者对治疗药物有效反应的指标之一。本资料亦有相同之见,本文辨证组有 7 例、益肾组有 11 例 HBsAg 转阴,在 HBsAg 转阴的 18 例中,有 8 例在转阴之前或其当时发现有一过性 SGPT 上升。其中 SGPT 上升至 100 单位以上者 2 例,升至 200 单位以上者 6 例。在血清 HBsAg 转阴以后,SGPT 又趋向正常化。这表明中药治疗可增强机体免疫应答能力,在清除附着在肝细胞表面的 HBsAg 的同时也损伤了肝细胞,随着 HBsAg 被清除,肝细胞又得到了修复。尤其是治疗以后 LAI 试验由阴转阳的 8 例患者在治疗过程中全部有 SGPT 异常,到治疗结束时,SGPT 又全部恢复正常,提示有关中药有一定的提高患者机体免疫应答能力，破坏感染 HBV 肝细胞，然后使之修复的作用。

然而，包括 LAI 试验由阴转阳者在内的 85 例患者，在治疗以后无 1 例产生中和抗- HBs，一是可能检测抗- HBs 的方法不够敏感，一是可能本文所用中药并无提高特异性体液免疫功能的作用。我们初步的看法是，中药对特异性体液和细胞免疫功能的作用均不够理想，有待于寻找更有效的新药，或在药物剂量和配伍方面作进一步的探索。

一般认为，非特异性体液免疫功能的检测对迁延型乙型肝炎来说意义不大。本文检测结果表明，三组治疗以前 IgG、CIC 的异常率较高。通过治疗，三组 IgG、IgM、IgA、C3、CIC 等指标均无明显变化(其中益肾组治疗后 C3 异常率的减少相对比较明显，$0.1 > P > 0.05$)，这种情况说明，中药似无明显改善迁延型乙型肝炎非特异性体液免疫的作用。

(上海中医药杂志，1986 年第 10 期)

柔肝冲剂对肝纤维化大鼠原代肝细胞增殖及胶原合成的影响

肝纤维化是肝脏细胞外基质不断沉积的过程，而肝细胞是细胞外基质(其中主要为胶原)的来源之一，如何抑制肝细胞的胶原合成和分泌是治疗肝纤维化的关键之一。柔肝冲剂是我们治疗肝纤维化的经验方。为进一步阐明其作用机制，作者观察了柔肝冲剂对肝纤维化大鼠原代肝细胞增殖及胶原合成的影响，现将实验结果报告如下。

1 材料与方法

1.1 材料 Nunclon 培养皿(60 mm)、蠕动泵、CO_2 培养箱；前灌流液：NaCl 8.167 g/L，KCl 0.403 g/L，Na_2HPO_4 0.114 g/L，HEPES 5.958 g/L，EGTA 2.253 g/L，牛胰岛素 0.5 μg/ml，链霉素 100 μg/ml，青霉素 100 μg/ml，pH 为 7.4 左右，过滤保菌，4℃保存。Ⅳ型胶原酶，购自美国 Sigma 公司；F_{12} 培养液、Ficoll－400 细胞分离液，购自中科院细胞所；^3H－TdR 购自中科院上海原子能所；^3H－脯氨酸购自中科院北京原子能所；胰蛋白酶、胃蛋白酶、脯氨酸购自上海华美公司；二甲基亚硝胺购自 Sigma 公司。

1.2 药物血清制备 SD 大鼠 200 g 左右，购自上海中医药大学实验动物中心，给予柔肝冲剂 0.36 g 灌胃(成人剂量的 0.018 倍)，连续 20 天后，麻醉大鼠，门静脉无菌采血、分离血清，4℃保存备用。正常大鼠血清为对照。柔肝冲剂由本院制剂室制备。

1.3 造模方法 SD 大鼠体重 200 g 左右，予二甲基亚硝胺按 10 mg/kg 体重，腹腔注射，每周 3 次，连续 3 周，稳定 1 周，造模周期为 4 周。

1.4 肝细胞分离与培养 以苯巴比妥钠皮下注射麻醉大鼠，消毒后从腹中线剖腹，暴露门静脉、下腔静脉，用头皮针插管门静脉，血管夹固定，剪开下腔静脉，先予肝素化，再予前灌流液灌洗，流速为 10 ml/分，至肝脏色变白后，再予 0.05%Ⅳ型胶原酶－Ca^{2+}－HEPES 液以 10 ml/分灌注消化，至肝脏表面有液体渗出为止，取出肝脏，制备肝细胞悬液，用20.4% Ficoll－400分离液密度梯度离心、精制，台盼兰判断细胞活率超过90%者留用，用 F_{12} 培养液调整细胞数为 5×10^5/ml，接种于Nunclon培养皿，3 ml/皿，37℃，5% CO_2 培养箱培养。

1.5 ^{3}H－TdR的掺入 肝细胞接种培养72小时后，随机分成治疗组和对照组(n≥5)，逐皿加入血清0.1 ml，治疗组加药物血清，对照组加正常血清，继续培养18小时后，更换新的培养液，并添加^{3}H－TdR，工作浓度2 μci/ml，再培养16小时后，用0.25%胰蛋白酶＋0.02% EDTA (1∶1)离散细胞，收集细胞于49号滤膜上，烘干，置闪烁瓶内，加闪烁液(0.3% PPO和0.03% POPPO)，WALLAL 1410型液闪计数仪计数。

1.6 ^{3}H－脯氨酸的掺入 肝细胞培养72小时后，随机分组，加血清同上，培养18小时后更换新鲜DMEM培养液，加100 mmol/维生素C(抗坏血酸)100 μl/ml，30分钟后，加^{3}H－脯氨酸，工作浓度2 μci/ml，再培养16小时，移去介质，用0.25%胰蛋白酶＋0.02% EDTA (1∶1)离散细胞，收集于49号滤膜上，干燥后进行闪烁计数。移出的介质，取1 ml加入5 ml试管中，加25 μl 5 mol/醋酸，使pH值为2～3，加25 μl胃蛋白酶溶液，再加50 μl未标记的脯氨酸，在4℃放置3小时，加250 μl 2 mol/L过氯酸(在4℃预冷)，2小时后通过49号滤膜，干燥后进行闪烁计数。

2 结　　果

2.1 肝细胞的活率及得率 用上述方法分离肝细胞，活率大于95%，每只大鼠肝细胞得率为 2×10^8。

2.2 肝细胞增殖 肝细胞^{3}H－TdR掺入量结果见附表，结果显示，治疗组肝细胞^{3}H－TdR掺入量较对照组高($P>0.05$)。

2.3 胶原合成 肝细胞^{3}H－脯氨酸的掺入量结果见附表。结果显示，治疗组低于对照组($P<0.01$)，前者上清液的cpm值也低于对照组($P>0.05$)。表明肝细胞的胶原合成在治疗组受到抑制。

附表　两组肝细胞同位素掺入量比较($\bar{x}\pm s$)

	^{3}H－TdR	^{3}H－脯氨酸	上清液中放射活性(cpm)
治疗组　n=6	18 345.4±1 375.92	6 195.78±1 432.195$^{\triangle}$	10 263.65±7 125.157
对照组　n=6	15 220.9±1 894.039	49 687.56±10 185.406	13 664.72±4 719.06

注：与对照组比较，$^{\triangle}P<0.01$

3 讨　论

脯氨酸是胶原蛋白肽段的主要成分之一。研究细胞中胶原合成情况主要依据放射性标记脯氨酸的掺入量来判断。在细胞培养的过程中，胶原蛋白与其他蛋白同时被合成，外加的标记脯氨酸掺入到胶原蛋白中，也可掺入到其他蛋白质中。因此，需根据胶原与其他蛋白质对蛋白酶的不同敏感性，可先用胃蛋白酶或其他蛋白水解酶将其他蛋白质消化，然后再测定肽链中标记脯氨酸的掺入量来表示胶原合成。

我们采用血清药理学方法，观察柔肝冲剂对肝纤维化大鼠模型肝细胞DNA合成和胶原合成的影响，实验结果表明，柔肝冲剂可能促进肝细胞再生，促进肝损伤修复；柔肝冲剂组肝细胞和上清液里^{3}H-脯氮酸的掺入量均低于未给药组，表明柔肝冲剂可抑制肝细胞胶原合成，其可能为柔肝冲剂治疗肝纤维化的机制之一。

[中西医结合肝病杂志，1998年，第8卷增刊(上)]

柔肝冲剂抗肝纤维化作用的实验研究

肝纤维化是肝硬化的前期阶段，预防肝纤维化的发生、阻断其发展及逆转肝纤维化是目前肝病研究中的重点，本文在临床应用柔肝冲剂取得满意疗效基础上，为了探讨其药物作用机制，本实验应用 DMN 染毒的肝纤维化大鼠为模型，观察柔肝冲剂抗肝纤维化的作用，现报道如下。

1 材　料

实验动物：SD 大鼠，购自上海中医药大学实验动物中心，体重 175±25 g，雌雄兼用。DMN：购自美国 Sigma 公司，用前稀释于灭菌生理盐水，最终浓度为 200 mg/100 ml。柔肝冲剂：黄芪、枸杞、紫河车、炒白术、当归、片姜黄、刘寄奴等组成，由本院中药制剂室制备。秋水仙碱：购自法国 LABORATDIRES 公司。

2 方　法

2.1　动物分组及给药　SD 大鼠 40 只，除正常组 5 只外，其余 35 只予 DMN 按 10 mg/kg 体重腹腔注射，每周连续 3 次，连续 3 周，造模周期为 4 周，正常组同期予等量生理盐水腹腔注射。造模期间死亡 5 只，死亡率为 14.3%，与国外文献报道相符。模型大鼠随机分组为：模型组(10 只)，予 4 ml 生理盐水灌胃；治疗组(10 只)，予柔肝冲剂灌胃；对照组(10 只)，予秋水仙碱灌胃。以上各组均为每天 1 次给药，连续 8 周，剂量均按成人剂量 0.018 倍计算。

疗程结束后，乌拉坦腹腔注射麻醉后剖腹，下腔静脉采血分离血清备测，并取肝脏左叶，标本用 10%甲醛固定做病理切片。

2.2　各指标检测

2.2.1　血清 ALT、AST、Alb、Glu 由曙光医院检验部检测。

2.2.2　血清透明质酸(HA)测定　放免法，试剂盒购自上海海军医学研究所。

2.2.3 血清Ⅳ型前胶原(PC Ⅲ)测定 放免法,试剂盒购自重庆市肿瘤研究所。

2.2.4 血清层粘连蛋白(LN)测定 ELISA法,试剂盒购自上海海军医学研究所。

2.2.5 血清Ⅳ型胶原(Ⅳ·C) EIA法测定,试剂盒购自日本富士药品工业株式会社。

2.2.6 免疫组化观察 肝脏标本经甲醛固定后,经各级乙醇(酒精)脱水,二甲苯透明,石蜡包埋。切片厚约5 μm,分别作HE染色、V-G胶原染色,Gomori网状纤维染色。后两种特殊染色所有染色液均为1次配制,1次使用。

取上述石蜡切片,采用PAP法,DAB显色,观察肝脏组织Ⅲ型胶原、LN、Ⅰ、Ⅲ、Ⅵ型胶原分布情况。单克隆鼠抗人Ⅳ型胶原抗体购自DAKO公司,多克隆兔抗鼠LN抗体购自Sigma公司,多克隆兔抗鼠的Ⅰ、Ⅲ、Ⅵ胶原抗体购自华美生物制品公司。在作特异性显色的同时,设阴性替代片和空白片对照显色。

3 结 果

3.1 各组肝功能指标的比较 见表1。

表1 各组肝功能指标比较($\bar{x}\pm s$)

组别	n	ALT(IU/L)	AST(IU/L)	A(g/L)	G(g/L)
模型组	10	159.3±23.8	392.7±31.3	39.2±8.1	31.7±4.8
治疗组	10	89.6±12.5*△	187.5±24.2*△	38.9±5.3	29.8±5.4
对照组	10	87.9±15.4*△	203.8±17.2*△	38.8±6.4	30.3±3.7
正常组	5	42.3±3.8	148.7±13.9	37.6±1.7	32.8±2.1

注:与模型组比较,* $P<0.05$;与正常组比较,△ $P<0.05$

3.2 各组肝纤维化指标的比较 见表2。

表2 各组肝纤维化指标比较($\bar{x}\pm s$)

组 别	HA(μg/ml)	PCⅢ(μg/ml)	Ⅳ·C(ng/ml)	LN(ng/ml)
模型组 (n=10)	422.934±97.139	21.328±7.936	125.5±59.598	35.5±10.68
治疗组 (n=10)	296.239±64.206△	16.842±6.691△	91.333±22.677△	26.6±8.872△

续 表

组 别	HA(μg/ml)	PCⅢ(μg/ml)	Ⅳ・C(ng/ml)	LN(ng/ml)
对照组 (n=10)	281.587±53.013△	13.437±3.255△	101.1±58.662△	30.25±10.01△
正常组 (n=5)	278.708±82.327△	12.999±4.469△	75.8±35.829△	23.6±8.872△

注：与模型组比较，△$P<0.05$

3.3 病理组织学观察 治疗组与对照组的肝组织肝板排列多正常，肝窦充盈，仅少数有少量纤维间隔，而模型组大多纤维间隔形成。各组纤维增生程度分为四级，用 Ridit 分析，结果见表 3。

表 3 各组胶原纤维增生程度比较(n=10)

组 别	n	胶原纤维分级			R
		0	Ⅰ	Ⅱ～Ⅲ	
模型组	10	0	2	8	0.759 6*
治疗组	10	1	8	1	0.450 1*△
对照组	10	1	7	2	0.499 9*△
正常组	5	5	0	0	0.115 4△

注：与模型组比较，△$P<0.05$；与正常组比较，* $P<0.05$
附：肝脏胶原纤维分级：0 级：无纤维增生；Ⅰ级：汇管区及窦间隙少量纤维增生；Ⅱ级：纤维增生明显，有分隔趋势；Ⅲ级：纤维分隔形成

3.4 免疫组化观察

3.4.1 Ⅰ型胶原 模型组有Ⅰ型胶原存在的纤维分隔，在多数切片可观察到分隔趋势，但数量少。治疗组及对照组这种分隔趋势较少。

3.4.2 Ⅲ型胶原 模型组有Ⅲ型胶原存在的纤维较两个用药组偏多。

3.4.3 Ⅳ型胶原 模型组 10 例标本中，有 7 例纤维组织内有Ⅳ型胶原着色，治疗组 10 例中仅 2 例纤维组织内存在Ⅳ型胶原，对照组 10 例中有 3 例有Ⅳ型胶原着色。

3.4.4 Ⅵ型胶原 模型组Ⅵ型胶原在纤维索显色较深，而治疗组与对照组标本中显色很浅。

3.4.5 LN LN 在模型组肝窦隙大量存在，治疗组与对照组中则明显减少。

4 讨 论

肝纤维化系肝硬化的前期阶段，是一种病理学诊断，其特点为汇管区和肝小

叶内有大量纤维组织增生和沉积，但尚未形成小叶内间隔。目前对肝纤维化的发病机制仍未明了，一般认为肝损害后如病毒感染、中毒及代谢障碍等，白细胞、巨噬细胞、淋巴细胞等因为炎症趋化因子的影响而侵入肝脏，这些细胞产生的细胞因子影响肝脏细胞间的正常相互作用，促进肝脏内间质细胞增殖、转化，合成间质成分，从而导致肝纤维形成。

由于发生、发展机制极其错综复杂，故肝纤维化防治也十分艰难，目前尚缺乏确实有效的药物，在临床上应用的秋水仙碱有一定疗效，但因其不良反应较大限制了其推广使用，因而国内近年来有不少运用中医中药治疗肝纤维化的临床及实验报道，并取得一些可喜的疗效。

中医学中无“肝纤维化”病名，但根据其临床表现及病理特征，可归属于“积聚”、“胁痛”等范畴，其病因病机错综复杂，究其根本在于病邪犯肝后气滞血瘀，故临床一般以活血化瘀为主要治法。

柔肝冲剂是我科根据多年临床实践，精心组方而成的制剂，本方以枸杞、紫河车滋补肝肾，黄芪、当归益气养血兼活血，炒白术健脾养血，片姜黄、刘寄奴破血行气、祛瘀止痛，全方阴阳兼顾，气血并养，更兼活血祛瘀之功。现代药理研究表明，枸杞子对四氯化碳引起的肝损害有明显保护作用，并能促进肝细胞再生，黄芪、白术、紫河车能促进肝细胞合成白蛋白，并可抑制间质细胞的胶原合成，当归、片姜黄、刘寄奴具有抑制肝脏纤维增生作用，促进肝内新生纤维的吸收。

HA、PCⅢ、LN、Ⅳ·C是目前比较公认的肝纤维化的血清标志物，与肝脏纤维化相关性较好。本文结果表明，柔肝冲剂治疗组四项指标均明显低于模型组，与对照组和正常组无明显差别（$P>0.05$），病理学观察表明，治疗组与对照组的纤维增生明显少于模型组（$P<0.05$），免疫组化也表明，治疗组与对照组的各型胶原和LN的免疫组化着色较模型组浅。从肝功能比较结果可以看出，柔肝冲剂有一定的保肝作用。临床应用取得良好的疗效（另文发表）。为进一步阐明其作用机制，本文进行了实验研究，结果表明，该制剂具有保护肝细胞和改善受损肝组织的作用，并具有抑制肝内胶原合成、促进胶原纤维降解的作用。这些作用可能是其抗肝纤维化的机制，值得进一步深入研究。

（中国中医药科技，1998年，第5卷，第3期）

肝纤维化形成的机理

肝纤维化是继发于肝脏炎症或损伤后组织修复过程中的代偿反应，以细胞外基质（ECM）在肝内过量沉积为病理特征。肝细胞损伤后的再生以及间质细胞在炎症、毒素等刺激下产生某些免疫介质或称细胞因子，这些因子以旁分泌和自分泌方式作用于靶细胞特定受体发挥生物学效应，可引起肝脏 ECM 的过量沉积和肝窦毛细血管化，导致肝纤维化形成。

一、细胞因子的调控作用

肝纤维化是各种致纤维化因素引起肝脏细胞异常代谢的结果，而细胞因子通过调节细胞的生理病理状态促进或抑制肝纤维化的形成和发展。肝细胞和间质细胞以及胆管上皮细胞、淋巴细胞、血小板等均能合成肝纤维化相关的细胞因子，如 PDGF、TGF、FGF 等促进因子和 IFN 等抑制因子。细胞因子作用于靶细胞的环节各异，PDGF、TGFα 能刺激贮脂细胞增殖，TGFβ 则增加贮脂细胞和肝细胞合成胶原。有些细胞因子对靶细胞表现为双向性调节，TGFβ 抑制贮脂细胞生长，拮抗 TGFα 的促增殖作用，但明显抑制刺激贮脂细胞激活过程和 ECM 的合成，并且外源性 TGFβ 尚能诱导贮脂细胞表达 TGFβ，促进肝纤维化形成而具有自分泌放大效应。生物体内细胞受到多种细胞因子的综合调控，IFNγ 是肝纤维化的抑制因子，能减少肝脏Ⅰ、Ⅲ、Ⅳ型胶原和总胶原 mRNA 的表达，有效抑制贮脂细胞的激活过程。因此，肝纤维化是体内细胞因子合成谱失调及多因子通过旁分泌和自分泌影响靶细胞异常代谢的结果。

二、贮脂细胞的活化与 ECM 的产生

ECM 主要由肝细胞和贮脂细胞合成，窦内皮细胞等间质细胞也能产生少量 ECM，正常肝脏肝细胞极少表达 ECM。肝纤维化时肝细胞产生胶原等 ECM 量明显增加，然而，更多的研究结果显示贮脂细胞是肝脏生产 ECM 的主要细胞。正常肝脏贮脂细胞处于“静息”状态，胞浆富含脂滴，许多突起包围在窦内皮细胞的外侧，维持肝窦组织结构。肝纤维化时贮脂细胞脂滴消失、α-平滑肌肌动蛋白（α-

SMA)表达增强,转变为成纤维细胞样细胞,这一改变称为贮脂细胞的“激活”。

激活状态的贮脂细胞增殖旺盛,ECM产生增多,肝脏ECM过量沉积,并且细胞收缩功能亢进,肝窦阻力增加。脂细胞的激活是一个复杂的多因素过程,至少包括始动过程和延续过程两个方面。始动过程主要是以枯否细胞等介导的细胞因子旁分泌刺激过程,肝脏炎症、坏死时,枯否细胞、淋巴细胞、血小板及损伤肝细胞分泌PDGF等促进因子而激活贮脂细胞,使细胞TGFβ和PDGF等受体表达增强,增加对促进因子的敏感性,细胞出现活化特征。随后表现为激活的延续进展,活化的贮脂细胞本身也产生TGFβ和FGF等促进因子,在旁分泌和自分泌的共同作用下,更多处于静息状态的贮脂细胞相继被激活。实验结果显示,从病变肝脏分离的枯否细胞上清液比正常肝脏枯否细胞上清液能更迅速、更强烈地激活贮脂细胞,并且,激活的贮脂细胞上清液加入处于静息状态的细胞中,也能迅速使其激活,证实了上述观点。

活化的贮脂细胞进一步受到多种细胞因子复杂的综合调控。TGFβ能促进活化贮脂细胞合成ECM,抑制基质金属蛋白酶(MMP)合成、诱导基质金属蛋白酶抑制因子(TIMP)的表达,使ECM合成增加而降解减少。TGFβ虽然抑制贮脂细胞增殖,但PDGF却是贮脂细胞增殖的强促进因子,并且能诱导TGFβ合成,产生自分泌放大效应,最终导致ECM在肝脏的过量分泌和沉积。

三、窦内皮细胞增生与毛细血管化

肝窦内皮细胞缺乏基膜的多孔筛状结构,保证肝细胞与血浆的直接物质交换,肝窦失筛孔和毛细血管化在肝纤维化形成中起重要作用,这除与ECM过量沉积形成基膜有关外,尚与窦内皮细胞结构和功能异常改变密切相关。

窦内皮细胞表达血管表皮生长因子(VEGF)受体flt-1和KDRflk-1,VEGF能促进原代培养窦内皮细胞增殖,而肝细胞能合成VEGF,在肝脏部分切除后,肝细胞表达VEGF从G_1期开始增强,M期之后更加显著,这时窦内皮细胞表达VEGF受体增强,细胞增殖M期迟于肝细胞,因而窦内皮细胞增殖与再生肝细胞产生VEGF相关,肝损伤时同样见到肝细胞表达VEGF增强而诱导窦内皮细胞增殖。另外,活化的枯否细胞和贮脂细胞也能合成VEGF,并产生PDGF和FGF等刺激因子,不仅促进窦内皮细胞,而且促进毛细血管内皮细胞的增殖。窦内皮细胞异常增生,肝窦再建及贮脂细胞过量分泌ECM,肝窦基膜形成,窦内皮细胞筛孔消失,使肝窦毛细血管化,导致肝纤维化的形成与发展。

(肝脏,1999年6月,第4卷,第2期)

特发性门静脉高压症研究现状

特发性门静脉高压症(Idiopathic portal hypertension,IPH)系指门静脉高压伴有脾肿大、脾功能亢进而没有肝硬化和肝外门静脉阻塞的一组临床综合征。IPH病名最早在20世纪60年代由Boyer提出。同时代的印度学者Ramalingaswami经过临床及病理研究发现了不伴肝硬化的脾脏肿大并称之为非硬化性门静脉纤维化。1965年,Mikkelsen等研究了36例不伴肝硬化的门脉高压患者,证明这些患者有肝内外门静脉硬化,因此称为肝内门静脉硬化症(HPS)。现代学者经研究证实,上述两种病名可理解为同一疾病的同义词。

IPH在人群中的确切发病率尚未见报道,在印度和日本,IPH占门静脉高压患者的25%~30%,而在西方国家则占3%~4%,几乎所有的报道均显示,本病以男性为主,男女之比为2∶1~4∶1,平均年龄为30~35岁。

IPH的病因和发病机制尚未明确,但有报道显示,接触砷、氯乙烯、铜等毒物与IPH发病有关,但部分IPH患者并无毒物接触史。许多报道提示,肝损药物如6-硫基嘌呤、硫唑嘌呤可引起IPH,甚至维生素A过量也可引起IPH,但更多的证据表明,腹部感染引起的血栓性静脉炎,门静脉系统反复栓塞而导致IPH。产褥热、细菌性肠炎以及任何累及肝内门静脉分支的炎症与本病密切相关,并有人认为是本病的最主要的病因。另有许多证据表明,免疫紊乱参与IPH的发病过程,如IPH患者Ts/Tc减少,Th/Tc异常;IPH常与自身中免疫疾病相伴而生,如系统性红斑狼疮、混合性结缔组织病患者常伴有IPH;IPH患者血清中免疫球蛋白包括自身抗体、辅助T细胞(Th)明显升高,提示抗原尤其是超抗原介导的免疫紊乱是其发病机制之一。有人进行了IPH与健康人、脂肪肝、慢性肝炎患者的血管细胞黏附分子的比较研究,发现该黏附分子在IPH患者血清中明显升高,在窦间隙细胞和内皮细胞周围可见该黏附分子明显表达,提示血管细胞黏附分子Ⅰ可能在IPH发病中起着十分重要的作用。还有报道表明遗传因素参与IPH发病,如IPH有家族聚集现象,其HLA-DR3出现频率高于健康对照组。有人研究 IPH 患者血清中肾上腺素和去甲肾上腺素明显升高,此两种血管活性因子在门静脉高压病理过程中起着十分重要的作用。

IPH 患者的肝脏可缩小,也可大于正常,外观可呈结节状改变。肝脏切面上偶可见大结节在肝门部压迫门静脉,肝内门静脉分支扩张,血管壁不同程度增厚和纤维化,沿门静脉及其分支显著的血管周围纤维化是其重要特征,但小叶结构和肝实质不受影响,汇管区偶有纤维束呈针状向肝实质内伸展,肝管常常显示同心性管周纤维化。超微结构研究显示,肝细胞间的细胞膜微绒毛化,但肝细胞质内成分正常。

IPH 患者门静脉压力(Ppv)有不同程度升高,平均 3.28 kPa (334 mmH_2O),肝静脉嵌塞压(WHvP)也明显升高,但显著低于 Ppv,平均 1.99 kPa (204 mmH_2O)。与慢性迁延性肝炎比较,IPH 脾动脉血流量增加近 3 倍,脾脏体积增大约 5 倍,其肝外和肝内门静脉血管阻力(Rpv)是慢性迁延性肝炎患者的 3 倍和 4 倍,提示 Rpv 升高和脾动脉血流量增多在 IPH 的形成中发挥重要作用。与肝硬化患者比较,门静脉血流量(Qpv)和脾静脉血流量(Qsv)在非脾大的肝硬化、脾大肝硬化、IPH 依次增大,脾肿大肝硬化肝内分流指数(40.0%±25.8%)显著高于无脾肿大者(18.4%±21.8%),IPH 肝内分流指数则可忽略不计(4.7%±3.7%),脾大肝硬化患者窦后阻力显著高于 IPH,而窦前阻力则显著低于 IPH,说明 Qpv 和窦前阻力增加是影响 IPH 的主要原因。

IPH 患者主要表现为脾肿大、脾功能亢进、食管静脉曲张和(或)出血史,但肝功能正常或接近正常;病程中没有黄疸、腹腔积液和肝性脑病。门静脉造影显示门静脉主干扩张、中等门静脉分支数目减少,外周门静脉分支突然截断,门静脉^{99m}Tc 胶体闪烁图不见肝内门体分流;血管静脉压测定显示 Ppv 升高而 WHvP 正常或显著低于 Ppv,腹腔镜检查可见肝脏表面不规则,但没有弥漫性结节。肝穿刺组织学检查有门静脉纤维化,而没有弥漫性纤维增生及再生结节。确立 IPH 诊断必须排除各种原因肝硬化、血吸虫纤维化和肝外门静脉阻塞。

IPH 治疗可采用分流或断流手术,脾栓塞硬化疗法,内科治疗以针对出血和脾功能亢进为主,药物降低门静脉压力的效果优于肝硬化门静脉高压患者,有人认为 IPH 患者的主要死亡原因是出血,因而主张做预防性脾切除分流手术。

IPH 患者经适当治疗后一般预后良好,复发可能性较小。目前临床上需加强对本病的认识,以利于早期诊断和治疗。

(肝脏,1999 年 9 月,第 4 卷,第 3 期)

抗纤复方对大鼠肝贮脂细胞表达 TGFβ$_1$的影响

贮脂细胞是肝脏胶原等细胞外基质(ECM)的主要来源细胞，转化生长因子β$_1$(TGFβ$_1$)能促进贮脂细胞合成胶原，并且贮脂细胞本身也能分泌 TGFβ$_1$，具有自分泌扩增的放大效应。本文采用抗纤复方药物血清处理培养大鼠肝贮脂细胞，观察抗肝纤维化药物对贮脂细胞表达 TGFβ$_1$的影响。

1 材料与方法

1.1 动物、细胞株和主要试剂 Wistar 雄性大鼠，取体重 350～400 g，由中科院上海实验动物中心提供，以 DMN 攻击复制大鼠肝纤维化模型。貂肺上皮细胞株(MvlLu)购自上海细胞生物研究所。Ⅳ型胶原酶、Pronase E、Nycodenz、二甲基亚硝胺(DMN)为 Sigma 公司产品；DMEM 培养基为 GIBCO BRL 公司产品。单克隆抗 TGFβ$_1$抗体购自上海细胞生物研究所；ABC 染色试剂盒为 VECTOR 公司产品。

1.2 药物与药物血清的制备 抗纤复方(由黄芪、丹参、郁金等药物组成)由曙光医院制剂室制成口服液制剂，含 2 g 生药/ml。将抗纤复方和秋水仙碱(Serva 公司产品，配成 30 ng/ml 溶液)给大鼠灌胃，每天 1 次，持续给药 1 周，末次给药后 1 小时无菌条件下由下腔静脉取血，分离血清，56℃灭活 30 min，分装冻存。

1.3 贮脂细胞分离、培养 大鼠麻醉后行门静脉插管，输入 D－Hank's 液冲净肝脏血液，换酶灌流液(含 0.05%Ⅳ型胶原酶、0.1%Pronase E 的 Hank's 液)循环灌流，取下肝脏剪碎，用酶消化液再次消化，离心洗涤后的肝脏细胞经 Nycodenz 密度梯度离心，得到纯化的贮脂细胞用 20%小牛血清的 DMEM 悬浮至 5×10^5/ml 接种培养。正常肝贮脂细胞长满单层后传代培养，肝纤维化大鼠肝贮脂细胞仅原代培养。

1.4 TGFβ$_1$的生物学检测 贮脂细胞以 5×10^5/ml 细胞浓度接种于 24 孔

培养板，1 ml/孔，培养5天后，分别换含10%药物血清浓度的抗纤复方、秋水仙碱和大鼠对照血清的培养液，温育72小时，Hank's液洗2次，换无血清DMEM培养24小时收集上清液。将MvlLu细胞以1×10^5/ml接种于96孔板，细胞贴壁后，加入稀释的待测样品，设4复孔，温育48小时，加入0.5%MTT 20 μl温育4小时，换DMSO 200 μl，酶标仪测570 nm OD值，按下式计算抑制率：抑制率(%)=[(对照组检测值－药物组检测值)/对照组检测值]×100。

1.5 TGFβ_1免疫细胞化学检测 正常肝传代或纤维肝原代贮脂细胞以5×10^5/ml细胞浓度接种于内置盖玻片的培养皿，贴壁培养5天后，分别换含10%药物血清和对照血清的DMEM培养液。37℃温育72小时，取出细胞培养片ABC法行TGFβ_1(抗体工作浓度为1∶100)免疫细胞化学染色。染色结果用SX-100计算机图像分析系统进行光密度测定，每组4张细胞片，随机检测20个细胞，灰度值越小表示阳性关色越深。按前式计算TGFβ_1，表达抑制率。

2 结　果

2.1 抗纤复方对大鼠肝贮脂细胞产生TGFβ_1的影响 贮脂细胞培养上清液能显著抑制MvlLu细胞增殖，而纤维肝贮脂细胞上清液的抑制作用更强，上清液中TGFβ_1的含量较高。经抗纤复方药物血清处理后，正常肝传代培养贮脂细胞和纤维化原代培养贮脂细胞分泌产生TGFβ_1均受到明显抑制，培养上清液对MvlLu细胞的生长抑制能力减弱，其中抑制纤维肝贮脂细胞产生TGFβ_1的作用更明显。秋水仙碱也能抑制贮脂细胞产生TGFβ_1，但对纤维肝贮脂细胞的抑制率显著低于抗纤复方(见表1)。

表1 抗纤复方药物血清对肝贮脂细胞TGFβ_1产生的影响($MTTOD_{570}$，$\bar{x}\pm s$)

	n	传代贮脂细胞	抑制率(%)	纤维肝贮脂细胞	抑制率(%)
对照血清	4	0.6267 ± 0.0460		0.5800 ± 0.0183	
抗纤复方	4	$0.7517\pm0.0191^{**}$	−19.95	$0.7397\pm0.0248^{**}$	−27.33
秋水仙碱	4	$0.7457\pm0.0348^{**\#\#}$	−18.99	$0.6822\pm0.0272^{**\#\#}$	−17.62

注：与对照血清比较，$^{**}P<0.01$；与抗纤复方比较，$^{\#\#}P<0.01$

2.2 抗纤复方对贮脂细胞表达TGFβ_1的影响 免疫细胞化学染色结果显示，传代贮脂细胞和纤维肝原代贮脂细胞胞浆均有TGFβ_1的阳性着色，经抗纤复方药物血清处理后，细胞阳性着色变浅，表明细胞TGFβ_1表达减少，尤其对纤

维肝贮脂细胞 $TGF\beta_1$，表达的抑制作用更明显，与秋水仙碱组比较，抑制细胞表达 $TGF\beta_1$ 的作用显著优于秋水仙碱(见表 2)。

表 2 抗纤复方对贮脂细胞表达 $TGF\beta_1$ 的影响(灰度值 $\bar{x} \pm s$)

	n	传代贮脂细胞	抑制率(%)	纤维肝贮脂细胞	抑制率(%)
对照血清	4	128.8 ± 0.98		121.2 ± 2.40	
抗纤复方	4	$112.9 \pm 1.76^{**}$	10.95	$141.3 \pm 1.85^{**}$	16.58
秋水仙碱	4	$137.3 \pm 1.79^{**\#\#}$	6.60	$139.6 \pm 1.80^{**\#\#}$	15.18

注：与对照血清比较，$^{**}P<0.01$；与抗纤复方比较，$^{\#\#}P<0.01$

3 讨 论

ECM 的合成和降解与多种因素相关，许多细胞因子参与了 ECM 的代谢过程。肝纤维化时，$TGF\beta_1$ 含量明显增高，这种增高总是与胶原等 ECM 的增加相伴随。$TGF\beta_1$ 可通过旁分泌刺激贮脂细胞活化增殖而增加 ECM 的合成，事实上贮脂细胞本身也表达 $TGF\beta_1$，并且在外源性 $TGF\beta_1$ 作用下使其表达增强。$TGF\beta_1$ 通过自分泌或旁分泌作用促进已被激活的贮脂细胞迅速转化为肌成纤维细胞样细胞，同时又作用于那些静息状态的贮脂细胞。表明 $TGF\beta_1$ 促进贮脂细胞合成有效原具有自分泌放大效应。这种机制可能与肝脏持续性的肝纤维化有关。

$TGF\beta$ 能抑制 MvlLu 细胞的增殖，在生物学测定中，各亚型 $TGF\beta$ 都具有抑制上皮细胞等多种类型细胞增殖的能力，用 ^3H-TdR 或 MTT 细胞染色等方法可以评估细胞增殖受抑制的程度，即 $TGF\beta$ 浓度，并示踪 $TGF\beta_1$ 活性。为证实 $TGF\beta_1$ 生物学测定的特异性，我们同时采用免疫细胞化学方法检测贮脂细胞 $TGF\beta_1$ 的表达，可以推论贮脂细胞产生 $TGF\beta$ 的亚型主要是 $TGF\beta_1$。用 MvlLu 细胞生长抑制 MTT 法观察发现，正常肝传代培养贮脂细胞和纤维肝原代贮脂细胞分泌产生 $TGF\beta_1$ 的量均处于较高水平，显著抑制 MvlLu 细胞增殖，而纤维肝贮脂细胞产生 $TGF\beta_1$ 的量明显多于正常传代肝贮脂细饱，更能反映肝纤维化时贮脂细胞在体内的病理状态。

以血清药理学方法研究发现，抗纤复方药物血清能抑制传代贮脂细胞纤维肝贮脂细胞产生 $TGF\beta_1$，两种来源的贮脂细胞经抗纤复方药物血清作用后，培养上清液中 MvlLu 细胞增殖抑制活性显著降低。秋水仙碱抑制传代贮脂细胞

产生 $TGF\beta_1$ 的作用与抗纤复方接近，但抑制纤维肝贮脂细胞产生 $TGF\beta_1$ 的作用则抗纤复方明显优于秋水仙碱。免疫细胞化学染色结果也显示，抗纤复方使贮脂细胞 $TGF\beta_1$ 的表达减少，尤其抑制纤维肝贮脂细胞表达 $TGF\beta_1$ 的作用更明显。肝纤维化时 $TGF\beta_1$ 是贮脂细胞自分泌扩增的重要细胞因子，既增加胶原的合成和抑制胶原酶基因的表达，又进一步刺激自身 $TGF\beta_1$ 的产生，使更多静息状态的贮脂细胞被激活。抗纤复方通过抑制贮脂细胞产生 $TGF\beta_1$，阻断其自分泌放大过程，从而减少胶原等 ECM 的合成。

（中西医结合肝病杂志，1999 年，第 9 卷，第 1 期）

抗纤复方药物血清对肝纤维化大鼠肝细胞生成胶原的影响

肝纤维化时肝脏胶原过量生成，除间质细胞外，肝细胞也参与了胶原的合成过程，为进一步探讨肝纤维化时肝细胞胶原代谢的变化，本文观察了原代培养正常肝和纤维肝肝细胞的胶原表达，以血清药理学方法探讨抗纤复方药物对纤维肝的肝细胞生成胶原的影响。

材料与方法

一、实验动物

Wistar 雄性大鼠，体重 200～250 g，由中国科学院上海实验动物中心提供。制作肝纤维化动物模型，以 10 mg/kg 体重的剂量腹腔注射 0.5% DMN，每天 1 次，每周连续 3 天，共 3 周，稳定 1 周后造模结束。

二、主要试剂

Ⅳ型胶原酶、胰岛素、地塞米松为 Sigma 公司产品；199 培养基、MEM 培养基为 Glbco brl 公司产品；淋巴细胞分离液为上海华精生物公司产品；Col（Ⅰ）、Col（Ⅲ）、Col（Ⅳ）胶原抗体购自上海医科大学病理教研室，ABC 染色试剂盒为 Vector 公司产品。

三、药物及药物血清

抗纤复方药物（由黄芪、丹参、郁金等组成）由曙光医院制剂室制成药物原液和浓缩液，药物原液为无菌注射液制剂，1 g/ml 生药，用于添加培养液中，药物浓缩液为口服液制剂，2 g/ml 生药。秋水仙碱为 Serva 公司产品，用作对照药物。制备药物血清，抗纤复方浓缩液和秋水仙碱大鼠灌胃给药，持续给药 1 周，无菌条件下取血，分离血清，56℃灭活 30 分钟，分装冻存。

四、大鼠肝细胞的分离与培养

（一）正常大鼠肝细胞的分离、培养：正常大鼠麻醉后，门静脉插管，输入

D－Hank's液冲净肝脏血液，换37℃预温的0.05%Ⅳ型胶原酶灌流液，肝脏被消化后，取下肝脏分散肝细胞，用100目尼龙网过滤，离心1分钟，沉淀细胞用D－Hank's液洗涤2次，用49.2%（V/V）淋巴细胞分离液于4℃400 rpm 5分钟行密度梯度离心，纯化肝细胞，以预冷的MEM培养液悬浮，离心洗涤后用10%小牛血清199培养液调整细胞浓度至5×10^5/ml，接种于60 mm培养皿，37℃培养箱中培养，以后每24小时更换培养液。

（二）纤维肝肝细胞的分离、培养：依照正常肝细胞分离方法，酶灌流液增至0.1%Ⅳ型胶原酶，离心洗涤条件选择4℃ 500 rpm 2分钟，经49.2%淋巴细胞分离液密度梯度离心4℃ 500 rpm 5分钟，纯化纤维肝肝细胞。

五、胶原免疫细胞化学检测

肝细胞以5×10^5/ml细胞浓度接种于内置盖玻片的培养，贴壁培养48小时后，分别换含5%血清处理因素的培养液，温育处理48小时，其中抗纤复方药液组为含5 mg生药/ml的培养液并添加5%大鼠血清。每项指标观察4张细胞培养片，常规ABC法Ⅰ、Ⅲ、Ⅳ型胶原染色。染色结果用SX－100计算机图像分析系统对染色细胞行光密度分析，每组随机检测20个细胞，将背景灰度确定为150，然后测定细胞灰度。胶原表达抑制率(%)＝[(药物组灰度值－对照组灰度值)/对照组灰度值]×100%。

结　　果

一、正常肝细胞与纤维肝肝细胞生成胶原的比较

免疫细胞化学染色结果显示，正常肝细胞Ⅰ、Ⅲ、Ⅳ型胶原染色呈阴性反应，纤维肝肝细胞胞质三种胶原阳性染色较明显，表明正常肝细胞胶原表达极少，而纤维肝肝细胞胶原的表达则显著增加(表1)。

表1　正常肝细胞和纤维肝肝细胞各型胶原表达的比较($\bar{x}\pm s$)

	例数	Ⅰ	Ⅲ	Ⅳ
正常肝细胞	20	146.2±1.66	145.7±1.19	146.1±1.97
纤维肝肝细胞	20	107.6±1.74*	117.9±2.30*	122.6±2.73*

注：与正常肝细胞比较，* $P<0.01$

二、抗纤复方药物血清对纤维肝肝细胞胶原表达的影响

纤维肝肝细胞经抗纤复方药物血清处理后，Ⅰ、Ⅲ、Ⅳ型胶原着色较对照血清组明显变浅，细胞Ⅰ、Ⅲ、Ⅳ型胶原蛋白表达减少，抑制Ⅰ型胶原秋水仙碱与抗纤复方接近，对Ⅲ型和Ⅳ型胶原的抑制作用，抗纤复方优于秋水仙碱(表2)。

表2 抗纤复方对纤维肝肝细胞各型胶原表达的影响($\bar{x}\pm s$)

	例数	Ⅰ	抑制率(%)	Ⅲ	抑制率(%)	Ⅳ	抑制率(%)
对照血清	20	104.4±2.29		112.0±2.76		122.1±2.39	
抗纤复方	20	131.7±2.61*	26.15	139.3±1.68*	24.37	142.1±2.55*	16.38
秋水仙碱	20	130.8±2.52*	25.29	134.8±2.75*△	20.36	136.6±1.56*△	11.87

注：与对照组血清比较，* $P<0.01$；与抗纤复方比较，△ $P<0.01$

三、抗纤复方药物血清与药液影响纤维肝肝细胞胶原表达的比较

抗纤复方药物原液处理的纤维肝肝细胞胶原着色变浅，对细胞Ⅰ、Ⅲ、Ⅳ型胶原的抑制率分别为21.93%、20.36%和11.71%，与药物血清组比较，抑制作用弱于药物血清(表3)。

表3 药物血清与药液影响纤维肝肝细胞各型胶原表达的比较(灰度值$\bar{x}\pm s$)

	例数	Ⅰ	Ⅲ	Ⅳ
药物血清	20	131.7±2.61	139.3±1.68	142.1±2.55
药物原液	20	127.3±2.33*	134.8±2.4*	136.4±1.85*

注：与药物血清比较，* $P<0.01$

讨 论

肝细胞有潜在的胶原合成能力，随原代培养时间的延长而表现出胶原合成，肝细胞合成胶原的类型为Ⅰ、Ⅲ、Ⅳ和Ⅴ型胶原。对正常肝细胞合成胶原能力尚有不同的研究结果，免疫组化观察，正常人肝细胞未见到Ⅲ型胶原，然而在纤维化的肝细胞中可见到少量Ⅲ型胶原，可以推测胶原的过度合成与肝细胞的持续异常再生有关，并可由此导致肝纤维化。虽然肝细胞合成胶原已被证实，但正常肝细胞合成胶原的量很少。原代培养的肝细胞随着培养时间的延长，其胶原合成活性逐渐上升，体内肝细胞在肝纤维化时，胶原合成活性也明显升高。一般正常肝细胞合成胶原水平是很低下的，或者处在被抑制状态，当肝细胞在致病因子的刺激下，通过一些介质作用于前胶原mRNA的启动子和增强子，导致前胶原

mRNA 表达增强，而增加胶原的合成。

我们采用免疫细胞化学技术检测原代培养的正常肝细胞和纤维肝肝细胞的Ⅰ、Ⅲ、Ⅳ型胶原，结果显示正常肝细胞Ⅰ、Ⅲ、Ⅳ型胶原染色均呈阴性反应，纤维肝肝细胞胞质阳性染色较明显，说明肝纤维化时肝细胞合成胶原蛋白增加，参与肝脏胶原的生成过程。新分离的细胞内前胶原 mRNA 含量能反映体内细胞 mRNA 含量，我们以 Northern 印迹杂交检测新分离的肝细胞前胶原 mRNA 的水平，也见到与免疫细胞化学染色相类似的结果，正常肝细胞未见到Ⅰ、Ⅲ、Ⅳ型前胶原 mRNA 阳性表达，而纤维肝肝细胞三种前胶原 mRNA 均有少量表达（论文待发表）。由于肝细胞占肝脏细胞的绝大多数，产生胶原只要稍有增加，则会造成胶原的大量增加，因此，肝细胞过量合成胶原对肝纤维化的形成具有不可低估的作用。

本文实验结果发现，抗纤复方药物血清处理的原代培养纤维肝肝细胞胶原阳性着色显著减弱，对Ⅰ、Ⅲ、Ⅳ型胶原抑制率分别为 26.15%、24.37% 和 16.38%，抑制作用优于秋水仙碱，虽然秋水仙碱对纤维肝肝细胞胶原蛋白表达也显现较强的抑制作用，但对肝细胞缺乏有效保护。在体研究结果也显示，秋水仙碱可减轻 CCl_4 肝纤维化大鼠肝脏纤维组织增生，肝细胞坏死等病变虽有所减轻，但仍然存在，致纤维化因素尚未消除，肝细胞损伤的刺激可使肝纤维化持续发展。抗纤复方药物血清与药物原液都能明显抑制纤维肝肝细胞胶原表达，其中以药物血清的作用较强，表明抗纤复方药物血清具有良好的药理作用，用含药物的血清进行体外实验，可以排除中药制剂的杂质成分、酸碱度等对细胞生长的影响，接近药物在体内吸收、代谢并产生药理效应的过程，更有效地抑制肝细胞过量生成胶原，而发挥抗肝纤维化作用。

（中华消化杂志，1999 年 12 月，第 19 卷，第 6 期）

肝细胞生长因子的生理活性

肝细胞生长因子(HGF)具有刺激肝细胞 DNA 合成、促进肝细胞再生的作用,近年对此研究又有新的进展。

一、HGF 的活性

(一) HGF 活性种类

1. 促进细胞增殖:对多种脏器的多种类型细胞具有促进增殖的作用。对肝脏而言,能促进肝细胞、胆管上皮细胞及贮脂细胞的增殖。

2. 促进细胞游走和分散:推测这与肿瘤细胞的转移及非肿瘤细胞的器官形成有关。

3. 器官形成:这种作用是通过 F 肌动蛋白丝、微管而起作用的。

4. 细胞浸润:在体外能促进肿瘤细胞向胶原凝胶浸润。

5. 血管新生:能促进小鼠皮下组织和大鼠角膜血管新生。

6. 促进细胞分化及其功能化:促进肝细胞合成蛋白和纤维蛋白原。

7. 组织修复及阻止损伤:具有减轻实验性肝损伤的作用。

8. 抑制增殖作用:对类上皮癌细胞、黑色素瘤细胞、肝细胞癌等肿瘤来源的细胞株呈增殖抑制作用。

(二) 各种 HGF 作用的关联性

细胞游走与增殖是器官形成之前的必经阶段,这一系列的动态可以 HGF 的作用用一元论来解释。一般认为细胞分化与细胞增殖是两种相反的动态,但 HGF 在促进肝细胞增殖的同时,也促进了肝细胞的蛋白合成功能。富谷等人用培养肝细胞进行了免疫双重染色,发现增殖细胞与白蛋白产生细胞不是同一细胞。尽管 HGF 对肝细胞有增殖促进作用,但对大多数肝癌细胞株($HepG_2$)的增殖却呈抑制作用,而对 $HepG_2$ 细胞游走及浸润又具促进作用;对 HUH_7 细胞有促进增殖与浸润的作用,但不促其细胞游走。这些不同的反应只不过是体现了细胞株的不同特性,从肝癌进展的观点来看,HGF 是起促进作用的。

(三) 从剔除(knockout)HGF基因鼠、转基因鼠的实验结果看HGF的活性

用筛去鼠研究HGF活性的实验,发现有胎盘形成不全,在胎儿期死亡的现象,但除胎盘以外,很难说HGF对胚胎发生是一种不可或缺的因子。转基因鼠的研究是用白蛋白启动子使肝细胞产生HGF,发现肝部分切除后的肝再生亢进。甚至还有研究发现与肝致癌有关。

二、HGF与生理活性

除HGF外,还有许多肝细胞增殖促进因子,TGFα就是其中之一。现围绕肝再生,就TGFα在HGF生物作用过程中的意义作一介绍。

(一) HGF与TGFα的异同

TGFα是由50个氨基酸组成的多肽,与EGF有40%以上的同源性,通过TGFα/EGF受体而起作用。与HGF不同的是,TGFα在肝细胞中产生,其受体也在肝细胞上,因而推测是以自分泌机制影响肝细胞增殖的。TGFα与HGF在体内、外实验中均能促进肝细胞DNA合成。

(二) HGF及TGFα在肝受损时体内的变化

1. 肝部分切除后:在患者血中,先是HGF浓度上升,继之TGFα浓度上升。这种现象在动物实验中也是如此,并有肝细胞增殖。而在对照组,虽有HGF上升,但TGFα浓度并无变化,也无肝细胞增殖。在临床上,肝以外的腹部手术患者血中虽有HGF上升,但并无TGFα上升。在肝部分切除患者,TGFα与肝切除率、肝再生率有显著相关;而HGF与肝再生率并无相关,只是与坏死、炎症的程度有关。

2. 急性肝损伤后:在急性肝炎患者,首先是HGF与ALT、AST同期上升,其后TGFα值上升。这在动物实验也能再现,并有肝细胞增殖。在用二甲基亚硝胺所致急性肝损伤模型中,血及肝的TGFα上升,并有肝细胞增殖,但血HGF并无变动,且肝HGF显著低下。早期可以观察到贮脂细胞和肝窦内皮细胞损伤,证实这两种细胞是肝脏HGF的主要产生细胞。

(三) TGFα与HGF活性的关系

以上结果提示,当HGF引起肝细胞增殖时,在HGF上升之后必有TGFα的上升。培养肝细胞的研究结果提示,肝细胞中TGFα的量受培养液中HGF浓度影响而呈浓度依赖性增加,DNA合成也同样呈浓度依赖性的变化。体内、外实验均表明，在 HGF 存在条件下，如果抑制了 TGFα 的产生或作用，DNA 合成则呈低下。据此不难理解，HGF 对肝细胞增殖调节功能必须要有 TGFα 作用的参与。

（肝脏，1999 年 12 月，第 4 卷，第 4 期）

抗纤复方对大鼠纤维化肝肝细胞胶原合成的影响

为研究抗纤复方抗肝纤维化的细胞机制，本研究观察了原代培养纤维化肝肝细胞胶原的表达，并以血清药理学方法研究抗纤复方对纤维化肝肝细胞生成胶原的影响。

材料与方法

1. **实验动物**　Wistar 雄性大鼠，体重 250～300 g，由中国科学院上海实验动物中心提供。制作肝纤维化动物模型，以二甲基亚硝胺（DMN 10 mg/kg）腹腔注射 3 周，每周连续 3 次。

2. **主要试剂**　Ⅳ型胶原酶为 Sigma 公司产品；199 培养基、MEM 培养基为 GIBCO BRL 公司产品；Col（Ⅰ）、Col（Ⅲ）、Col（Ⅳ）胶原抗体购自上海医科大学病理教研室；ABC 试剂盒为 VECTOR 公司产品；秋水仙碱为 Serva 公司产品。

3. **药物及药物血清**　抗纤复方（由黄芪、丹参、郁金等药物组成）由曙光医院制剂室制成药物原液和浓缩液。药物原液为无菌注射液制剂，每毫升含生药 1 g，直接处理培养细胞。药物浓缩液为口服液制剂，每毫升含生药 2 g，浓缩液和秋水仙碱（3 mg/100 ml）大鼠灌胃给药，持续给药 1 周后，取血分离血清，56℃灭活，30 min，分装冻存。

4. **大鼠肝细胞的分离培养与分组处理**　大鼠经门静脉灌流Ⅳ型胶原酶消化液分散肝细胞，用淋巴细胞分离液行密度梯度离心纯化肝细胞，用 10%小牛血清 199 培养液以 5×10^{5}/ml 浓度接种培养于内置盖玻片的培养皿，4 h 后换 5%小牛血清 199 培养液，贴壁培养 48 h 后分组处理。空白对照组、对照血清组、药物血清组和药物原液组分别换含 5%血清浓度的小牛血清、5%秋水仙碱药物血清、5%抗纤复方药物血清和 5%正常大鼠血清加抗纤复方原液（5 mg 生药/ml）的处理因素，以上各组 24 h 换同等条件培养液，共处理 48 h。

5. **免疫细胞化学检测** 每组每项指标观察 4 张细胞培养片，常规 ABC 法免疫细胞化学Ⅰ、Ⅲ、Ⅳ型胶原染色，每组随机检测 20 个细胞，用 SX－100 计算机图像分析系统对染色细胞行光密度分析。

结　果

免疫细胞化学染色结果显示，大鼠血清培养条件的空白对照组纤维化肝肝细胞胞质Ⅰ、Ⅲ、Ⅳ型胶原呈阳性染色，其中Ⅰ型胶原染色较明显，其次为Ⅲ型胶原。经抗纤复方药物血清处理后的纤维肝肝细胞Ⅰ、Ⅲ、Ⅳ型胶原着色均较空白对照组明显变浅，显示细胞Ⅰ、Ⅲ、Ⅳ型胶原蛋白的表达减少。秋水仙碱对照血清组抑制Ⅰ型胶原与抗纤复方药物血清接近，对Ⅲ、Ⅳ型胶原的抑制作用抗纤复方优于秋水仙碱。药物原液组用含 5％大鼠血清、抗纤复方药物原液 5 mg 生药/ml 的培养液处理肝细胞，能抑制Ⅰ、Ⅲ、Ⅳ型胶原蛋白的表达，抑制作用稍弱于药物血清，见表 1。

表 1　抗纤复方对纤维肝肝细胞胶原表达的影响(密度值，$\bar{x}\pm s$)

组别	n	Col(Ⅰ)	抑制率(％)	Col(Ⅲ)	抑制率(％)	Col(Ⅳ)	抑制率(％)
空白对照	20	45.60±2.29	—	38.00±2.76	—	27.90±2.39	—
对照血清	20	19.20±2.52*	25.29	15.20±1.75*△	20.36	13.40±1.56*△	11.87
药物血清	20	18.30±2.61*	26.15	10.70±1.68*	24.37	7.90±2.55*	16.38
药物原液	20	22.70±2.33*△	21.92	15.20±2.40*△	20.36	13.60±1.85*△	11.71

注：与空白对照组比较，* $P<0.01$；与药物血清比较，△ $P<0.01$

讨　论

肝细胞能合成类型至少为Ⅰ、Ⅲ、Ⅳ和Ⅴ型的胶原，而正常肝细胞合成胶原水平是很低下的，或者处在被抑制状态，在肝纤维化时，胶原合成活性则明显升高，对正常肝细胞合成胶原能力尚有不同的研究结果，免疫组化观察，正常人肝细胞未见到Ⅲ型胶原，然而在纤维化的肝细胞中可见到少量Ⅲ型胶原，可以推测胶原的过度合成与肝细胞持续异常再生有关，并可由此导致肝纤维化。

本研究结果显示，纤维化肝肝细胞胞质Ⅰ、Ⅲ、Ⅳ型胶原阳性染色较明显，说明肝纤维化时肝细胞合成胶原蛋白增加，参与肝脏胶原的生成过程。抗纤复方药物血清与药物原液都能明显抑制纤维化肝肝细胞胶原表达，其中以药物血清的作用较强，表明抗纤复方药物血清具有良好的药理作用。用含药物的血清进行体外实验，可以排除中药制剂的杂质成分、酸碱度等对细胞生长的影响，接近药物在体内吸收、代谢并产生药理效应的过程，更有效地抑制肝细胞过量生成胶原。

秋水仙碱是细胞有丝分裂的抑制剂，有较强的抑制细胞增殖作用，制备秋水仙碱药物血清，避免药物对培养细胞的直接刺激作用，也增加对照药物的可比性。秋水仙碱对纤维化肝肝细胞胶原蛋白表达也显现较强的抑制作用，但其缺乏对肝细胞有效保护，在体研究表明，秋水仙碱可减轻 CCl_4 肝纤维化大鼠肝脏纤维组织增生，肝细胞坏死等病变虽有减轻，但仍然存在，与之相比，抗纤复方既能抑制纤维化肝肝细胞胶原的过量表达，又能调节肝细胞生长增殖，显现较好的抗肝纤维化作用。

（中国中西医结合杂志，2000 年 7 月基础理论研究特集）

抗纤复方对硬变肝原代培养肝细胞胶原代谢的影响

本研究通过对原代培养的大鼠肝细胞作用，建立抗纤复方血清药理学方法；通过对原代培养的二甲基亚硝胺(DMN)肝纤维化肝细胞的处理，观察抗纤复方对纤维肝肝细胞生成胶原、纤维连接蛋白、层粘连蛋白等的影响，以探讨抗纤复方抗肝纤维化的作用机制。

1　抗纤复方对大鼠肝细胞生成胶原的影响

1.1　材料

1.1.1　实验动物：Wistar 雄性大鼠，体重 200～220 g，用于分离肝细胞，由中国科学院上海实验动物中心提供。

1.1.2　主要试剂：Ⅳ型胶原酶、胰岛素、地塞米松为 Sigma 公司产品；199 培养基、MEM 培养基为 GIBCO BRL 公司产品；淋巴细胞分离液、乙二醇(α-氨基乙基)、双醚四乙酸等。

1.1.3　免疫组化试剂：兔抗Ⅰ型胶原抗体、兔抗Ⅱ型胶原抗体、兔抗Ⅳ型胶原抗体。ABC 染色试剂盒为 VECTOR 公司产品，3,3 二氨基联苯胺四盐酸盐(DAB) Sigma 分装。

1.2　方法

1.2.1　肝纤维化动物模型制作：Wistar 雄性大鼠，体重 200～220 g，按 10 mg/kg 体重给予 DMN，腹腔注射，每周连续 3 次，连续 3 周，稳定 1 周。造模周期为 4 周。

1.2.2　药物血清及对照血清制备：抗纤复方由黄芪、丹参、紫河车、郁金等药物组成，经水煎、沉淀、抽滤、超速离心、灭菌制成两种制剂：① 药物原液：每毫升含生药 1 g；② 口服煎液：每毫升含生药 2 g。选用正常大鼠给予抗纤复方口服煎液灌胃，共 7 天。末次灌胃 2 小时后，在无菌条件下采血，离心分离血清，

56℃灭活，—30℃保存备用。

1.2.3 大鼠肝细胞的分离与培养：大鼠麻醉后行门静脉插管，灌注0.05% Ⅳ型胶原酶液消化肝脏，分散肝细胞，经49.2%淋巴细胞分离液密度梯度离心，纯化肝细胞，用10%FCS-199培养液调肝细胞浓度为5×10^5/ml，接种培养。4小时后换培养液，以后每24小时换液1次。

1.2.4 Ⅰ、Ⅲ、Ⅳ型胶原免疫细胞化学检测：正常或纤维肝肝细胞以5×10^5/ml细胞浓度接种于内置盖玻片的培养皿，贴壁培养48小时后，分别换含处理因素的199培养液，分为大鼠血清对照、秋水仙碱药物血清、抗纤复方药物血清和药物原液组，各组各项指标观察4张细胞培养片，血清浓度为5%，抗纤复方药液组为含5 mg生药/ml的培养液并添加5%大鼠血清。温育处理48小时，培养细胞片经PBS漂洗、10%中性缓冲甲醛（福尔马林）固定后，ABC法免疫细胞化学Ⅰ、Ⅲ、Ⅳ型胶原染色。

1.2.5 免疫细胞化学阳性着色定量分析：染色结果应用SX-100计算机图像分析系统对各组细胞进行光密度测定，检测细胞胞浆灰度值，每个细胞选取胞浆3个点，求均值为该细胞的平均灰度值，各组细胞片随机检测20个细胞，每个检测视野将背景灰度值确定为150，然后测定细胞灰度值。灰度值越小表示阳性着色越深。胶原表达抑制率(%)=[(药物组灰度值—对照组灰度值)/对照组灰度值]×100%。

1.3 结果

1.3.1 正常肝细胞与纤维肝肝细胞生成胶原的比较：免疫组胞化学染色结果显示，正常肝细胞Ⅰ、Ⅲ、Ⅳ型胶原染色呈阴性反应，纤维肝肝细胞胞质3种胶原阳性染色较明显，表明正常肝细胞胶原表达极少，而纤维肝肝细胞胶原的表达则显著增加（见表1）。

表1 正常肝细胞和纤维肝肝细胞生成胶原的比较（灰度值，$\bar{x}\pm s$）

	n	Ⅰ型胶原	Ⅲ型胶原	Ⅳ型胶原
正常肝细胞	20	146.2±1.66	145.7±1.19	146.1±1.97
纤维肝肝细胞	20	107.6±1.74*	117.9±2.30*	122.6±2.73*

注：与正常肝细胞比较，* $P<0.01$

1.3.2 抗纤复方对纤维肝肝细胞Ⅰ、Ⅲ、Ⅳ型胶原表达的影响

1.3.2.1 抗纤复方药物血清对纤维肝肝细胞胶原表达的影响：纤维肝肝

细胞经抗纤复方药物血清处理后，Ⅰ、Ⅲ、Ⅳ型胶原着色较对照血清组明显变浅，减轻了细胞Ⅰ、Ⅲ、Ⅳ型胶原蛋白的表达，抑制Ⅰ型胶原秋水仙碱与抗纤复方接近，对Ⅲ型和Ⅳ型胶原的抑制作用，抗纤复方优于秋水仙碱(见表2)。

表2　抗纤复方对纤维肝肝细胞胶原表达的影响(灰度值，$\bar{x}\pm s$)

	n	Ⅰ型胶原	抑制率(%)	Ⅲ型胶原	抑制率(%)	Ⅳ型胶原	抑制率(%)
对照血清组	20	104.4±2.29		112.0±2.76		122.1±2.39	
抗纤复方组	20	131.7±2.61*	26.15	139.3±1.68*	24.37	142.1±2.55*	16.38
秋水仙碱组	20	130.8±2.52*	25.29	134.8±2.75*	20.36	136.6±1.56*#	11.87

注：与对照血清组比较，* $P<0.01$；与抗纤复方组比较，# $P<0.01$

1.3.2.2　抗纤复方药物血清与药液影响纤维肝肝细胞胶原表达的比较

抗纤复方药物原液处理的纤维肝肝细胞胶原着色变浅，对细胞Ⅰ、Ⅲ、Ⅳ型胶原的抑制率分别为21.93%、20.36%和11.71%，与药物血清组比较，抑制作用弱于药物血清(见表3)。

表3　药物血清与药液影响纤维肝肝细胞胶原表达的比较(灰度值，$\bar{x}\pm s$)

	n	Ⅰ型胶原	Ⅲ型胶原	Ⅳ型胶原
药物血清组	20	131.7±2.61	139.3±1.68	142.1±2.55
药物原液组	20	127.3±2.33*	134.8±2.40*	136.4±1.85*

注：与药物血清组比较，* $P<0.01$

2　抗纤复方对纤维肝大鼠肝细胞基膜基质生成的影响

2.1　材料

2.1.1　实验动物和药物：同前。

2.1.2　主要试剂：正常羊血清、兔抗鼠纤维连接蛋白(FN)抗体、兔抗鼠Ⅳ型胶原(Ⅳ-C)抗体、兔抗鼠层黏蛋白(LIN)抗体和羊抗兔IgG-HRP抗体，即用型生物素标记的羊抗兔IgG抗体和即用型链霉菌抗生物素蛋白过氧化酶溶液，DAB等。

2.2 方法

2.2.1 药物和药物血清的制备：同前。

2.2.2 正常大鼠肝细胞分离与培养方法，DMN 大鼠肝纤维化模型的制备及其纤维肝大鼠肝细胞分离与培养方法同前。

2.2.3 分组与用药：① 对照血清组：用 199 培养液稀释正常大鼠血清，工作浓度为 10%；② 药物血清组：用 199 培养稀释 10 倍量大鼠药物血清，工作浓度为 10%；③ 药物原液组：用 10%正常大鼠血清-199 培养液稀释抗纤复方注射液，工作剂量为 5 mg/ml。经上述因素处理培养 48 小时，收集标本检测。

2.2.4 肝细胞培养上清液中 FN 水平测定：采用 ELISA 方法，于波长 492 nm 酶标仪上测定 OD 值。

2.2.5 抗纤复方对纤维肝肝细胞基膜基质表达的影响：免疫细胞化学 S-P（Streptavidin-Peroxidase）法，检测 LN、FN 与Ⅳ-C。染色结果应用 SX-100 计算机图像分析系统对各组细胞进行光密度测定，检测细胞胞浆灰度值，每个细胞选取胞浆 3 个点，求均值为该细胞的平均灰度值，各组细胞片随机检测 20 个细胞。每个检测视野将背景灰度值确定为 150，然后测定细胞灰度值。灰度值越小表示阳性着色越深。基膜基质表达抑制率(%)=[(药物组灰度值—对照组灰度值)/对照组灰度值]×100%。

2.3 结果

2.3.1 抗纤复方对大鼠肝细胞生成 FN 的影响：从表 4 中可以看出，纤维肝肝细胞产生 FN 的产量明显超过正常肝细胞，经抗纤复方作用 48 小时后，能显著地降低培养液中 FN 含量，对纤维肝肝细胞的作用效果优于正常肝细胞，药物血清组优于原液组。

表 4 抗纤复方对体外培养肝细胞 FN 生成的影响($\bar{x}\pm s$)

	n	正常肝细胞		纤维肝肝细胞	
		FN(OD 值)	抑制率(%)	FN(OD 值)	抑制率(%)
对照血清组	6	0.341 1±0.034 6		0.423 8±0.027 3	
药物原液组	6	0.299 9±0.024 2*	12.1	0.359 3±0.041 7**	15.2
药物血清组	6	0.270 4±0.028 4**	20.7	0.307 1±0.032 5**	27.5

注：与对照组比较，* $P<0.05$，** $P<0.01$

2.3.2 抗纤复方对大鼠肝细胞基膜基质蛋白表达的影响

2.3.2.1 抗纤复方对正常大鼠肝细胞 FN、LN、Ⅳ-C 表达的影响 免疫细胞化学染色结果显示，正常大鼠肝细胞 LN 和Ⅳ-C 染色呈阴性反应，表明正常肝细胞 LN 和Ⅳ-C 表达极少。FN 染色显示有阳性细胞存在，经抗纤复方处理 48 小时后，FN 表达减少，抗纤复方药物血清与原液作用相当（见表 5）。

表 5 抗纤复方对正常细胞中 FN 表达的影响（灰度值，$\bar{x}\pm s$）

	n	FN	抑制率(%)
对照血清组	20	128.25±2.83	
药物原液组	20	140.63±1.09*	9.7
药物血清组	20	143.06±2.71*	11.5

注：血清浓度 10%，与对照组比较，* $P<0.05$

2.3.2.2 抗纤复方对纤维肝大鼠肝细胞 FN、LN 及Ⅳ-C 表达的影响

纤维肝肝细胞中此三种基膜基质蛋白表达是增多的，以 FN 为最明显，其次为 LN，而Ⅳ-C 表达较少。抗纤复方药物温育 48 小时后，三种抗原均明显减少，药物血清组效果优于原液组（见表 6）。

表 6 抗纤复方对纤维肝肝细胞基膜基质表达的影响（灰度值，$\bar{x}\pm s$）

	n	FN	抑制率(%)	LN	抑制率(%)	Ⅳ-C	抑制率(%)
对照血清组	20	107.63±2.53		120.8±1.61		123.33±2.05	
药物原液组	20	134.18±2.27*	15.9	136.24±2.35*	13.3	138.82±2.36*	12.6
药物血清组	20	143.34±1.95*#	33.6	144.51±1.92*	19.6	142.63±1.98*	15.2

注：血清浓度 10%，与对照组比较，* $P<0.01$；与原液组比较，# $P<0.05$

3 讨 论

3.1 抗纤复方对纤维肝肝细胞胶原生成的抑制作用 随着细胞生物学和分子生物学技术的发展，许多学者已证实肝细胞确能合成至少Ⅰ、Ⅲ、Ⅳ、Ⅴ型胶原，证实合成胶原是肝细胞的固有特征，而且是培养肝细胞的普遍功能。免疫组化观察，正常人肝细胞未见到Ⅲ型胶原，然而在纤维化的肝细胞中可见到少量Ⅲ

型胶原，可以推测胶原的过度合成与肝细胞持续异常再生有关，并可由此导致肝纤维化。通过核酸分子杂交分析，原代培养肝细胞有Ⅰ、Ⅲ和Ⅳ型前胶原 mRNA 的表达，体外培养肝细胞也发现能合成Ⅲ型胶原，体内肝细胞在肝纤维化时，胶原合成活性也明显升高。

我们采用免疫细胞化学技术检测原代培养的正常肝细胞和纤维肝肝细胞的Ⅰ、Ⅲ、Ⅳ型胶原，实验结果发现，抗纤复方药物血清处理的原代培养纤维肝肝细胞胶原阳性着色显著减弱，对Ⅰ、Ⅲ、Ⅳ型胶原抑制率分别为 26.15%、24.37% 和 16.38%，抑制作用优于秋水仙碱，虽然秋水仙碱对纤维肝肝细胞胶原蛋白表达也显出较强的抑制作用，但不能有效地保护肝细胞。抗纤复方无论经体内或体外途径都能抑制纤维肝肝细胞过量合成胶原，并且在胶原蛋白合成和胶原基因表达不同水平均具有抑制作用。

3.2 抗纤复方对体外培养肝细胞基膜基质生成的抑创作用 用免疫细胞化学技术 S－P 法检测原代培养的正常肝细胞和纤维肝肝细胞的 LN 和Ⅳ－C 表达，结果显示正常肝细胞 LN 和Ⅳ－C 染色呈阴性反应，纤维肝肝细胞胞质为阳性染色。说明肝纤维化时肝细胞合成基膜基质分子，参与肝脏细胞外基质生成过程。经抗纤复方处理的原代培养的纤维肝肝细胞 LN 和Ⅳ－C 表达显著减少，其抑制率药物血清组分别为 19.6%和 15.2%，原液组分别为 13.3%和 12.6%。表明抗纤复方原液或药物血清都能抑制肝细胞过量合成基膜基质，药物血清组的抑制作用要优于原液组。有研究表明，在肝纤维化形成过程中，肝窦毛细血管先于肝内纤维间隔形成。因此，抗纤复方抑制纤维肝肝细胞表达 LN 和Ⅳ－C，不仅具有改善纤维肝肝组织结构、维护正常基膜及肝脏细胞功能的作用，而且可预防肝纤维化进一步发展。

3.3 抗纤复方抗肝纤维化的中医理论探析 肝纤维化的证候分型常基于慢性肝炎等多种慢性肝病的病机特征，病变早期以肝郁、血瘀、脾虚多见，病情反复不已，正气渐伤，又可表现出肝肾阴虚的证型，根据临床表现分为肝郁脾虚型、气滞血瘀型和热郁血瘀型 3 种证型。抗纤复方的君药是黄芪和丹参，两药合用，具有扶正固本、活血化瘀的功效。现代中药药理学研究表明，这两味药物抗肝纤维化作用是通过间接与直接效应来实现的：即通过保护肝细胞、抗肝损伤和调整机体的免疫功能，间接地影响肝纤维组织代谢，以及直接抑制肝纤维组织的形成。药理研究证明，黄芪和丹参等中药合用，可以加强抗肝纤维化效果，这与肝纤维化正虚血瘀机制密切相关。

肝纤维化的病机常为本虚标实、虚实相兼，以脾肾亏损、瘀血内阻为基本见证，扶正祛邪、标本兼顾应为肝纤维化的治疗大法。抗纤复方中黄芪健脾益气；紫河车补精益肾以固先天之本；丹参、郁金等药能活血软坚散结。诸药配伍共奏健脾补肾、活血软坚的功效，针对肝纤维化正虚血瘀的基本病机特点，扶正与祛邪并用，故验之于临床和实验研究均具有较好的抗肝纤维化作用。

4 结 论

4.1 以血清药理学方法研究抗纤复方抗肝纤维化的机制，对照药物秋水仙碱也制备药物血清，保证了两种药物给药条件一致，增加药物之间的可比性，使实验结果更准确可靠。

4.2 证实正常肝细胞合成胶原处在抑制状态，肝纤维化时肝细胞合成胶原增加，抗纤复方能从蛋白合成和基因表达不同水平抑制纤维肝肝细胞生成胶原。

4.3 正常肝细胞合成基膜基质处于抑制状态，肝纤维化时肝细胞合成基膜基质增加。抗纤复方能显著抑制体外原代肝细胞的培养上清液中 FN 水平，抑制纤维肝肝细胞 FN、LN 及Ⅳ－C 等基膜基质的表达。抗纤复方药物血清效果优于原液。

4.4 研究证实具有扶正固本、活血化瘀功效的抗纤复方能减轻肝纤维化时肝细胞损伤，消除胶原过量生成的诱发因素，从而延缓或阻断肝纤维化进程。

（中西医结合肝病杂志，2000 年增刊）

复方清肝冲剂治疗慢性丙型肝炎的病理学研究

中医药在防治肝损伤、阻断或逆转肝纤维化方面有其独特优势，为进一步观察清肝冲剂的疗效，我们对36例慢性丙型肝炎患者，进行用药前后组织病理学观察。

资料与方法

1. **病例资料** 慢性丙型肝炎患者48例，均为甘肃省定西县长期献血和单采浆的农民，年龄最小24岁，最大56岁，平均40岁，均在5年前被检出抗-HCV(＋)，本次治疗前检测抗-HCV(＋)、HCV-RNA(RT-PCR)(＋)、HBsAg(－)，ALT≥正常值1.5倍。分治疗、对照两组：治疗组36例，男22例、女14例。服用清肝冲剂[由猫人参、柴胡、白术等组成，沪卫药剂(97)-019(曙光)]30 g/次、3次/d、6个月为1个疗程。对照组12例：男9例，女3例，观察期未服用任何药物，随访6个月后再行免费治疗。

2. **肝穿标本及染色** 肝穿标本10%甲醛固定，石蜡包埋，常规HE染色，并行Jame's网状纤维染色，肝窦网织纤维呈黑色，汇管区胶原呈枯黄色。

3. **病理诊断、分级分期及半定量计分测定** 全部切片经三位病理医生用共览显微镜同时观察，按1995年全国病毒性肝炎防治方案病理诊断标准进行诊断并行分级分期，炎症活动度及纤维化程度半定量计分标准参见文献，分级分期结果及计分分别作等级序值分析及t检验。

结　果

1. **病理学诊断** 治疗前48例患者均获得肝穿活检标本，观察期满后3例拒绝第2次肝穿，2例组织太小，能进行病理学诊断的配对标本43例。所有病例病理学变化均符合慢性肝炎的基本特征。治疗组33例中$G_2S_1$19例(57.6%)，$G_3S_2$6例(18.2%)，$G_2S_2$4例(12.1%)，$G_3S_1$3例(9.1%)，$G_3S_3$1例

(3.0%)。对照组 10 例。其中 G_2S_1 和 G_1S_1 各 3 例,G_3S_2 2 例,G_4S_3 和 G_2S_2 各 1 例。

2. **常见病理形态学改变**　治疗组 33 例均为慢性肝病变化。小叶内病变普遍减轻。多见肝细血浆的疏松样变,散在点灶状坏死。桥接坏死仅 2 例。窦内淋巴细胞浸润常见,中度浸润 17 例,重度 4 例。脂肪变性少且散在(5 例,15.2%)。病变主要集中于汇管区:所有组织均有程度不等的汇管区周边碎屑样坏死,淋巴细胞浸润,甚至形成淋巴滤泡样结构,汇管区扩大、部分组织相邻汇管区间形成桥接坏死及桥接纤维化。胆管损伤率高(100%),主要表现为胆管结构的炎性破坏。网染显示:汇管区网织纤维及胶原纤维均明显增生,汇管区扩大呈多角形,21 例可见胶原呈星芒状向小叶内延伸。10 例相邻汇管区相连形成 P－P 间隔,肝窦多见肝细胞死亡后血窦塌陷形成的网格结构,同时可见胶原沉积,分隔环绕肝细胞,尤多见于汇管区周边及腺泡三区,该区细胞变小、拥挤,胶原沉积形成明显带状结构。

治疗后组织病变均有不同程度改善,主要表现为汇管区炎症减轻(13/33),浸润淋巴细胞减少,碎屑样坏死减轻(18/32),1/3 病例胆管结构清晰或见反应性增生。小叶内肝细胞点灶状坏死减轻 19 例,12 例稳定,仅 2 例继续进展。多数窦内淋巴细胞浸润及窦周细胞增生明显减轻。网织纤维染色显示 2/3 病例血窦塌陷明显减少,原来挤压变小、胶原沉积的腺泡三区带状结构消失,汇管区纤维增生减少,部分纤维间隔消失。

对照组 10 例,病理形态特征同治疗组基本一致,随访半年只有 1 例炎症活动度和纤维化程度指标有所好转,另 1 例胆管损伤、碎屑坏死、小叶内点灶坏死略有好转,但桥型坏死加重,出现明显的早期肝硬化结节,即由 G_4/S_3 变为 G_3/S_4,半数病例病变依旧,30%炎症活动度及 40%的肝纤维化进一步加重。

3. **组织分级分期变化**　治疗组炎症分级下降 14 例(42.4%),其中由 G_2 降为 G_1 6 例,G_3 降为 G_2 8 例,维持不变者 19 例(57.6%),无 1 例上升。经等级序值检验 $\chi^2 = 11.42, P < 0.05$。纤维化分期下降 7 例(21.2%),其中 S_2 降为 S_1 者 6 例,S_3 降为 S_1 者 1 例,维持不变 22 例,上升 4 例(S_1 上升为 S_2)12.1%,治疗前后等级序值检验未见差异。

对照组炎症分级下降 2 例,其中 G_4 降为 G_3 者 1 例,G_3 降为 G_2 者 1 例,维持不变者 6 例,2 例由 G_1 上升为 G_2。纤维化分期上升 3 例,其中 S_3 上升 S_4 者 1 例;由 S_1 上升 S_2 者 2 例,7 例未见明显变化。半年内炎症和纤维化等级未见明显变化($\chi^2=1.115, P>0.05$)。治疗组同对照组相比炎症分级下降差异有显著性($\chi^2=13.26, P<0.01$)。

4. **炎症及纤维化积分变化** 炎症及纤维化积分采用改进的Chevallier计分法。两组治疗后炎症活动度和纤维化程度半定量积分变化,见表1、表2。

表1 两组病例炎症活动度和纤维化程度半定量积分变化

组别	例数	改善	稳定	恶化
清肝冲剂	33			
G*		23(69.7%)	9(27.3%)	1(3.0%)
S*		6(18.2%)	24(72.7%)	3(9.0%)
对照组	10			
G		1(10.0%)	6(60.0%)	3(30.0%)
S		0(0)	6(60%)	4(40%)

判断标准:改善,下降≥2分;稳定,±1~1.5分;恶化,上升≥2分。* 与对照组相比,χ^2分别为13.26和19.92,P均<0.01

表2 两组病例治疗前后半定量积分绝对值变化

组别	例数	治疗前	治疗后	t值	P值
治疗组	33				
炎症积分		8.420±3.22	5.58±2.43	13.71	<0.01
纤维化		3.83±1.83	3.13±1.39	2.63	<0.05
对照组	10				
炎症积分		7.00±5.34	8.60±6.11	1.50	>0.05
纤维化		4.15±2.37	6.60±5.55	2.27	<0.05

讨 论

Knodell的HAI评分系统优点是炎症活动度划分较为细致,分级评分清楚,但在炎症方面对碎屑坏死及桥型坏死强调不够,这两者是对严重度与预后更为重要的影响因素。在肝纤维化方面分期过于简单,给分相对过少,难以反映纤维化在肝病发展过程中分期的意义,而且将炎症与纤维化混合评分更不恰当。Chevallier等提出将纤维化的形态与数量相结合的半定量评分系统。王泰龄等在此基础上予以增修,将小叶内中央静脉周围及窦周纤维化合并为一项。经作者验证,与分级分期具有高度一致性。

清肝冲剂治疗组肝细胞坏死或凋亡明显减少，点灶坏死及碎屑坏死改善，血窦塌陷显著减少。仅2例肝细胞坏死继续进展。汇管区因碎屑坏死、炎细胞浸润减少，界板变齐，治疗后炎症明显减轻。小叶内窦周与汇管区纤维化明显减少，汇管区变小、界板整齐，部分纤维间隔消失。分期等级变化虽不显著，但积分明显下降，经配对资料序值分析差异有显著性。说明清肝冲剂有明显的保肝、抗炎作用和阻断或逆转肝纤维化作用。

（中华肝脏病杂志，2000年4月，第8卷，第2期）

长期单采浆的慢性丙型肝炎患者肝脏病理学观察

丙型肝炎主要通过血源途径而传播，除因手术或危重疾病输血、血制品而感染的输血后丙型肝炎外，尚有部分因反复单采血浆、血细胞还输而感染的献血员。对于这类特殊受染人群的肝脏病理学变化尚未见报道。我们对一丙型肝炎高发区进行调查，在250名抗丙型肝炎病毒（HCV）抗体阳性献血员中对其中丙氨酸转氨酶（ALT）异常的66例进行治疗，治疗前做肝穿刺活检。

材料与方法

1. **病例**　66例为1997年8月至12月收治的患者。男41例，女25例。年龄最大60岁，最小24岁，平均39.4岁。所有患者均为当地某血站的长期供血员，在既往献血时经多次普查HBsAg阴性且接种过乙型肝炎疫苗，可除外乙型肝炎病毒感染。5年前曾检出抗-HCV阳性。本次检测仍抗-HCV阳性、HCV-RNA(RT-PCR检查)阳性、HBsAg阴性、抗HBs阳性，ALT≥正常值1.5倍。

2. **方法**　肝穿标本以4%中性甲醛固定，常规石蜡包埋。连续切片做HE染色及网状纤维染色。Jame's网状纤维染色试剂盒购自上海虹桥医用试剂研究所，染色方法依照试剂盒说明。对血清病毒含量>5.0 Meq/ml(bDNA)的20例行HCV-NS5免疫组织化学ABC法染色：NS5单抗购自加拿大Yes Biotech实验室，ABC试剂盒为Vector公司产品。染色方法：切片常规脱蜡至水，甲醇过氧化氢消除内源性过氧化物酶，微波处理10 min后再用复合酶（博士德公司产品）消化2～5 min，一抗、二抗及ABC液均1∶100稀释，DAB显色。

3. **病变分级分期**　按《病毒性肝炎防治方案（试行）》方案（95方案）进行。

4. **统计学处理**　整个资料输入SSPS数据库，将检出率进行频数统计。

结　　果

66例肝穿标本中，1例太小未见完整小叶结构。65例进行病理学观察。其中汇管区完好者 57 例，可行分级分期者 63 例，根据 95 方案将肝内病变分作炎症活动度及纤维化程度两大项进行观察。

1. **炎症活动度** ① 一般观察：本组病例小叶内肝细胞变性坏死程度不严重，常见病变检出情况：57 例汇管区中，炎细胞浸润(≥2)47 例(82.5%)、胆管损伤 57 例(100%)、碎屑坏死 51 例(89.5%)；小叶内病变 65 例中，水样变性 63 例(96.9%)、脂肪变性 6 例(9.2%)，嗜酸小体(典型的凋亡小体)20 例(30.8%)、肝窦淋巴细胞浸润(≥2) 45 例(69.2%)、点灶坏死 65 例(100%)、桥接坏死 8 例(12.3%)。肝细胞多肿大，胞质疏松，气球样变者较少。脂肪变性为大泡性，其中 5 例脂泡较少，1 例限局分布。② 小叶内炎症：小叶内坏死较轻，主要表现为点状或小灶状坏死。其中轻度(少数点状)者 17 例(26.2%)，中度(小灶状或多点状)45 例(69.2%)。小片融合性坏死仅 3 例(4.6%)，桥接坏死(BN)均为 P-P 型。嗜酸小体检出 20 例(30.8%)，散在分布。对照 Jame 网状纤维染色，小叶内肝细胞坏死、凋亡脱失后血窦塌陷遗留的网状纤维密集灶要远多于 HE 染色中能见到的点灶状坏死。汇管区(57 例)周围的碎屑坏死(PN)、界面炎症轻度者(限局淋巴细胞浸润致局部界板不整，损伤不及汇管区周径的1/3～1/2)28 例(49.1%)；中度者(界板损伤占汇管区周径 1/3～1/2，汇管区炎症常沿汇管区小分支扩展，致汇管区扩大，呈多角形)21 例(36.8%)；重度者(汇管区周边几乎均有肝细胞大量坏死，汇管区显著扩大，与邻近汇管区形成宽大桥接或融合坏死)2 例。肝窦内常见淋巴细胞浸润，窦壁细胞增生，分布亦不均匀，多呈点片状分布；中重度浸润者 45 例(69.2%)，65 例中 12 例(18.5%)窦内淋巴细胞大量渗出，呈灶性串珠状分布，多与点灶状坏死邻近。③ 汇管区内炎症：较为普遍，导致汇管区扩大。本组病例中有完整汇管区结构的 57 例均可见淋巴细胞浸润：明显集聚者 35 例(61.4%)，淋巴滤泡样结构形成者 12 例(21.1%)，累计 82.5%(47 例)可见中重度汇管区内淋巴细胞浸润，虽然每例中汇管区炎症程度并不一致，但小胆管均有不同程度受损与增生，表现为管腔结构变形，上皮细胞空泡变或缺如，核大小不一，其间可见淋巴细胞浸润或管腔结构消失。炎症浸润显著者上皮细胞混杂于淋巴细胞中难以辨识，有的上皮细胞呈条索状增生，分布于汇管区周边。汇管区炎症、碎屑坏死趋于静止者仍可见小胆管增生、上皮细胞排列紊乱或形成复层。

2. **肝纤维化** 肝纤维化特点：① 汇管区周围纤维化显著，向小叶内呈星芒状延伸。部分相邻汇管区胶原相连形成 P-P 型纤维间隔[33.3%(19/57)]。

② 窦周纤维化较广泛，窦网状支架塌陷，胶原不同程度沉积、增生。轻者窦周网状纤维僵直或毛刺状伸向肝细胞间隙；重者增生的胶原纤维沉积，分隔肝细胞索，这些改变以肝腺泡三区及汇管区周围为著，该区细胞体积明显变小，加上窦周胶原沉积环绕，低倍镜下似形成胶原沉积带，甚者渐成纤细纤维间隔。

3. **病变分级分期** 63 例标本可用于分级分期，结果本组病例病变较轻，其中炎症活动度 G_1 3 例(4.8%)、G_2 40 例(63.5%)、G_3(中度)18 例(28.6%)，G_4(重度)仅 2 例(3.1%)。肝纤维化 S_{1-2} 者 60 例(95.2%)、S_3 2 例(3.2%)，S_4 1 例(1.6%)，G_0S_0 未见。

4. **HCV-NS5 免疫组织化学染色结果** 20 例所检标本胆管上皮细胞 NS5 反应产物均为强阳性，而肝细胞 11 例明显阳性，呈灶状表达，5 例呈浅淡低表达，4 例阴性。

讨　论

本组 HCV 感染的慢性丙型肝炎患者既往一直在该地区某血站献血，主要以单采浆为主。我们于 1997 年 8～12 月对该地区献血员 HCV 感染状况进行了调查，从 250 例感染了 HCV 的献血员中发现 ALT 明显异常(≥正常值 1.5 倍)者 66 例，对其进行了治疗。本组患者献血史 5～20 年，平均 13 年。5 年前均已检出抗-HCV 阳性，可知其 HCV 感染史至少在 5 年以上。患者临床症状、体征均较轻微，无明显黄疸。5 年来未经任何治疗，坚持日常务农活动，大多数尚在农闲之余从事装卸建筑等重体力劳动。

目前认为慢性丙型肝炎具特征性的病理变化是胆管损伤，汇管区淋巴细胞集聚，甚者形成淋巴滤泡样结构，而小叶内的变性坏死轻微，常见为点灶状坏死及细胞凋亡、脂肪变性、窦内淋巴细胞浸润。本组病例基本符合慢性丙型肝炎的形态特征。与文献报道相比，具有下述特征：① 脂肪变性少且局限。② 汇管区淋巴集聚者多，胆管损伤率高。③ 小叶内炎症反应性病变较轻，网状纤维染色显示的细胞凋亡(或)坏死超过 HE 标本所见，说明一部分细胞死亡而缺乏炎症反应。④ 纤维化特点是广泛的窦周纤维化与汇管区周围纤维化。

脂肪变性检出率一般在 51%～84%，多认为是急、慢性丙型肝炎的特征性变化之一，可能是病毒的直接作用。有学者认为急性丙型肝炎脂肪变性可能是 HCV-core 基因及其产物的直接作用。本研究结果不支持此观点：① 本组慢性丙型肝炎患者血清病毒定量测定均为阳性，病毒含量相对高，而脂变数量少。

② 本组病例的病史特点是 HCV 慢性感染至少 5 年以上；未接受任何治疗，仍参加重体力劳动；患者血红蛋白为 60～90 g/L，临床表现为典型的缺铁性贫血。目前认为铁离子过负荷促进肝细胞损伤，而放血疗法则可减轻肝损害。因此本组脂肪变性很少可能与长期献血、低铁状态、低脂饮食有关。

多数文献报道：慢性丙肝汇管区炎症，淋巴细胞聚集及滤泡形成，胆管损伤检出率为 60%～70%。Bach 等报道小胆管损伤可达 91%。本组资料中所有汇管区均有不同程度炎症，淋巴细胞浸润及小胆管损伤。既往曾认为与病毒直接作用无关，可能与免疫损伤有关。Walker 等应用逆转录 PCR-原位杂交及原位 PCR 方法在肝细胞、胆管上皮、淋巴细胞检出 HCV-RNA。本组胆管上皮细胞 NS5 反应产物均为强阳性，而肝细胞 11 例灶状阳性表达，5 例呈低表达，4 例阴性。NS5 检出意味着 HCV 可能在胆管上皮、窦壁细胞内复制。Loriot 等应用体外细胞培养证实，HCV 可感染人胆管上皮细胞，并在其内复制。因此，我们认为胆管上皮及窦壁细胞可能是 HCV 复制的主要场所之一。最近，有关胆管上皮细胞在免疫应答及肝脏疾病发生中的作用引起人们高度重视。我们推测，HCV 在此复制过程中，病毒的直接损害、针对病毒抗原的免疫攻击，以及胆管上皮细胞在局部免疫应答中的上述核心作用，导致了汇管区淋巴细胞浸润、胆管的损伤与增生。而窦周间质细胞的 HCV 感染可能是窦内淋巴细胞浸润、窦周纤维化的原因之一。我们对窦周纤维化推测是：慢性丙型肝炎患者，肝细胞的凋亡或坏死是一持续过程，细胞大量凋亡或坏死后遗留的塌陷网状支架，难以迅速修复。随窦周星状细胞增生，细胞外基质及胶原沉积增多，进一步加剧肝细胞损伤。另一方面，HCV 感染窦壁细胞（主要是枯否细胞与窦内皮细胞）亦可影响其功能，导致 ECM 及胶原降解与清除障碍，在此恶性循环过程中窦周纤维化加剧。

（中华病理学杂志，2000 年 12 月，第 29 卷，第 6 期）

肝纤维化与基质金属蛋白酶以及抑制因子

肝纤维化的形成主要是胶原为中心的细胞外基质(Extracellular matrix, ECM)在肝脏异常沉积为特点,这种异常的沉积不仅是由于ECM合成增多,更大程度是因为肝纤维化后期ECM合成和降解的平衡遭到破坏,胶原降解绝对和相对减少而引起的。在ECM降解过程中起主导作用的是基质金属蛋白酶(Matrix metallporoteinases, MMPs)。此外,能够抑制MMPs活性的MMP抑制因子(Tissue inhibitor of metalloproteinases, TIMPs)在ECM代谢调节中也起到重要作用。我们仅对MMPs、TIMPs的性质、调控及其在肝纤维化发生、发展过程中的作用作一综述。

1 MMPs的分类、分子结构

随着分子基因学的进步,现已知 Ca^{2+}、Zn^{2+} 依赖MMP至少14种,它们是具有相似基因结构的MMP家族,与组织的修复、纤维化、癌的浸润及转移密切相关。MMPs的构造、功能各不相同,对基质作用也具有特异性。MMPs是由:① 信号肽区域;② 前肽区域(激活时去除);③ 含 Zn^{2+} 结合催化区域;④ 绞链区域;⑤ 血红素结合蛋白区域等5个高度保守的相同结构片段组成的。在乙酰氨基苯汞(APMA)作用下,切断N末端,形成具有活性的酶,选择作用于肽链中,其断端具有共同序列PRCGVPD,催化区域含 Zn^{2+} 结合区,MMP-2、MMP-9具有明胶酶结合区,膜性MMP有细胞膜贯通区域。MMPs根据其性质、作用底物不同,至少可以分为4大类:① 胶原酶;② 明胶酶/Ⅳ型明胶酶;③ 基质分解素;④ 其他。

胶原酶可以分为间质胶原酶(MMP-1)、嗜中性粒细胞胶原酶(MMP-8)和Ⅲ型胶原酶(MMP-13)。作用底物主要是Ⅰ、Ⅲ型间质性胶原。MMP-1同等程度地作用于Ⅰ、Ⅲ型胶原,MMP-8分解Ⅰ型胶原的能力则是分解Ⅲ型胶原的15倍,MMP-13主要作用于Ⅰ型胶原。

明胶酶/Ⅳ型明胶原酶包括明胶酶 A(MMP－2,72 kDa)、明胶酶 B(MMP－9,92 kDa),作用底物除了变性胶原外,也分解Ⅳ型胶原、纤维结合蛋白等基膜成分,不分解 Native 间质胶原。

基质分解素,分 1、2、3 型与 Matrilysin(MMP－3、－10、－11),作用底物较广,以降解层黏蛋白、纤维结合蛋白、Ⅳ型胶原等基膜成分为主。其他非细胞源性 MMPs 是由降解弹性蛋白的金属蛋白酶与明胶酶 A 降解有关的膜性蛋白酶组成。

MMPs 是以酶原形式(前胶原酶)分泌于细胞外基质,在胰蛋白酶、APMA 等激活因子作用下,切断 N 末端,而形成具有活性的酶,选择作用于肽链中。此外,MMP 的活性可以被其他特异性的抑制物 TIMP 所抑制。MMP 和 TIMP 保持平衡,对 ECM 代谢调节具有重要作用。

2 MMPs 的调节

纤维细胞以及很多正常细胞、癌细胞可以产生 MMPs,肝内 Ito 细胞是 MMPs 的主要生成细胞,在肝损伤早期则被激活,有静态转为肌成纤维样细胞,分泌 MMPs。MMPs 是以前体形式分泌的(前胶原酶),主要活化体系可能是纤维蛋白溶解酶原——纤维蛋白溶解酶系统(Plasminogen-activating system)。其活化机制可能是:“连锁激活机制(Cascade mechanism)”。其酶在分解纤维蛋白、层黏蛋白、蛋白多糖等细胞外基质的同时,激活 MMP－1 和 MMP－3。纤维蛋白溶解酶在循环中,其酶原经尿激酶(Urokinase)纤维蛋白溶解酶原激活因子(Plasminogen-activator,PA)激活,在此过程中,亦可被抑制因子(Plasminogen-activating inhibitor,PAI)所抑制,细胞表达 Urokinase plasminogen activator(UPA)和 PAI,控制 MMP 的活化。相对于 MMP－1、MMP－3 而言,MMP－2 不能被纤维蛋白溶解酶原——纤维蛋白溶解酶系统激活,膜性 MMP(MT－MMP)可以活化 MMP－2,此外 MMP－3 在分解 ECM 的同时,又可促进 MMP－1、MMP－9 的活化。

此外,作为 MMPs 的抑制因子 TIMPs,是由与产生 MMPs 同样的细胞合成、分泌的。它对所有的 MMP 均具有抑制作用。TIMP 和活性化的 MMPs 以非共价键结合形成 1∶1 化学复合物,特异性地阻碍 MMPs 的活性。除了上述 MMP 活性调节机制外,增殖因子、细胞因子、维生素 A 也参与 MMPs 活性的调节。TGFβ_1 在促进合成 ECM 的同时,还能抑制 MMP－1、MMP－3 的合成分泌，促进 MMP－2 的产生，具有促进 TIMP－1、抑制 TIMP－2 的作用。α_1-巨球蛋白对 MMP－1、MMP－3 具有很高的亲和力，α_2-巨球蛋白被认为是 MMP－1、MMP－3 最重要的抑制因子。还有，视黄醛素在抑制 MMP－1 的同时，促进 TIMP 的产生，IL－1、TNFα 也可诱导 MMP－1、MMP－3、TIMP－1 的产生。

3 肝纤维化与 MMPs

组织学研究表明，肝纤维化早期，胶原酶活性变化不大或只是轻微增加。在肝纤维化发展过程中，MMPs 的活性逐渐增加；而至肝硬变晚期，其活性逐渐降低。此外，研究还表明，基膜胶原酶和间质胶原酶在肝纤维化过程中呈现解离现象。一般认为，在肝纤维化早期，基膜胶原增加，基膜胶原酶增加，随着肝纤维化的进展，间质胶原合成(比基膜胶原)亢进。可是研究的结果表明此时的间质胶原酶产生反而低下。Maruyama 测定了肝组织匀浆间质胶原酶的活性，酒精性肝损害初期增加；随着纤维化进展，其活性逐渐低下。同样，Benyon 和 Milani 比较了人纤维肝 Ito 细胞 MMP－1、MMP－2 的变化，发现 MMP－2 伴随肝纤维化而增加，MMP－1 和正常肝一样含量相当低。此外，Takahara 用 Northern 印迹法研究了急性 CCl_4 损伤时 MMP－1 的表达变化。MMP－1 在正常肝几乎没有表达，损害 6 小时后，与其他 MMP 比较而言，最早引起一过性 mRNA 表达增强。Takahara 的研究还发现，在慢性肝纤维化过程中，MMP－2 的基因表达显著增强，比较前胶原酶和活性胶原酶的比率，正常肝中几乎全是前胶原酶，肝纤维化过程中，活性 MMP－2 增加。即使是在肝硬变，MMP－2 也显著增加，不过与纤维肝时相比较，活性 MMP－1 下降。

肝纤维化过程中，基膜胶原酶 MMP－2 增加，间质胶原酶 MMP－1 不升反降。这种解离，除了 MMP－2 与基膜细胞环境的保持、组织构筑的修复有关外，一般认为，是由于受纤维蛋白溶解酶原——纤维蛋白溶解酶系统的影响造成的。纤维蛋白酶促进 pro－MMP－1 的活化，而与 MMP－2 活化无关。此外，关于 MMPs 的细胞来源，还不十分清楚。由于细胞产生 MMP 后，通常不在细胞中贮存，而是马上分泌，扩散到周围的细胞外基质中，运用通常的免疫组织学手法，确定其细胞来源是相当困难的。和田和 Milani 等运用 in situ Hybridization 技术检测发现，在纤维纤维壁中的纤维芽细胞、炎症细胞以及肝类洞壁细胞上有 MMP－1、MMP－2 的阳性信号。在急性 CCl_4 所致肝损伤过程中，受损部位周边的肝细胞上有较强的 MMP－3 基因表达。培养的枯否细胞、肝的癌细胞也产生 MMP－9。

4 TIMPs的分类、分子结构和调节

MMPs的活性抑制物TIMP在许多组织中都存在，它与活性MMPs以1∶1摩尔比结合形成复合体，从而抑制MMP的活性，这种结合被认为是不可逆的。它与肝纤维化的发生有着密切的关系。TIMPs包括TIMP-1、-2、-3，TIMP-1是分子量为29 kDa的糖蛋白，分子中有184个氨基酸，其中含有12半胱氨酸残基，构成6个双硫键。TIMP-1对MMPs的活性抑制是通过其N末端3个绊实现的。TIMP-2是分子量为21 kDa的蛋白质。人的TIMP-2 cDNA序列有38%与TIMP-1序列相同，12个半胱氨酸残基与TIMP-1在同样的位置，具有同样的立体结构，但是不伴有糖基化。TIMP-3是分子量为24 kDa的蛋白质，有188个氨基酸残基组成，与TIMP-1、TIMP-2分别有28%和48%的同源性，相互之间无免疫交叉反应，它与TIMP-2均为非糖基化的蛋白质，与TIMP-1、TIMP-2不同的是，它是以与ECM结合状态存在的，功能尚不清楚。

TIMPs对MMPs的抑制活性，随着MMPs的种类不同而存在差异。TIMP-1对MMP-1，TIMP-2对MMP-2、MMP-9显示出较强的抑制活性。另外，TIMP-1、TIMP-2除能与活性MMPs结合抑制其活性外，还能以非共价形式与明胶酶原相结合，从而抑制明胶酶原和间质胶原的自活化。另外，与明胶酶原结合的TIMP-1或TIMP-2仍然能抑制MMPs的活性。

TIMPs的调节作用受到多种因素的影响，一些调节MMPs的细胞因子也同样可以调节TIMP如EGF、IL-1、IL-6、TNFα、干扰素。$TGF\beta_1$在上调TIMP-1的表达的同时，又可抑制TIMP-2的合成。

5 TIMPs与肝纤维化

TIMP能有效地抑制MMP的活性，从而参与调节ECM的代谢过程。免疫组织化学研究表明，正常肝的平滑肌、血管内皮细胞、纤维芽细胞、胆管上皮细胞表达TIMPs，肝脏的Ito细胞、枯否细胞均可合成和分泌TIMP-1，初分离的Ito细胞TIMP-1的mRNA表达呈低水平，激活后的Ito细胞表达显著增强。慢性肝病患者血清TIMP-1浓度升高。肝硬变、肝细胞癌时升高更明显，且与肝纤维化程度评分呈显著相关，作为肝纤维化的诊断指标而被引起注意。急性CCl_4所致肝损害模型中，在MMP-1的基因表达一过性表达的同时，TIMP-1的mRNA的表达也增强，慢性CCl_4肝损害过程中，随着肝纤维化的进展，

TIMP－1表达持续增强，阻止胶原的降解。TIMP－1对MMP阻碍抑制，被认为是肝纤维化产生的原因。

6 结束语

MMPs、TIMPs与肝纤维化的发病机制密切相关，不过对MMPs、TIMPs与肝纤维化关系的研究只是刚刚开始，不少问题尚在探索之中，肝星形细胞的激活、ECM合成降解的分子机制、ECM各种成分之间以及与各细胞之间的相互关系等问题有待进一步研究。此外，细胞外基质的分解与肝纤维化，损害肝的修复，癌的浸润、转移等各种肝脏病有深刻的联系。加强MMPs、TIMPs的研究，对各种肝病的诊治及其发病机制的研究有深远的意义。

（中西医结合肝病杂志，2000年，第10卷，第6期）

柔肝冲剂抗肝纤维化的临床研究

肝纤维化是各种病因导致的肝内纤维组织过度增生并沉积，是各类肝实质性损害转向肝硬化共同而基本的环节，近来我们开展了柔肝冲剂抗肝纤维化的临床研究，对柔肝冲剂进行了观察总结，以探讨柔肝冲剂抗肝纤维化的临床疗效。

一、资料与方法

1. 病例选择

共观察肝纤维化患者62例，所有患者均有明确的慢性乙肝病史至少1年以上，中医辨证属肝肾阴虚兼血瘀证。肝穿病理分级诊断G_1 24例，G_2 28例，G_3 7例，G_4 3例；分期诊断S_1 20例，S_2 20例，S_3 17例，S_4 5例。

2. 治疗方法

柔肝冲剂（由黄芪、丹参、郁金等药物组成），由曙光医院制剂室制成冲剂，含生药2 g/ml。柔肝冲剂每日2次，每次2包（20 g）冲服，疗程为6个月。

3. 观察项目及检测方法

临床症状、体征：症状体征分为无、轻、中、重四级，分别予以0、1、2、3分，临床症状、体征积分即为上述指标计分值之和。

血清学指标：肝功能、凝血酶原时间（PT）、肝纤维化指标（HA、LN、PⅢNP、CIV）、α_2-巨球蛋白（AGA）、载脂蛋白AI（APoAI）、转铁蛋白（TRF）、HBV-M。

病毒学指标：观察HBeAg、HBV-DNA的转阴率。

B超：检测项目包括肝、门静脉、脾静脉宽度及脾大小、胆囊。

4. 病理研究

肝穿活检标本常规HE染色、网状（Gorden-Sweet法）和胶原纤维（VG法）染色；肝组织HBsAg采用PAP法、HBcAg采用ABC法检测。

α-SMA、Ⅰ型、Ⅲ型胶原的免疫组化：采用ABC法检测肝组织α-SMA和

Ⅰ型、Ⅲ型胶原。Ⅰ型、Ⅲ型胶原染色结果采用 IMS/彩色图像分析系统测定胶原表达量(胶原占视野面积百分比)。

5. 统计方法

数据用$\bar{x} \pm s$表示,分析用 t 检验。

二、结果

1. 临床症状及体征

治疗后患者绝大多数症状明显改善,其中以乏力、胁痛、食欲不振、腰膝酸软、口干咽燥、目干涩、腹胀及舌象改善尤为明显($P<0.05$)。主要体征也有一定程度的改善,其中脾肿大、肝病面容、爪甲不荣改善较为明显。

2. 血清肝功能主要指标的变化

柔肝冲剂治疗后,ALT、AST、GGT、SB 下降非常显著($P<0.01$),AKP、G 也有较明显的下降($P<0.05$),A 虽有上升,但未有统计学意义(见表 1)。

表 1 血清肝功能主要指标的变化

指 标	治疗前	治疗后	复常率
ALT	144.20±22.29	53.66±5.63**	81.82(45/55)
AST	114.21±25.31	55.46±8.99**	79.24(42/53)
GGT	77.71±21.37	43.53±16.78**	68.75(22/32)
AKP	28.31±11.27	20.56±10.12*	63.16(12/19)
A	37.92±5.54	38.78±7.59	60.00(21/35)
G	31.46±4.25	27.26±3.56*	73.68(12/19)
SB	19.47±5.36	13.81±3.12**	78.59(11/14)

注:治疗前后比较,* $P<0.05$,** $P<0.01$(下同)

3. 治疗前后 B 超的变化

柔肝冲剂治疗后肝脏大小、门静脉、脾静脉、脾厚等指标均有一定程度的改善,肝回声增粗者中有 4 例变为稍增粗,有 1 例回声稍增粗者变为正常。肝内血管网络不清晰者有 2 例变为清晰。

4. 血清 HA、CIV、PⅢNP、LN、AGA、APoAI、TRF 治疗前后的变化

各指标中 HA 在治疗后下降非常显著,CIV、PⅢNP 和 AGA 也有不同程度的下降,而 LN、APoAI、TRF 在治疗后均有所上升。上述研究结果表明,HA、CIV、PⅢNP、AGA 与肝纤维化呈正相关关系,而 LN、APoAI、TRF 与肝纤维化呈负相关关系,表明柔肝冲剂具有较明显的抗纤维化作用(见表 2)。

表2 血清HA、CIV、PⅢNP、LN、AGA、APoAI、TRF治疗前后的变化

指 标	治 疗 前	治 疗 后
HA	303.2±208.19	159.11±105.91**
CIV	65.37±48.91	43.81±51.56*
PⅢNP	9.08±7.82	6.06±3.25
LN	115.45±42.94	127.53±87.09
AGA	1.77±0.47	1.54±0.49
APoAI	1.54±0.32	3.21±0.94
TRF	2.22±0.58	2.36±0.49

5. 病毒学指标

治疗结束时，乙肝病毒指标中HBeAg、HBV-DNA转阴率为20.00%、26.47%(见表3)，柔肝冲剂抑制病毒复制的作用尚有待进一步观察。

表3 治疗前后病毒学指标的变化

	HBsAg	HBeAg	HBcAb	HBV-DNA
治疗前	62	30	56	34
治疗后	61	24	53	25
转阴率(%)	1.61	20.00	5.36	26.47

上述结果表明，柔肝冲剂不仅可改善临床症状、体征，对肝功能也有明显的改善作用。从血清肝纤维化指标、B超的变化结果可看出，柔肝冲剂具有较好的抗肝纤维化的作用。

6. 柔肝冲剂治疗前后的病理变化

肝组织分级分期变化：9例患者治疗前后肝穿比较，大多数患者有不同程度的好转，炎症活动度，1例由G_3降为G_1，2例由G_2转为G_1，1例由G_3降为G_2，1例由G_3升为G_4，其余4例亦见改善，但未达到改善一级标准，如汇管区炎症细胞由较多变为少量、小叶内点灶状坏死每视野计数减少等；纤维化程度，1例由S_4降为S_1，2例由S_3降为S_2，1例由S_3升为S_4，其余5例部分可见纤维化程度下降，如纤维隔变少、变细变短，但尚达不到改善一级的标准。

炎症活动度及纤维化积分的变化：采用改良的计分标准进行评价，9例患者治疗前后肝组织炎症活动度前后分别为8.44±4.21及7.11±5.03($P>0.05$)；纤维化程度计分治疗前后分别为7.55±5.05及5.92±4.21($P>0.05$)。虽然均无统计学意义，但均有一定程度的下降。

α－SMA：小叶内纤维间隔内和汇管炎症活动区均可见阳性染色，9 对标本中治疗前表达程度为＋＋＋有 4 例，其中 1 例变为＋＋，治疗前表达程度为＋～＋＋有 4 例，有 1 例变为阴性。

Ⅰ、Ⅲ型胶原图像分析：9 例患者治疗前后Ⅰ、Ⅲ型胶原面积百分比均有明显下降（治疗前后比较 $P<0.05$），其中Ⅲ型胶原面积百分比下降幅度更大（见表 4）。

表 4　治疗前后Ⅰ、Ⅲ型胶原面积百分比的变化

	Ⅰ型胶原面积百分比（%）	Ⅲ型胶原面积百分比（%）
治疗前	43.68±16.53	52.39±17.27
治疗后	32.43±12.82*	34.64±17.81*

HBsAg 和 HbcAg：9 例患者治疗前肝组织中 HBsAg 和 HBcAg 免疫组化检查均为阳性，治疗后无 1 例转为阴性。其中 2 例 HBsAg、1 例 HBcAg 转为弱阳性。表达类型有明显改变，4 例 HBsAg 由弥漫性胞浆型表达转变为散在包涵体样型表达，其中 3 例 HBcAg 由胞浆表达为主转变为核型表达为主。

三、讨论

从本组临床观察结果来看，柔肝冲剂抗肝纤维化的疗效评价及作用机制主要体现在以下几个方面：① 改善临床症状、体征。② 改善血清肝功能，在各项指标复常率中以 ALT、AST、G、SB 较高。表明柔肝冲剂具有较明显的保护肝细胞和修复肝细胞损伤的作用，这也可能是柔肝冲剂抗肝纤维化作用机制之一。③ 柔肝冲剂治疗后 B 超检测肝脏大小、肝区光点、血管清晰度、门静脉、脾静脉、脾厚等指标均有一定程度的改善。④ 肝纤维化血清学指标在治疗后均有不同程度的下降，AGA 也有降低。根据血清 HA、CIV、PⅢNP、AGA 与 G、S 均呈正相关关系，LN、APoAI、TRF 与 G、S 均呈负相关关系，表明柔肝冲剂具有较明显的抗炎及抗纤维化作用。

病毒学观察结果显示，治疗结束时，乙肝病毒学的主要指标中 HBeAg、HBV－DNA 转阴率为 20.00%、26.47%。表达类型有明显改变，HBsAg 由弥漫性胞浆型表达转变为散在包涵体样型表达，HBcAg 由胞浆表达为主转变为核型表达为主。结果表明柔肝冲剂可能具有一定抑制病毒复制的作用，但 LN 在治疗后反而升高的原因尚待进一步观察。

病理观察结果表明，柔肝冲剂具有抗炎、抗肝纤维化作用。同时显示柔肝冲剂对 α－SMA、Ⅰ、Ⅲ型胶原的表达程度和面积也有一定的减轻作用。Ⅰ、Ⅲ型胶原免疫组化染色结果图像分析，柔肝冲剂治疗前后Ⅰ、Ⅲ型胶原面积百分比均有明显下降，其中Ⅲ型胶原面积百分比下降幅度更大。柔肝冲剂对星状细胞增殖和表型的影响，治疗前小叶内纤维间隔内和汇管炎症活动区均可见 α－SMA 阳性染色，治疗后表达程度明显降低，并且有 1 例变为阴性，显示柔肝冲剂可能具有抑制星状细胞增殖和表型转换的作用，从而起到抗肝纤维化作用。

（上海中医药杂志，2001 年，第 10 期）

慢性丙型肝炎患者肝内 HCV－NS5 的分布及其与组织病变的关系

一、材料与方法

1. 标本来源 所检肝穿标本均来自1997年8月至12月收治的甘肃省定西县城关乡长期献血和单采浆的农民。男41例，女25例。年龄最大60岁，最小24岁，平均39.4岁。所有患者5年前均已检出抗-HCV阳性，本次检测抗-HCV仍阳性，HCV－RNA(RT－PCR)阳性，HBsAg阴性，ALT≥正常值1.5倍。肝穿标本，4%中性缓冲甲醛固定，常规石蜡包埋。对照组织来自武汉博士德公司提供肝癌旁组织和本研究收集部分乙肝肝穿标本。

2. 试剂与方法 NS5一抗部分来自博士德提供鼠抗HCV－NS5单抗(Tord Ji－22株)，部分来自加拿大Yes Biotech公司(购自上海细胞所徐永华教授处)，羊抗鼠二抗及ABC试剂盒均为Victor公司产品(购自华美公司)。

实验方法：为提高NS5抗原检出率，我们用免疫组织化学ABC法比较了2种一抗、4种不同的组织预处理方法：① 常规脱蜡入水，甲醇过氧化氢处理，正常鼠血清封闭后直接加一抗。② 复合酶(博士德公司提供)消化(10～30 min)法。③ 入水、甲醇过氧化氢处理后，1%盐酸再处理10 min，蒸馏水洗5 min 3次，微波处理(5 min 2次)，再用酶消化3～5 min。④ 基本同方法③，延长微波处理时间(10 min，2次)。4种处理均为DAB显色，苏木精衬染。

二、结果

1. 2种抗体、4种预处理方法比较 应用阳性对照片检测发现：适当稀释两种抗体未见明显差异。方法①和方法②虽都能检出HCV－NS5，但阳性着色浅淡。当用微波短暂处理后(方法③)着色显著增强，加酸处理者背景清晰，特异性强，HCV－NS5可在肝细胞、肝窦内细胞(包括星形细胞、窦内皮细胞、枯否细胞)检出。延长微波处理时间(方法④)会导致组织脱落，肝细胞形态保存不佳，或胞质物质丢失，细胞空泡化，细胞内HCV－NS5着色减弱，甚至消失，而胆管上皮细胞多能抵抗长时间微波与酶的消化，NS5 检出反而显著增强。由此可见，不同的组织处理方法明显影响细胞内 HCV－NS5 检出率，不同细胞内的 NS5 抗原需用不同方法来暴露。我们发现，微波处理能提高实验敏感性，HCV－NS5 检出率达 93.8%。除肝细胞外，HCV－NS5 可在窦细胞(包括星状细胞、窦内皮细胞、枯否细胞)胆管上皮细胞检出，从形态学观察到 HCV 在肝实质细胞外存在复制，对阐明胆管损伤与窦周纤维化形成机制有一定意义。

2. 肝内 HCV－NS5 表达与组织病变的关系 HCV－NS5 在肝内有 3 种表达类型：散在点状、灶状或簇状分布、弥漫片状，其中以前两种居多。阳性细胞多见于汇管区碎屑坏死区边缘或小叶内坏死灶周边，并伴有淋巴细胞浸润。阳性物质可均匀分布于胞质或于肿胀、脂变肝细胞内，呈偏周分布。胆管上皮阳性者，相应胆管结构破坏或增生，管腔结构排列错乱不齐，管壁多有缺失或复层结构，增生上皮细胞多位于汇管区碎屑坏死边缘，提示 HCV 的复制同组织损伤有关。

(中华病理学杂志，2001 年 8 月，第 30 卷，第 4 期)

病毒基因型、含量及肝组织病变程度对中药治疗慢性丙型肝炎疗效的影响

一、资料与方法

慢性丙型肝炎患者 48 例均为甘肃省定西县某乡长期单采浆的农民，年龄 24～56 岁，均于 5 年前检出抗-HCV(+)。本次治疗前抗-HCV(+)，HCV-RNA(+)，HBsAg(-)，ALT≥正常值 1.5 倍。将病例分为治疗组(36 例)和对照组(12 例)，治疗组服用清肝冲剂(上海曙光医院科研协定方)，治疗组观察期未用任何药物。

统计方法：整个资料输入 SPSS 数据库，进行配对资料 t 检验。

二、结果

1. **总体疗效** 治疗组用药 6 个月后 ALT 显著下降，复常率达 60%，均值由 82.48±52.85 降至 50.36±49.01 ($P<0.001$)，组织炎症活动度积分由 8.48±3.27 降至 5.58±2.43 ($P<0.001$)，纤维化积分由 3.83±1.83 降至 3.09±1.18 ($P<0.05$)，对照组 ALT 未见明显下降，炎症活动度由 7.00±5.34 上升至 8.60±6.11，肝纤维化积分由 4.15±2.37 上升至 6.60±5.50($P<0.05$)。病毒含量两组均无明显下降。

2. **病毒基因型、血清 HCV-RNA 含量、组织病变程度对疗效的影响** ① 不同基因型疗效比较：治疗组 35 例观察资料完整的患者中，HCV1b 型 10 例、2a/2c 19 例，混合型 6 例，治疗后 3 组 ALT 均显著下降($P<0.05$)。炎症活动度积分 1b、2a/2c 显著下降($P<0.05$)，混合型治疗前炎症积分本身较低，治疗后未见明显下降。纤维化积分以 1b 最高，治疗后显著下降($P<0.05$)，其他两型则无明显下降。病毒含量 3 组均无明显变化。② HCV 不同含量组间中药疗效的比较：血清 HCV-RNA 含量差异较大，为此以病毒含量的中位数5.0 Meq/ml 为界值分高低两组进行比较，高低两组间 ALT、炎症活动度均明显下降($P<0.01$)，两组间降幅及纤维化积分差异无显著意义。③ 治疗前组织病变分级分

期对中药疗效的影响见表1。

表1　治疗组前后肝组织炎症活动度分级、纤维化分期相关指标的比较

分级分期		例数	ALT	ALT复常率(%)	炎症积分	纤维化	HCV-DNA（对数值）
G_1～G_2	治疗前	25	68.82±26.76	—	6.83±1.97	3.20±1.35	6.38±0.70
	治疗后	25	39.64±25.74	50(16/32)	4.78±1.83	2.74±0.96	6.31±0.69
	统计值		t=5.332,p=0.000	—	t=4.887,p=0.000	t=1.725,p=0.099	…
G_3～G_4	治疗前	10	111.16±84.81	—	12.30±2.31	5.30±2.02	6.50±0.63
	治疗后	10	80.71±78.05	40(4/10)	7.40±2.76	3.90±1.29	6.40±0.78
	统计值		t=1.865,p=0.095	—	t=4.772,p=0.001	t=2.129,p=0.062	…
S_0～S_1	治疗前	24	71.39±30.19	—	7.41±2.61	2.84±0.59	6.29±0.73
	治疗后	24	39.73±25.82	66.7(16/24)	4.68±1.83	2.75±1.03	6.23±0.74
	统计值		t=4.858,p=0.000	—	t=5.067,p=0.000	t=0.428,p=0.673	…
S_2～S_3	治疗前	11	101.70±81.74	—	10.64±3.50	5.82±1.87	6.68±0.48
	治疗后	11	76.79±75.55	45.5(5/11)	7.36±2.58	3.77±1.21	6.56±0.59
	统计值		t=1.935,p=0.082	—	t=3.363,p=0.007	t=3.809,p=0.003	…

注：表中统计为治疗前后比较

三、讨论

本研究结果初步提示中药复方虽抗病毒作用有限，但改善肝功能、促进组织修复、阻断并逆转肝纤维化作用显著，且疗效持久。不同基因型间ALT均显著下降（$P<0.05$）。组织炎症活动度2a/2c、1b下降明显。混合型下降不明显，其原因可能同该组治疗前病变较轻有关。纤维化计分以1b较高，治疗后下降明显，2a/2c、混合型则未见明显下降。HCV-RNA含量高低两组间ALT、组织炎症活动度均见明显下降，但无统计学意义。提示病毒基因型、病毒含量对中药疗效影响不大。组织病变轻者ALT下降显著，重者下降不明显或迟缓，组织学均有明显改善。

中药复方清肝冲剂治疗慢性丙型肝炎，肝功能复常及肝组织学改善显著，但抗病毒作用不明显，中药疗效可能通过其他途径而非抗病毒机制发挥作用。

（中华肝脏病杂志，2001年6月，第9卷，第3期）

柔肝冲剂抗肝纤维化的动物实验

柔肝冲剂是我们长期临床实践总结出的抗肝纤维化经验方，临床研究结果表明，柔肝冲剂有确切的抗肝纤维化和保护肝细胞的作用。本研究从实验角度观察柔肝冲剂对肝脏细胞纤维化相关指标的影响，探讨其作用机制。

1 柔肝冲剂对肝纤维化大鼠肝细胞和星状细胞胶原表达的影响

1.1 材料与方法

1.1.1 实验动物 Wistar 雄性大鼠，体重 250～300 g 用于分离肝细胞；300～350 g 用于分离星状细胞，由中科院上海实验动物中心提供。制作肝纤维化动物模型，以二甲基亚硝胺(DMN)，10 mg/kg 腹腔注射 3 周，每周连续 3 次。分为空白对照组(A)20 只、秋水仙碱组(B)20 只和柔肝冲剂组(C)20 只。

1.1.2 主要试剂 Ⅳ型胶原酶、Pronese E，Nycodenz 为 Sigma 公司产品；199 培养基、DMEM 培养基为 GIBCO BRL 公司产品；Col(Ⅰ)、Col(Ⅲ)、Col(Ⅳ)胶原抗体购自复旦大学医学院病理教研室；ABC 试剂盒为 VECTOR 公司产品。

1.1.3 药物及药物血清制备 柔肝冲剂(黄芪、丹参、郁金等组成)由本院制剂室制成口服液，生药含量 2 g/ml；秋水仙碱(Serva 公司产品)配制成 3 mg/100 ml 浓度。将柔肝冲剂和秋水仙碱给大鼠灌胃 1 周，每天 1 次，末次给药后 1 h 无菌条件下取血，分离血清，56℃灭活 30 min，分装冻存备用。

1.1.4 大鼠肝细胞的分离与培养 参照文献加以改进，大鼠经门静脉插管，输入 0.05％Ⅳ型胶原酶灌流液，消化肝脏分散肝细胞，用 49.2％(V/V)淋巴细胞分离液行密度梯度离心，纯化精制肝细胞。然后用 10％小牛血清 199 培养液(补充 10^{-8}gmol/L 胰岛素、10^{-8} mol/L 地塞米松)悬浮细胞至 5×10^{5}/ml，接种于 60 mm 培养皿，于 5％CO_2、37℃培养箱中培养，接种 4 h 后换 5％小牛血清 199 培养液原代培养。

1.1.5　星状细胞分离与培养　参照文献加以改进，大鼠麻醉后行门静脉插管，输入D-Hank's液冲净肝脏血液，换酶灌流液（含0.05%Ⅳ型胶原酶、0.1% Pronase E的Hank's液）循环灌流，取下肝脏剪碎用酶消化液（0.05%Ⅳ型胶原酶、0.02% Pronase E、0.01% DNA酶的Hank's液）再次消化，离心洗涤后的肝脏细胞经18%（w/v）Nycodenz密度梯度离心，得纯化的星状细胞用20%小牛血清的DMEM悬浮至5×10^5/ml接种培养。正常肝星状细胞长满单层后传代培养，肝纤维化大鼠肝星状细胞仅原代培养。

1.1.6　免疫细胞化学检测　肝细胞接种培养2 d后，分别换含5%药物血清或对照血清浓度的培养液，温育处理48 h；星状细胞贴壁培养5 d，分别换含10%浓度药物血清或对照血清的培养液，处理培养72 h。取出培养细胞片以ABC法做Ⅰ、Ⅲ、Ⅳ型胶原染色。染色结果用SX-100计算机图像分析系统对各组细胞进行光密度测定。

1.1.7　统计方法　计量资料采取双侧t检验。

1.2　结果

1.2.1　正常肝细胞与纤维肝肝细胞生成胶原的比较　免疫细胞化学染色结果显示，正常肝细胞胶原染色呈阴性反应，纤维肝肝细胞胞质三种胶原阳性染色较明显，其中Ⅰ型胶原染色最深，其次为Ⅲ型胶原，光密度值分别为42.40、31.10和27.40，GMWW组细胞比较差异均有显著性意义（$P<0.01$）。

1.2.2　柔肝冲剂对纤维肝肝细胞Ⅰ、Ⅲ、Ⅳ型胶原呈阳性染色　经柔肝冲剂药物血清处理后的纤维肝肝细胞Ⅰ、Ⅲ、Ⅳ型胶原着色均较空白血清对照组明显变浅，显示细胞Ⅰ、Ⅲ、Ⅳ型胶原蛋白表达减少，秋水仙碱药物血清组抑制Ⅰ型胶原与柔肝冲剂药物血清接近，对Ⅲ、Ⅳ型胶原的抑制作用稍弱于柔肝冲剂（见表1）。

表1　柔肝冲剂对纤维肝肝细胞胶原表达的影响（$\bar{x}\pm s$）

Groups	n	Col(Ⅰ)	Density Value(%) Inhibiting Rate	Col(Ⅲ)	Density Value(%) Inhibiting Rate	Col(Ⅳ)	Density Value(%) Inhibiting Rate
A	20	45.60±2.29		38.00±2.67		27.90±23.9	
B	20	19.20±2.52*	25.29	15.20±1.75*	20.36	13.40±1.56*	11.87
C	20	18.30±2.61*	26.15	10.70±1.68*	24.37	7.90±2.55*	16.38

Note: In comparison with Group A, * $P<0.01$; In comparison with Group B, # $P<0.01$. (the same below)

1.2.3 传代星状细胞与纤维肝星状细胞表达胶原的比较 免疫细胞化学染色结果表明，正常肝传代星状细胞和纤维肝原代星状细胞均见到Ⅰ、Ⅲ、Ⅳ型胶原的阳性着色，两组细胞胶原表达量接近，但Ⅰ型和Ⅲ型相关性分析结果表明，传代星状细胞Ⅲ型更明显，Ⅰ型/Ⅲ型为1.22。

1.2.4 柔肝冲剂对纤维肝星状细胞Ⅰ、Ⅲ、Ⅳ型胶原表达的影响 柔肝冲剂药物血清能显著减少纤维肝星状细胞Ⅰ、Ⅲ、Ⅳ型胶原的阳性着色，其中对Ⅳ型和Ⅰ型胶原有较高的抑制率，作用优于秋水仙碱组。秋水仙碱组星状细胞阳性着色也较对照血清组变浅，抑制Ⅲ型胶原表达与柔肝冲剂接近(见表2)。

表2 柔肝冲剂对纤维肝星状细胞胶原表达的影响($\bar{x}\pm s$)

Groups	n	Col(Ⅰ)	Density Value(%) Inhibiting Rate	Col(Ⅲ)	Density Value(%) Inhibiting Rate	Col(Ⅳ)	Density Value(%) Inhibiting Rate
A	20	26.80±1.99		21.90±1.97		33.30±21.9	
B	20	12.20±2.18*	11.85	9.00±2.00*	10.07	9.50±2.06*	23.56
C	20	8.40±1.50*#	14.93	7.90±1.87*	10.93	5.80±1.40*	23.56

2 柔肝冲剂对肝纤维化大鼠肝脏胶原基因表达的影响

2.1 材料与方法

2.1.1 主要试剂 TRIzol试剂盒为GINCO BRL；QIAGEN质粒抽提试剂盒(QIAGEN Plasmid Midi Kit)为QIAGEN公司产品；柱式胶回收试剂盒(Gel Extraction Mini Kit)为华吸生物试剂公司产品；地高辛高效标记DNA及检测试剂盒、DIG Easy Hyb杂交液为宝灵曼公司产品；其他试剂同前。

2.1.2 动物分组处理 模型组和治疗组制作DMN肝纤维化模型，造模结束后，治疗组分别给予柔肝冲剂和秋水仙碱治疗4周。处理结束后分别取肝组织或分离肝星状细胞、肝细胞、抽提肝组织或细胞总RNA，进行Northern印迹杂交检测胶原基因表达。

2.1.3 大鼠肝细胞和星状细胞的分离方法 同前。

2.1.4 Northern印迹分子杂交检测 将含有前胶原cDNA探针的重组质粒转化、扩增，经限制性内切酶酶切、回收，鉴定后得到α_1(Ⅰ)、α_1(Ⅲ)、α_1(Ⅳ)前胶原探针，用地高辛高效标记DNA试剂盒标记，制备前胶原cDNA探针。肝组织或细胞TRIzol试剂盒方法抽提组织或细胞总RNA，经甲醛变性凝胶电泳，转印至尼龙膜，以地高辛标记的前胶原探针行Northern印迹杂交。

2.2 结果

2.2.1 大鼠肝脏组织Ⅰ、Ⅲ、Ⅳ型前胶原mRNA的表达　Northern印迹杂交结果表明，正常大鼠肝脏α_1（Ⅰ）、α_1（Ⅲ）和α_1（Ⅳ）前胶原mRNA均有少量表达，其中以α_1（Ⅲ）mRNA含量稍多，α_1（Ⅳ）mRNA最少。纤维化肝脏α_1（Ⅰ）、α_1（Ⅲ）和α_1（Ⅳ）前胶原mRNA表达量都明显增加，α_1（Ⅰ）与α_1（Ⅲ）前胶原mRNA表达量接近，α_1（Ⅳ）mRNA稍低。柔肝冲剂治疗组大鼠肝脏三种前胶原rnRNA含量较肝纤维化组都有降低，秋水仙碱同样显现降低Ⅰ、Ⅲ、Ⅳ型前胶原mRNA作用，但抑制α_1（Ⅰ）前胶原mRNA表达则柔肝冲剂优于秋水仙碱。

2.2.2 星状细胞Ⅰ、Ⅲ、Ⅳ型前胶原mRNA的表达　前胶原基因表达检测结果显示，正常大鼠肝星状细胞α_1（Ⅰ）、α_1（Ⅲ）、α_1（Ⅳ）型前胶原mRNA均有少量表达，Ⅰ型和Ⅲ型前胶原mRNA表达量接近，Ⅳ型前胶原mRNA少于Ⅰ型和Ⅲ型。肝纤维化大鼠星状细胞三种前胶原mRNA表达都有增加，其中以Ⅰ型mRNA表达稍多，Ⅲ型mRNA次之，Ⅳ型mRNA最少。柔肝冲剂治疗组大鼠星状细胞Ⅰ、Ⅲ、Ⅳ型前胶原，mRNA表达较模型组均有减少，秋水仙碱治疗组星状细胞3种mRNA表达与柔肝冲剂治疗组接近，而其中Ⅰ、Ⅳ型mRNA表达以柔肝冲剂组减少更明显。

2.2.3 大鼠肝细胞Ⅰ、Ⅲ、Ⅳ型前胶原mRNA的表达　Northern印迹分子杂交结果表明，正常大鼠肝细胞未见到明显的Ⅰ、Ⅲ、Ⅳ型前胶原mRNA阳性杂交信号，肝纤维化大鼠肝细胞α_1（Ⅰ）、α_1（Ⅲ）、α_1（Ⅳ）前胶原mRNA则有少量表达，以Ⅰ型和Ⅲ型表达增加明显。柔肝冲剂治疗组大鼠肝细胞α_1（Ⅰ）、α_1（Ⅲ）、α_1（Ⅳ）前胶原mRNA均有减少，其中Ⅰ、Ⅲ型前胶原mRNA的降低水平与秋水仙碱治疗组一致，对Ⅳ型前胶原mRNA抑制表达的抑制作用稍优于秋水仙碱。

3 胶原和胶原生成细胞变化及柔肝冲剂对其影响

3.1 材料与方法

3.1.1 材料　兔抗Ⅰ、Ⅲ、Ⅳ型胶原抗体，兔抗结蛋白(Desmin)抗体、鼠抗α-平滑肌肌动蛋白(α-SMA)为Sigma产品；兔抗纤维连结蛋白(FN)抗体为

Dako产品;地高辛DNA标记和检测试剂盒为宝灵曼产品。

3.1.2　方法　① 免疫组化检测Ⅰ、Ⅲ、Ⅳ型胶原、FN及Desmin用PAP法,α-SMA用SLAB法。根据显色范围行半定量观察;显色程度分弱、中、强。② 原位杂交:肝组织连续冰冻切片,蛋白酶K消化,多聚甲醛固定,滴加预杂交液预杂交,换含标记的前胶原cDNA探针的杂交液杂交。按试剂盒方法检测杂交结果,乙醇脱水,透明,中性树胶封固,胞浆内可见紫蓝或褐色颗粒状物质为阳性。对照试验不加探针。

3.2　结果

3.2.1　Ⅰ、Ⅲ、Ⅳ型胶原和FN定位及含量　免疫组化检测结果显示,大鼠正常肝脏Ⅰ、Ⅲ、Ⅳ型胶原和FN均有少量表达,而肝细胞Ⅰ、Ⅲ、Ⅳ型胶原及FN均阴性。模型组大鼠肝脏随着肝纤维化进展Ⅰ型胶原含量逐渐增加,肝窦壁阳性。晚期可以看到着色甚强的Ⅰ型胶原。Ⅲ型胶原在肝纤维化早期于变性坏死区即可见到,量较多且染色较Ⅰ型为深。Ⅳ型胶原早期含量即见增加并继续增加。FN在肝纤维化早期即明显增加,中期主要集中于间隔内,染色增加,晚期间隔内FN染色明显减弱。治疗组早期、中期、晚期Ⅰ、Ⅲ、Ⅳ型胶原及FN定位与模型组基本相同,但其含量都比同期模型组明显减少。

3.2.2　星状细胞Desmin及α-SMA变化　正常大鼠在肝窦旁可见散在分布的星状细胞,呈多角形、星形或不规则形,α-SMA阴性。模型组于肝纤维化早期,在变性坏死区可见数量较多Desmin阳性星状细胞,中期可见大量星状细胞聚集于间隔附近,表达α-SMA增强,而晚期星状细胞明显减少,但间隔内数量较早期、中期为多,且绝大部分表达Desmin。治疗组星状细胞分布与模型组基本一致。治疗各组星状细胞数量及表达α-SMA活化状态的星状细胞数量明显少于同期模型组,而且总体上α-SMA免疫组经化染色比模型组浅,胞体也较模型组稍小。

3.2.3　$α_1$(Ⅰ)、$α_1$(Ⅲ)前胶原mRNA在胶原生成细胞中的表达　正常大鼠肝窦内部分星状细胞$α_1$(Ⅰ)及$α_1$(Ⅲ)前胶原mRNA呈表达,而肝细胞和窦内皮细胞未见明确的杂交信号。模型组大鼠无论早、中、晚期,肝细胞、窦内皮细胞、星状细胞及成纤维细胞$α_1$(Ⅰ)、$α_1$(Ⅲ)前胶原mRNA杂交信号都为阳性,其中肝细胞杂交信号最弱,星状细胞和成纤维细胞最强。柔肝冲剂治疗组$α_1$(Ⅰ)、$α_1$(Ⅲ)前胶原mRNA的细胞定位与模型组相同,无论早、中、晚期,星状细胞、窦内皮细胞和肝细胞$α_1$(Ⅰ)和$α_1$(Ⅲ)前胶原mRNA杂交信号均明显弱于同期模型组。

4 讨 论

肝纤维化以细胞外基质(ECM)在肝脏过量沉积为特征,胶原蛋白是肝脏ECM中最主要的一类组成成分,肝脏生成胶原的细胞来源一直被许多学者所关注。肝细胞有潜在的胶原合成能力,一般正常肝细胞合成胶原水平是很低下的,或者处在被抑制状态,当肝细胞在致病因子的刺激下,发生肝纤维化时,肝细胞合成胶原活性明显升高。本研究发现,柔肝冲剂药物血清处理的原代培养纤维肝肝细胞胶原阳性着色显著减弱,对Ⅰ、Ⅲ、Ⅳ型胶原抑制率分别为26.15%、24.37%和16.38%,抑制作用优于秋水仙碱,虽然秋水仙碱对纤维肝肝细胞胶原蛋白表达也显现较强的抑制作用,但不能有效地保护肝细胞。

原位杂交研究发现CCl_4诱导的大鼠肝纤维化,在早、中、晚期肝细胞都表达α_1(Ⅰ)和α_1(Ⅲ)前胶原mRNA,表明肝细胞具有合成Ⅰ、Ⅲ型胶原的能力,参与了肝纤维化形成全过程。新分离细胞内前胶原mRNA含量能反映体内细胞mRNA含量,并可以对不同细胞及不同胶原类别之间mRNA进行比较。以Northern印迹杂交检测新分离的肝细胞前胶原mRNA的水平,正常肝细胞未见到Ⅰ、Ⅲ、Ⅳ型前胶原mRNA阳性表达,而纤维肝肝细胞三种前胶原mRNA均有少量表达,以Ⅰ型和Ⅲ型表达明显,但表达程度明显低于星状细胞。表明肝纤维化时肝细胞表达前胶原mRNA低于星状细胞的表达水平,但由于肝细胞占肝脏细胞的绝大多数,只要稍有增加,则会造成胶原的大量增加,因此,肝细胞在肝纤维化时与星状细胞等肝脏细胞共同参与了肝脏胶原的生成过程。

星状细胞能表达多种前胶原mRNA,在体的与分离培养的星状细胞产生胶原mRNA种类有所不同,正常肝来源的星状细胞与肝纤维肝来源的星状细胞表达前胶原mRNA也存在差异。本实验采用分离肝星状细胞进行Northern印迹杂交检测,结果显示纤维肝星状细胞Ⅰ、Ⅲ、Ⅳ型前胶原mRNA较正常表达增强,以Ⅰ型mRNA表达稍高,Ⅲ型mRNA次之,Ⅳ型mRNA最少,柔肝冲剂能抑制星状细胞Ⅰ、Ⅲ、Ⅳ型前胶原基因表达,从而减少细胞内前胶原的生成。

星状细胞在肝纤维化时由“静止”状态转变为“激活”状态,α-SMA表达增强,本研究显示肝纤维化早期表达α-SMA的星状细胞大量增加,中期较早期有所减少,晚期明显减少,并且从早期至晚期分布逐渐“集中”于纤维间隔附近或纤维间隔内。柔肝冲剂治疗后星状细胞总数或表达α-SMA数都少于同期模型组，且 α - SMA 着色较模型组浅淡，说明柔肝冲剂可抑制星状细胞的“激活”，表现在既抑制其总数增加，又抑制其 α - SMA 表达。

不仅星状细胞和肝细胞能合成胶原，窦内皮细胞也具有合成胶原的能力，本研究显示肝纤维化模型组大鼠肝窦内皮细胞可看到 α_1（Ⅰ）和 α_1（Ⅲ）前胶原 mRNA 有较高水平的表达，且肝窦Ⅰ、Ⅲ型胶原免疫染色阳性，证实肝窦内皮细胞参与了肝纤维化的形成。

本实验结果表明，在肝纤维化早期和中期，星状细胞数量较多，且前胶原 mRNA 杂交信号明显强于肝细胞，因此认为肝纤维化早期和中期星状细胞可能是胶原生成的主要来源。而肝纤维化晚期星状细胞数量明显减少，但前胶原 mRNA 杂交信号在星状细胞中仍然较强，肝细胞数量虽多，而前胶原 mRNA 杂交信号很弱，所以在肝纤维化晚期肝细胞和星状细胞共同参与了胶原的合成。窦内皮细胞在肝纤维化各期也显示了较强的 α_1（Ⅰ）和 α_1（Ⅲ）前胶原 mRNA 杂交信号，它对于肝纤维化的发生发展可能也起到了相当重要的作用。从柔肝冲剂治疗组看到，早、中、晚三期肝细胞、星状细胞和窦内皮细胞中 α_1（Ⅰ）和 α_1（Ⅲ）前胶原 mRNA 杂交信号都较模型组弱，表明柔肝冲剂对于胶原基因表达的抑制，作用于多种胶原生成细胞。

肝纤维化大鼠经柔肝冲剂治疗后，能抑制 DMN 诱导的肝纤维化大鼠肝脏胶原蛋白的合成，病理结果提示柔肝冲剂有减轻肝脏炎症反应、保护肝细胞作用。Northern 印迹分子杂交结果显示，柔肝冲剂可以降低纤维化肝脏 α_1（Ⅰ）、α_1（Ⅲ）和 α_1（Ⅳ）前胶原 mRNA 的含量，可以认为柔肝冲剂能够同时影响肝脏间质细胞和实质细胞胶原基因的表达，减少胶原的生成，抑制肝纤维化的进展。

（上海中医药大学学报，2002 年 12 月，第 16 卷，第 4 期）

王灵台论“介黄”

黄疸是临床常见病证，以目黄、身黄、小便黄为其主症。汉代“五疸”之分，后世则把黄疸分为阳黄、阴黄两类，并据此制定了相应的治则、治法及常用方剂，沿用至今。

2004年4月，上海中医药大学曙光医院王灵台教授首次提出了“介黄”之说，认为阳黄与阴黄不能包括黄疸病证的全部内容，临床所见“似阳似阴”、“非阳非阴”的黄疸患者，从辨证角度难以截然分类，究其根源，可能包含阳黄、阴黄之病因病机，且按阳黄或阴黄论治亦难奏效，此乃阳黄与阴黄之间的特殊的病理阶段，暂名“介黄”。

1 问题的提出

阳黄的证候，多以肤黄鲜明如橘色，口苦口干，发热，大便秘结，舌红黄燥，脉象弦数等为主症；阴黄的证候，多以肤黄晦暗如烟熏，小便清长，大便溏薄，身寒无热，舌苔白，脉象弱、迟、微等为主症。阳黄证的病因病机，一般认为是感受湿热疫毒或酒食失节，热阻脾胃，酿生湿热，困遏中焦，熏蒸肝胆，肝失疏泄，胆汁外溢而发黄疸，其色从阳热之性，故色黄鲜明如橘色。

阴黄病因病机相对复杂。阴黄之证病因是由于寒湿，但其本乃脾肾阳虚。因为只有脾肾阳气不足，才会因阳虚易生内寒，阳虚湿邪不化，引使寒湿交阻，久竭不化。另外，湿邪虽是黄疸之因，而湿邪必侵蕴于血脉才会引起黄疸，寒湿阴邪更易引起血脉瘀滞，而血脉的运行又主在阳气，故阴黄之证，属本虚标实，寒湿为标，阳虚为本。至于脾肾阳虚之因，一是禀赋不足，元阳虚惫；二是饮食起居失节，戕伤中阳；三是误服寒凉药过度，重伤阳气；四是湿为阴邪，易伤阳气，湿邪久竭，阳气受损；五是温热之邪积久不去，亦可耗气伤阳，转成阴寒。

临床上，将黄疸分类为阳黄与阴黄，其目的是为了更好地指导临床治疗，但如果机械地将黄疸划分阳黄与阴黄，将阴黄、阳黄看作是一种并列或截然分开的关系显然有失妥当，有时临床上诊断阳黄与阴黄是困难的。

2 阳黄阴黄及“介黄”的本质

张仲景在《金匮要略》中所述“黑疸”即是由酒疸（湿热黄疸）误用下法、损伤胃气而发展形成的。黄疸没有一开始就表现为阴黄的，临床上阳黄或因治疗失当或因正气的渐衰而转变为阴黄的病例则屡见不鲜。在阴黄形成的过程中，感受湿疫阴毒之邪是外因，患者正气的变化贯穿始终，或治疗失当、损伤正气，或邪不胜正、正气渐衰，最终导致阳虚寒湿内生而成阴黄。成无己云：“阴证有二，一者外感寒邪，阴经受之，或因食冷物，伤太阴经也；二者始得阳证，以寒治之，寒凉过度，变阳为阴也。”患者脾胃虚弱，或过食生冷，复感寒邪直伤脾胃；或长期过量饮酒，既病湿热，又病脾虚，加之久用苦寒，必伤阳气。寒为阴邪，寒性凝滞，使脾阳不振，胶着湿热，水湿敷布失调，而出现本虚标实之阴黄。由此可见，阳黄、阴黄的关系是一个从阳黄到阴黄的渐进过程。而“介黄”的本质即是从阳黄到阴黄演变过程中的一个特殊的病理阶段，即具有阳黄与阴黄两者的病因病机和证候的多种特征，但又不能全部或完全归之于阳黄或阴黄。

3 “介黄”的辨证施治

3.1 湿重于热是“介黄”的主要证型 黄疸之病，如罨曲罨酱，湿热郁蒸乃变色。大抵湿胜所蒸之色若熏黄黑晦，热胜所蒸之色若橘黄鲜亮。湿热中湿邪偏重者，古人常将其归入阴黄范畴，其实，这正是“介黄”的证型。温偏重者本身可以逐渐发展为阴黄，若治疗失当（如湿偏重者过用苦寒），则可加快向阴黄转化，或使黄疸加深，病情恶化，而变成重症肝炎者不乏其例。辨清湿热轻重的不同，是确定“介黄”的关键。王教授临床辨别湿热偏重的体会是：一辨舌苔的白腻或黄腻；二辨口渴思热饮或思冷饮；三辨大便的稀溏或干结；四辨黄疸的轻或重。一般而言，舌苔白腻、口渴思热饮者为湿偏重；舌苔黄腻、口渴思冷饮者为热偏重；如果口渴喜热钦，舌苔黄白兼而厚腻者，可出现在湿热并重的黄疸病例中。黄疸较轻多为湿偏重，黄疸较重多是热偏重。大便稀溏是湿偏轻的表现，相反，大便干结乃至不通，则是热偏重的表现。根据其湿热偏重的不同，分别选用茵陈蒿汤或茵陈平胃散。“介黄”之治重在化湿，切忌重投寒凉，避免伐伤脾阳，闭郁湿浊，转为阴黄之证。

3.2 湿热兼证是“介黄”的次要证型 在“介黄”这一阶段或发展过程中，可以出现湿热兼血瘀、阴虚、阳虚等各种证候交错并存的现象，临床上常表现为实中夹虚、虚中夹实、虚实错杂，因此，“介黄”的辨治当综合分析，考虑兼证中阴阳、虚实及湿、热、痰等各种因素，绝不能以清热利湿退黄法统治之。湿热兼证，证型很多，如湿热与阴虚并见时，治宜清热利湿、滋阴。而清利可加重阴虚，滋阴又可加重湿热，对此如果处理得好，有助于提高疗效；处理得不好，可加重病情。湿困与阴虚的临床见症，患者既有脘腹痞满、恶心呕吐、大便溏垢、舌苔厚腻或有浮黄、脉滑数之湿热症状，同时又有腰膝酸软、口咽干燥、五心烦热、眼球干涩、小腿转筋、爪甲枯裂、心烦失眠、便干溲赤、舌质偏红等阴虚表现。临床所见，同一患者可以是湿热重于阴虚，也可阴虚重于湿热，或湿热阴虚并重。

对湿热与阴虚的治疗，当根据湿热与阴虚的轻重程度，遵循中医辨证论治的原则，采用化湿养阴合治或分治之法，对湿热较重而不适于同时养阴者，当先清热祛湿，后养阴，为下一阶段重用养阴药促进患者黄疸和肝功能的恢复，创造有利条件。然临床亦可同时施以化湿与养阴之品，各司其职，各取其效，唯所选药物需加以选择，力求化湿不伤阴，养阴不滞湿。

3.3 “介黄”之治须护扶阳气以防传变 “介黄”的本质是从阳黄到阴黄演变过程中的一个特殊的病理阶段，临证时及早适量运用温运阳气药物以护扶阳气，是防其传变以及治疗之要。“介黄”的基本病理因素为湿重于热，且有由热挟寒之趋势，清利湿热乃是“介黄”临证施治的首选之法，但久用苦寒，必伤阳气，使脾阳不振，湿热胶着，而出现本虚标实之阴黄。故须注意阳气的护扶，见微知著，发于机先，适量地应用温运阳气药物以护扶阳气，是防其传变以及治疗之要。

药物选择：① 性温味香、善理脾胃气机之品，如厚朴、草豆蔻、木香、砂仁、草果、陈皮等，当遇恶心、纳差、胸闷、腹胀、苔白腻等症时，首先考虑选用。② 性温走窜、善通阳气之味，如桂枝、细辛、附片、肉桂等，特别是桂枝一味，尤当选择使用。历来桂枝都被纳入解表、温经通阳功效之列而限制了其应用，《本经疏证》谓其有“补中”之功则甚少被人问津。桂枝用治其中，不仅可通阳气，使已生之湿化解，更可通过其补中作用而使湿浊来源无由。以上药物均需在辨证基础上选用，特别是桂附一类尤当斟酌，药味不宜过多，并从小剂量开始，逐步增加，中病即止。

凡无明显的口干、舌红、苔黄、脉数等症或虽有上述症状而舌面津润、饮水不多者，温运阳气药即可使用，但用量宜轻，并略加苦寒养阴药以达监制之用。若舌苔白腻不干，无论口感及舌脉所见，温运阳气药乃必用之品。一般而言，服用温运阳气药物治疗期间，若出现黄疸逐渐消退，视为有效，只有无明显之口干燥、心胸烦闷等症，则可继续使用。药后若见舌红、口燥出血等症，可视为湿邪“热化”，此时应考虑减少或暂停温运阳气类药物，转从清热解毒、疏利肝胆、凉血退黄之法治之。

（中医杂志，2006 年 1 月，第 47 卷，第 1 期）

辨治慢性肝病的临证经验

慢性肝病(慢性肝炎、肝硬化)是临床常见而难治的内科疾病。笔者通过20年防治肝病的临床及科研实践,在对肝病的认识和治法、用药方面积累了点滴经验,与同道交流,以期共同提高中医药防治肝病的水平,为广大肝病患者造福。

1 中医学对慢性肝病病位与病因病机的认识

中医学历来认为慢性肝病常累及肝、脾、肾三脏,因而治疗也以上述三脏为主,健脾、疏肝、补肾成为主要治法。但临床所见患者多伴胆、胃及三焦之证候,如胁痛、腹胀、嗳气、大便习惯改变等;西医检查也证明,多数慢性肝病患者会伴有慢性胃炎、慢性胆囊炎或胆石症等。因此,临证治疗除主要针对肝、脾、肾三脏之外,尚应顾及胆、胃二腑;在治方中要适当加用利胆、和胃之药,脏腑同治不但可明显改善患者之症状,也有助于病情的好转与康复。这也佐证了中医学"脏腑学说"的科学性以及对临床实践的指导意义。

中医学对慢性肝病的病因病机的论述颇多,但归纳起来为外邪(湿、热、毒)侵袭导致机体一系列生理病理的改变,临床常表现为湿热蕴结、肝郁脾虚、肝肾亏损、血瘀等证候;对应现代医学而言,基本上与病毒复制、肝脏损伤及免疫异常等疾病特点相符合。大量的临床实践证明,扶正祛邪、标本兼顾是治疗本病的主要治则,如能辨证得当,对症下药,确能收到较佳疗效,弥补西医之不足。

2 慢性肝病中医药辨治要略

根据个人的临床体会,慢性肝病的中医药诊治必须掌握以下几个关键。

2.1 辨证结合辨病 辨证施治是中医临床的根本,中医和中西医结合肝病专业委员会已经对慢性肝炎的辨证分型有了统一的标准,作为临床的指导原则,临证也能够参照运用,但是慢性肝病也存在几种特殊的情况:一是各种证型重叠交杂,很少有单纯的证型,因此辨证处方首先要分清主次。二是有部分患者血清学检查确诊为慢性肝炎，但很多缺乏症状，甚至舌象、脉象也无显著改变，对于这部分患者就存在着无证可辨的情况。然而，科学的诊断不能因为没有症状就否认其疾病存在，在这种情况下就可以辨病为基础，参照慢性肝炎的病因病机病位等特点施治。一般来说，病是证之源，证是病之形，有证必有病，有病可无证，在治疗无证候的慢性肝病患者时，应该运用有证辨证、无证辨病的原则。例如可以根据现代医学对乙肝的认识或实验室检查进行妥善的处理，特别是解决是否治疗和如何治疗的问题。除此之外，对于慢性肝病疗效的判断也应该参照上面的原则，有充分的根据作出正确的抉择，不要因为医师的误导影响疾病的预后。三是慢性肝病的发生和演变十分复杂，虽存在内在规律，但至今尚未完全明确，因此在辨病辨证的同时要考虑“病”和“期”的动态变化，按照一般规律，慢性肝病的早期以祛邪为主，而晚期则以扶正为主，再根据患者的临床表现，综合观察检查，合理用药，以“变易”的治疗来达到使疾病治愈、康复的“不变”目标。

2.2 一法为主，多法联用 临床上慢性肝病的治法繁多，如清热解毒、益气养阴、活血化瘀、健脾化湿、疏肝理气、益肝补肾等，在临床上均有一定疗效。但由于慢性肝病病机复杂、矛盾交错，因此当用多法施治。如：疏肝健脾、清热化湿，多用于慢性肝炎之轻度患者；健脾益肾、疏肝理气，多用于慢性肝炎之中度患者；而补肾柔肝、活血化瘀，较多用于本病之重度患者；清热解毒化湿，多用于急性肝炎及慢性肝炎活动期。大凡按此治法，多可取得预期疗效。除特殊情况外，一法独用或“重用”某药应该慎重，防止产生偏差。复习古今治疗慢性肝病的方药可以印证上面的观点，自然，多法联用也要体现疾病的特点和处方原则，要分清主次先后，不是多种药味的杂拌，要能真正体现治法的“主角”。

2.3 治肝不忘和胃、益肾 治肝不忘治胃，主要体现几层意思：其一，肝胃不和是慢性肝病最常见之证候，脾胃同属于土，肝木乘土必先犯胃，然后及脾，故和胃实寓健脾之意。此与古人云“知肝传脾，当先实脾”相符。其二，任何疾病之治疗，不论中西药均需吸收代谢后方起作用，故胃乃第一关。人以胃气为本，若胃气败，不但正气不足，亦难接受汤药之治，势必直接影响疗效，因此保护脾胃功能是达到治疗目的的首要条件。其三，临床上慢性肝病患者伴有慢性胃炎为数甚多，加上累及胆囊，所谓“肝胃胆综合征”，因此治肝时也不可忽视慢性胃病的治疗，先师常用陈皮、半夏、鸡内金、麦芽等味，可供验证。

肝病从肾论治并非标新立异之举，其理论依据为“肝肾同源，子母相关”之说。《脉经》云：“肝病传脾，脾当传肾。”肝病日久必累及肾，故慢性肝病多见肝肾阴虚之证，也有脾肾阳虚可见，补肾当需分清阴阳，凡肝肾阴虚为主者以补肾阴为主，如生地黄、枸杞子、女贞子、何首乌等；而以肾阳虚为主者，以温肾为要，如仙茅、仙灵脾、菟丝子、巴戟天等；若无偏颇，则阴阳平补。总之，补阴补阳、孰多孰少应视证型而定，并根据患者的脾胃功能适当调整用药及剂量。我院自20世纪70年代开始应用补肾为主的方法治疗慢性乙肝，对于改善症状、肝功能及免疫功能，尤其是抑制病毒复制取得较好的疗效，并有实验研究资料证明补肾法是治疗慢性肝病的有效方法之一。此法亦体现了中医“治未病”之思想。

2.4 善处治疗矛盾 由于慢性肝病的病情复杂，加之经历诸多方法治疗，因之临证时常会遇到难题，比较突出的是“养阴与化湿”和“正虚与邪实”这两种情况。慢性肝病患者久病必虚，应该扶正，顺理成章，但若邪毒亦盛又当祛邪为先，而对于虚实夹杂或虚实“并重”的患者，处方用药则更需谨慎，以免造成“虚其虚”或“实其实”的后果。个人认为，如果肝病邪毒较盛时则应以祛邪（清热解毒、化湿）为主，至少在一段时间内不应服用如党参、黄芪之类扶正药，免得病情波动或延滞，即或要加用扶正药也以太子参、北沙参等平和清淡者为宜，此时肝功能及症状可供参考；如肝炎症状明显，胆红素、转氨酶明显升高者，待邪毒消退时再酌加补益之品为时未晚，反之即使邪毒之象已尽，肝功能复常，处方中也应适当加祛邪药，以防病情反复。总之，要做到“正邪兼顾，分清主次”。肝病日久必伤及阴，患者多见口干舌燥、舌质红之象，然而湿邪未清常有苔腻胃滞之征，若据传统之法，养阴则滞湿，化湿则伤阴，造成治疗中之矛盾，处理颇感棘手。根据先师之训及本人多年的经验认为，“养阴”、“化湿”可采用“双通道”的治法，即如有湿邪仍可用化湿之品，如有肝阴虚则同时应用养阴之药，可以收到殊途同归之效，但要注意的是掌握药味和比重，少用燥湿、滋腻的药物，并根据病情掌握分寸，避免过与不及，否则适得其反。

3 临证用药心得

处方选药，各有所好。只要辨证正确，治法对路，一般都能取得疗效。以下只是谈谈个人的用药经验：

大黄、车前子、甘露消毒丹：为急性肝炎或慢性肝炎活动期证见肝胆湿热者常用之药，旨在湿热并除，从前后二阴使邪有出路。常用制大黄，用量15～30 g，生大黄则用9～15 g，但以每天保持两次糊便为准。

虎杖、黄芩、胡黄连：清热解毒，降酶退黄。其中胡黄连虽与黄连性味相近，但清热利湿之效甚佳，国外有报道其体外抑制 HBV 作用极强，唯味苦难咽，要注意胃肠道反应，剂量以不超过 9 g 为宜。

丹参、当归、鳖甲：为慢性肝病常用药，不论急性、慢性或肝炎后肝纤维化，血瘀为其共同的病理改变，因此都应用活血药，但亦有选择，如鳖甲多用于肝纤维化，若肝功能明显异常时慎用；丹参、当归均可入药，如女性病情稳定期，无出血倾向，大便正常者多用当归；当病情处于活动期，特别是有出血倾向时必须慎用活血药。

代赭石、灵磁石、生牡蛎：可用于胁痛较甚而选用疏肝药、活血药疗效不佳者，尚可改善患者睡眠之障碍。

仙鹤草、鸡血藤、夏枯草：三药有不同的功效，在慢性肝病患者中，常有关节酸痛、出血倾向，可以对症用药。但此三药国内外已报道均有较强的体外抑制 HBV 的作用，故在临证中可收"一箭双雕"之效。

调经方：慢性肝炎女性患者常有持久或间歇性月经异常，偶见古籍中调经秘方，再酌加减，临证用于经期延后、经量少与色暗或闭经者，颇为灵验，可供参考。处方：益母草 30 g、王不留行 15 g、制香附 15 g、大川芎 15 g、鸡血藤 15 g、路路通 15 g。于经前 1～2 天服用，连服 5 剂，坚持服用 3～4 个月为宜。

总之，20 余年的临床及科研工作经历，充分认识到慢性肝病之难治，更为可贵的是感到慢性肝病之可治，但是最后攻克这一世界难题绝不可能毕其功于一役，还需要做更多的工作。

（上海中医药大学学报，2007 年 7 月，第 21 卷，第 4 期）

补肾冲剂治疗慢性丙型肝炎的临床研究

丙型肝炎是全球分布的病毒感染性疾病，全世界人口中有1%～2%感染丙型肝炎病毒(HCV)。HCV感染后易慢性化，肝硬化、肝癌发生率高，危害甚于乙型肝炎。目前世界上公认的治疗首选药物为干扰素，但其作用有限，且不良反应多，价格昂贵，已不能适应严峻形势的需求和大量推广使用。补肾冲剂是上海中医药大学曙光医院治疗慢性肝病的经验方，近年来我科系统地进行了补肾冲剂治疗慢性丙型肝炎的临床研究，观察其对慢性丙型肝炎患者症状、体征、生化、病毒学等方面的作用。现总结如下。

1 资料与方法

1.1 一般资料

108例患者均符合慢性丙型肝炎的诊断标准。其中治疗组58例，男38例，女20例；年龄20～55岁，平均(36.42±8.97)岁，病程1.5～9.5年，平均(5.4±3.2)年。对照组50例，男31例，女19例；年龄21～57岁，平均(38.66±8.64)岁，病程1.5～8.5年，平均(5.2±2.9)年。治疗组与对照组在性别、年龄、病程等方面比较差异均无显著性意义($P>0.05$)，具有可比性。

1.2 治疗方法

治疗组予补肾冲剂(曙光医院制剂室制备)，20 g/袋，2次/天，冲服；对照组予塞诺金(可兴制药)，300万U，皮下注射，两组疗程均为6个月，治疗期间不服用其他相关药物。

1.3 观察项目

观察患者症状、体征、丙氨酸转氨酶(ALT)、天冬氨酸转氨酶(AST)、血清胆红素(SB)、HCV-RNA。

1.4 评价标准

症状、体征积分：为了对症状疗效作客观评价，将临床症状、体征(8项)按其程度用积分表示，症状轻重程度用“－、＋、＋＋、＋＋＋”表示，其分值分别用0、1、2、3表示。

疗效评价标准：HCV－RNA指标转阴，肝功能正常；肝肿大稳定不变或缩小，无压痛；自觉症状消失，或治疗后主证积分下降90%以上；上述各项指标稳定6个月以上为基本治愈。HCV－RNA指标转阴或仍阳性，肝功能正常，或治疗后原值下降80%以上；肝肿大稳定不变，无压痛、叩击痛；自觉症状基本消失，治疗后主证积分下降80%以上；上述各项指标稳定6个月以上为显效。肝功能检查正常或治疗后原值下降50%以上；肝肿大稳定不变，有轻度压痛、叩击痛；症状明显减轻，治疗后主证积分下降50%以上；上述各项指标稳定3个月以上为有效。主证、肝功能、HCV－RNA等各项检查均无改善或恶化为无效。

1.5 统计学处理方法

用SPSS 10.0统计软件包进行。

2 结 果

2.1 临床症状、体征及积分变化

见表1。治疗组和对照组的症状治疗后均有不同程度改善，其中治疗组以纳差、脘痞、腰膝酸软、夜寐欠安尤为明显。两组均能有效地降低症状积分值，但治疗组优于对照组。

表1 对照组与治疗组临床症状积分变化($\bar{x}\pm s$)

组 别	治 疗 前	治 疗 后
治疗组	14.62±5.97	5.85±2.92[1)3)]
对照组	13.92±5.02	9.81±4.84[2)]

注：与对照组比较，[1)] $P<0.05$；与治疗前比较，[2)] $P<0.05$，[3)] $P<0.01$

2.2 肝功能指标变化

对照组与治疗组ALT、AST、SB水平均有明显降低，组间比较差异无显著性意义(见表2)。

表2 两组肝功能变化

组 别		ALT	AST	SB
治疗组	治疗前	117.32±26.12	70.42±15.29	21.81±6.80
	治疗后	38.68±9.32[2)]	30.63±12.74[2)]	13.94±5.39[2)]

续 表

组别		ALT	AST	SB
对照组	治疗前	109.85±22.79	68.89±13.64	30.38±6.91
	治疗后	36.63±10.02[2)]	29.47±11.29[2)]	14.63±5.95[2)]

注：与治疗前相比，[2)] $P<0.01$

2.3 丙肝病毒指标变化

108例慢性丙型肝炎患者治疗前HCV-RNA全部为阳性，疗程结束时治疗组有15例HCV-RNA消失，对照组有25例HCV-RNA消失，但随访期间有8例HCV-RNA再次出现。随访结束时治疗组有15例持续阴性(26%)，对照组有17例(31%)，两组比较差异无显著性意义(表3)。

表3 疗程结束时HCV-RNA阴转例数

例数比较		例(%)		
组别	例数	治疗3个月时	治疗6个月时	随访3～6个月
治疗组	58	9(15.5)	15(25.8)	15(25.8)
对照组	50	20(40.0)	25(50.0)	17(34.0)

2.4 两组临床疗效比较

疗程结束时，治疗组基本治愈5例，显效18例，有效20例，无效15例，总有效率为74.1%；对照组基本治愈7例，显效19例，有效14例，无效10例，总有效率为80.0%。两组比较差异无显著性意义。

3 讨论

HCV诱导的慢性感染的机制仍不清楚，慢性HCV感染致肝细胞损伤的途径可能有直接损伤和免疫介导的损伤。中医学认为慢性丙型肝炎为本虚标实之证，实则与热、毒、湿、瘀有关，虚为正气不足、脾肾亏虚。当丙型肝炎发展到慢性阶段，一则病势缠绵，湿热久蕴，耗肝阴而汲肾水，出现肾虚证候；二则病久人体的阴阳气血渐亏，久病及肾，穷必及肾，必见肾虚之候。临床所见慢性丙型肝炎患者有乏力、腰酸、膝软、畏寒、耳鸣、遗精或月经失调等肾虚症状，也证实肾虚为慢性丙型肝炎的发病机制之一。故无论是肾阳亏虚或肾阴虚耗，均可从补肾法着手治疗。补肾冲剂组方原则是补肾为主，清化为辅。由巴戟天、肉苁蓉、枸杞子、菟丝子、桑寄生、丹参、虎杖、青皮等多味中药组成。方中所用巴戟天、肉苁蓉、枸杞子等补肾药药性平和柔润，巴戟天为肾经血分之药，温而不热，健脾开胃，既益元阳，复填阴水；肉苁蓉后重下降，直入肾家，温而能润，无燥烈之害，能温养精血而通阳气，故可益肾气；枸杞子滋补肝肾之阴。如此阴阳双补，"命门火旺则蒸糟粕而化精微"，使脾胃健运，则患者消化系统症状随之改善。又因为慢性丙型肝炎患者尚有湿热未尽、气滞血瘀的症状，再配以青皮、丹参理气活血。全方主次有别，相辅相成，不仅可改善患者的症状和体征，而且对于解除慢性丙型肝炎的病因也有积极作用。现代药理学研究证实：巴戟天、肉苁蓉、菟丝子有增强细胞免疫，刺激集落刺激因子生长作用，调节下丘脑-垂体-性腺轴功能，促进代谢，抗衰老。菟丝子尚可拮抗四氯化碳肝损伤作用；桑寄生有抗病毒、抗菌、利尿作用；肉苁蓉、枸杞子有拮抗肾上腺皮质萎缩，促进激素合成，促进细胞免疫，抗癌，促进蛋白质合成等作用；丹参能改善外周及内脏微循环，抑制凝血，激活纤溶，抑制血小板凝集和血小板产生 TXA_2、前列腺素类缩血管物质，能增加肝脏血流，改善肝脏微循环，防止和减轻肝细胞变性坏死，抑制肝脏胶原增生，促进肝细胞再生，促进已形成胶原降解及胶原再吸收，使原休止闭合肝窦再开通。全方共奏温补肝肾，滋阴益气，理气活血之功。

本研究表明，补肾冲剂可改善慢性丙型肝炎患者临床症状、体征、肝功能，并可抑制病毒复制，临床疗效与塞诺金相当。补肾冲剂抑制病毒复制的作用机制有待进一步研究。

（中国中西医结合消化杂志，第9卷，第6期）

乙肝免疫紊乱与中医辨证关系的研究

乙型肝炎是我国发病率最高、危害健康最严重的传染病之一。据世界卫生组织统计，全世界有两亿多人处于慢性乙型肝炎病毒（HBV）携带状态，其中70％为亚洲华人，约25％最终死于某些乙肝后发病，包括肝硬化、肝癌。乙肝慢性化的机制可分为病原和免疫两方面，机体免疫紊乱是HBV持续感染的主要原因。故从免疫的角度对乙肝的发病机制及乙肝造成肝损伤机制进行研究已成为近年来国内外研究的趋势。

调控免疫功能是治疗乙肝的重要方法，目前西医在这一方面疗效差强人意，中医采用辨病与辨证相结合，多层次整体调控机体免疫，取得良好的效果。本文通过对103例乙肝患者细胞和体液免疫功能的观察、T淋巴细胞亚群、自然杀伤细胞活性以及血清免疫球蛋白和补体含量的统计分析，观察其与中医辨证间的关系，探讨乙肝免疫耐受的机制，探索乙肝患者免疫状态与中医辨证两者之间的相关关系。

材料与方法

1. 病例收集

103例均为本院住院患者，包括急性乙型肝炎（AH）、慢性乙型肝炎（CH）、乙肝后肝硬化（LC）、重症乙型肝炎（FH）。

2. 收治标准

（1）中医分型标准：参照1990年上海第六届全国病毒性肝炎会议讨论修订的《病毒性肝炎防治方案》中诊断分型标准，分为肝胆湿热型、肝郁脾虚型、肝肾阴虚型、肝肾阳虚型、瘀血阻络型。

（2）西医诊断标准：参照1995年5月北京第五次全国传染病寄生虫学会讨论修订。

3. 一般情况

急性乙型肝炎患者29例，慢性乙型肝炎患者33例，乙肝后肝硬化患者31

例，重症乙型肝炎患者10例。

4. 观察指标及方法

(1) T细胞亚群和自然杀伤细胞

检测项目：$CD3^+$，$CD4^+$，$CD8^+$，$CD4^+/CD8^+$，CD56(NK)。

参考值：$CD4^+$：35%±5%，$CD8^+$：25%±5%，$CD4^+/CD8^+ > 1.0$，CD56(NK)：15%±5%。

(2) 血清免疫球蛋白和补体

检测项目：IgA、IgM、IgG、C3、C4。

参考值：IgA：0.69～3.82 g/L，IgM：0.63～2.77 g/L，IgG：7.27～16.85 g/L，C3：0.83～1.93 g/L，C4：0.12～0.36 g/L。

5. 统计方法

数据结果用$\bar{x} \pm s$表示。根据资料性质，经过方差分析，组间差异采用F检验。

结　　果

1. 观察AH、CH、LC、FH各组T淋巴细胞亚群和NK活性(表1)

表1　T淋巴细胞亚群和NK活性

分组	$CD3^+$(%)	$CD4^+$(%)	$CD8^+$(%)	$CD4^+/CD8^+$	NK(%)
AH	65.54±14.27	40.35±5.73	42.03±10.15	0.96±0.36	20.05±8.68
CH	64.53±13.33	41.68±7.33	30.20±7.91	1.38±0.35	12.26±4.42
LC	65.37±12.05	40.00±10.79	31.47±10.78	1.27±0.42	12.00±6.47
FH	66.45±10.08	42.28±6.95	30.64±7.54	1.38±0.21	10.57±5.29

2. 各组血清免疫球蛋白和补体含量(表2)

表2　各组血清免疫球蛋白和补体含量

分组	IgA	IgG	IgM	C3	C4
AH	2.53±0.93	14.74±5.44	2.28±0.72	0.99±0.22	0.24±0.07
CH	2.32±1.22	15.64±2.47	2.14±0.82	0.77±0.21	0.17±0.06
LC	5.30±1.31	19.64±7.48	2.47±1.27	0.48±0.21	0.16±0.05
FH	5.05±0.87	20.14±3.26	2.64±1.82	0.31±0.11	0.15±0.02

3. 辨证分型与免疫功能各检测指标的关系

(1) 辨证分型与细胞免疫功能指标的关系(表 3)

表 3　辨证分型与细胞免疫功能指标的关系

组别	例数	细胞免疫(%)			自然杀伤细胞
		$CD4^+$	$CD8^+$	$CD4^+/CD8^+$	CD56(NK)
肝郁脾虚	23	42.14±9.11	36.64±7.91	1.15±0.37	12.21±5.38
肝胆湿热	27	44.41±8.88	30.21±8.34	1.47±0.21	22.15±6.04
肝肾阴虚	22	42.56±7.34	36.38±6.12	1.17±0.28	10.34±7.11
瘀血阻络	11	38.21±9.71	38.21±6.88	0.95±0.33	11.83±6.33
脾肾阳虚	20	42.27±8.12	36.44±7.31	1.16±0.35	11.05±6.87
正常值		35±5	25±5		15±5

(2) 辨证分型与体液免疫功能指标的关系(表 4)

表 4　辨证分型与体液免疫功能指标的关系

组别	例数	免疫球蛋白($g \cdot L^{-1}$)			补体($g \cdot L^{-1}$)	
		IgA	IgG	IgM	C3	C4
肝郁脾虚	23	2.47±0.91	14.31±6.12	2.43±1.27	0.54±0.16	0.16±0.01
肝胆湿热	27	2.41±0.77	18.34±5.81	2.02±0.73	0.99±0.21	0.24±0.01
肝肾阴虚	22	5.37±0.88	14.47±5.43	2.18±0.81	0.37±0.11	0.17±0.03
瘀血阻络	11	2.84±1.01	25.30±4.71	2.64±1.82	0.30±0.99	0.16±0.03
脾肾阳虚	20	2.51±0.97	13.59±5.81	2.23±0.79	0.68±0.13	0.15±0.06
正常值		2.18±0.52	12.20±1.88	1.60±0.79	0.85～1.93	0.12～0.36

讨　论

1. 中医学对乙肝的认识

中医古籍中无“肝炎”病名,属于中医学“黄疸”、“胁痛”、“癥瘕”、“积聚”、“鼓胀”、“虚劳”等病证。关于肝炎病因病机有代表性的几种学说:

(1) 毒邪学说:认为湿热毒邪内侵是发生慢性肝病的根本原因。湿热毒邪为患,蕴滞于肝,导致肝失疏泄,留阻于脾,则脾失健运。

(2) 正虚学说:认为由于正气虚衰,不足以抗御邪而发病。正虚有三:一是脾虚,二是肾虚,三是肝阴虚。

(3) 瘀血学说:湿热遏阻脉络,肝失疏泄,血行不畅;脾失统摄,血失常道;肾气亏损，不能温煦推动血脉，皆可致瘀血阻滞。

(4) 多因学说：认为毒侵、正虚、气郁、血阻四者相互联系，相互影响，共同决定本病的发生、发展和转归。

2. 辨证分型客观指标研究

国内关于乙肝与免疫功能的报道很多，但尚未明确其规律。

金实作了慢性乙型肝炎中医辨证分型与生化免疫指标关系的探讨。结果慢性肝炎的 IgG、IgM、IgA 均值均高于正常人，肝脾血瘀证和湿热气滞证 IgG 升高尤为显著；各证型的 Ea - RFC 较正常人低，肝脾血瘀证和肝肾阴虚证显著低于正常人($P<0.01$)。从而证明，湿热气滞证体液免疫功能亢进、细胞免疫功能无明显变化，肝肾阴虚证和肝脾血瘀证无论体液免疫功能或细胞免疫功能均变化显著。肝脾血瘀、肝肾阴虚证患者的 C3 均值明显较正常人低($P<0.01$)。观察中医辨证分型与 $CD4^+/CD8^+$ 值的关系，脾虚气弱型 $CD4^+/CD8^+$ 值明显低下，肝胆湿热型 $CD4^+/CD8^+$ 值正常或接近正常，提示前者免疫状态明显低下，后者免疫状态正常或接近正常。肝郁气滞型一般属慢性迁延性肝炎(CPH)，其细胞免疫功能虽然较正常人低，但差异却不显著，体液免疫反应也较小；气滞血瘀型多见于慢性活动性肝炎(CAH)和肝硬化者，体液免疫多亢进，C3 明显降低。

结　论

1. 乙肝免疫状况研究结果

本组患者 $CD4^+$ 下降并不明显，且之间无显著差异；$CD8^+$ 升高明显，且 AH 为甚，与 CH、LC、FH 有显著差异($P<0.05$)。$CD4^+/CD8^+$ 各组值有下降，以 AH 明显，AH 与其余三组有显著差异($P<0.05$)。

结果表明：CH 患者 Ts 细胞表达型增高。AH 患者 NK 活性升高，而 CH、LC、FH 各组 NK 活性下降。AH 与 CH、LC、FH 间有非常显著差异($P<0.01$)。

各型病毒性肝炎患者血清免疫球蛋白的检测在肝炎鉴别诊断、病情评估、预后判断等方面有重要意义，目前对这方面的分析报道尚未完全一致。本文观察到各型肝炎 IgA、IgG、IgM 均有升高，其中 IgA、IgG 升高以 FH、LC 为明显。IgA 指标方面，FH、LC 与 AH、CH 有非常显著差异($P<0.01$)，而 IgM 指标各组间无显著差异。

CH、LC、FH 的 C3、C4 均较低下，FH、LC 的 C3 下降明显，FH 与 AH 的 C3

有非常显著差异($P<0.01$)。提示补体的下降与病情的严重程度有平行关系。

2. 中医辨证分型与免疫状况关系的结果

(1) 辨证分型与细胞免疫指标的关系

本文发现 $CD4^+/CD8^+$ 除肝胆湿热型接近正常,其余四型均明显降低,$CD4^+/CD8^+$ 均值以瘀血阻络型降低尤为明显。NK 除肝胆湿热型升高以外,其余各型均不同程度降低。提示慢性乙型肝炎肝胆湿热型免疫状态正常或接近正常,而其余四型免疫状态明显低下。

(2) 辨证分型与体液免疫指标的关系

各型 IgA、IgG、IgM 均升高,其中 IgG、IgM 以瘀血阻络型、肝胆湿热型升高尤为显著,IgA 以肝肾阴虚型升高尤为显著。由此可看出,肝胆湿热型患者体液免疫功能亢进,细胞免疫功能正常或接近正常;而肝肾阴虚型和瘀血阻络型患者,无论是体液免疫还是细胞免疫均变化显著,C3、C4 各型均下降。

3. 本组疗效观察结果表明,慢性乙型肝炎的不同证型与机体免疫功能紊乱有一定相关性,但其机制尚需深入研究,这一结果为中药、中西医结合治疗慢性乙肝提供了有价值的参考资料。

夏德馨教授治肝临床经验

夏德馨老中医系沪上名医之后裔，早年毕业于上海新中国医学院，1958年入上海中医学院从事临床及教学工作，历任中医内科、肝科主任。夏老积数十年之临床经验，在治疗肝脏疾患方面有独到见解和有效方药，在上海和国内中医界享有一定的声誉和地位。吾等从师临床工作多年，仅以本身水平将夏老之临证经验做一概况介绍。

治肝原则和方法

夏老一贯强调治肝病以扶正祛邪为本，调整肝、脾、肾三脏之生理功能，并以调理脾胃为基础，“和中守方，缓之收功”。扶正采用补血益气、养阴温阳，着眼于补肝、健脾、益肾，祛邪则用清热化湿、理气利水、活血化瘀、软坚散结。因之，夏老治肝经验可用“清化、调理、补益”六字概况要略。

综观夏老数十年之治肝经验，基本思路不变，但治肝用药不断演变、推陈出新。50年代以清热解毒之苦寒药物为主，颇收成效；70年代，乙型肝炎渐多，治法随之多样化，为益气养阴、补肾清化，但始终不忘护脾，故仍能取得较佳之疗效。夏老治肝原则，大致有以下几个方面：

1. 清利湿热——邪有出路

治肝时应先明了湿热有无及孰轻孰重，采用清热化湿之法使邪有出路，配合利水通便，注意外出有度。组方原则：苦寒药清热化湿；淡渗药渗湿利水；攻下药通利大便。夏老临证发现痤疮与肝炎有关，可反映病情变化，凡肝炎患者、有各种皮肤疮损者，勿可外治，否则可诱发肝功能异常。凡急性或慢性肝炎活动时见有发热出汗，系邪毒外泄，勿用退热、止汗之药。

2. 养阴化湿——矛盾统一

夏老认为湿热贯穿肝病始终，故不遵“湿热未尽，不宜养阴”之训，主张“阴亏不复，肝病难愈”。临床常用养阴化湿之品组方配伍，殊途同归。况先人亦有先例，如仲景之猪苓汤、叶天士之黑地黄丸等可供借鉴。此法运用得当需掌握几个关键，其一掌握两者用药比例，根据辨证确定主次、轻重，决定化湿或养阴何者为主。其二合理选药，化湿多用微苦、微辛之品以避湿燥之弊，如藿香、苏梗、薏苡仁、茯苓、蔻仁、陈皮、六一散等；养阴药不宜滋腻，可选用白芍、石斛、枸杞子、淮山、麦冬、沙参、女贞子、何首乌等。其三注意配伍遏制，如川连/石斛、苍术/生地、半夏/麦冬、陈皮/沙参等，可供参考。

3. 调理脾胃——把握枢纽

肝病基本治法为调理脾胃，达到"通"、"运"之目的，常用化湿、化浊、理气、消积、通滞诸法。

（1）辛开苦降法：以黄连、吴萸、半夏、黄芩为主，适用于湿热中阻、肝胃不和之证。

（2）燥湿运脾法：选苍白术、草果、茯苓、薏苡仁、川朴等，适用于湿重热轻、脾运受困之证。

（3）消食和胃法：用鸡内金、焦楂曲、谷麦芽，适用于积食不化、食后脘胀、嗳气嗳酸、大便不爽之证。

（4）理气消满法：取陈皮、砂仁、木香、佛手、枳壳，适用于气郁不舒、失于宣畅之证。

上述各法临床参考配合使用。夏老强调保护脾胃功能系治肝病之基础，故常用半夏、茯苓、陈皮三味药。食欲不振或食谷不消可加用鸡内金、谷麦芽。

4. 活血化瘀——掌握分寸

现代医学证明，肝病各期都有微循环障碍存在，故活血化瘀亦为治肝之一大治法。夏老用活血化瘀法的经验认为：

（1）肝炎急性期，不用或少用活血药，如有肝脾肿大可以清邪热为主，又凡临床有明显出血倾向者亦应慎用，否则与病无益。动物实验证明，大量活血化瘀药可加重肝的病理损害。

（2）少用破血峻猛之活血药，常用丹参、当归、延胡索、鳖甲等。临床治病时，用白芍、延胡索、川楝治胁痛有良效，丹参、鳖甲、鸡内金同用可治肝脾肿大及低γ-球蛋白。牡蛎、海藻、夏枯草治肝脾肿大亦有良效。

（3）活血、止血（凉血）药同用，可收祛瘀生新之效，止血药可用丹皮、藕节、仙鹤草、槐花米等。

5. 补肾益精——中西结合

乙型肝炎患者常具肾虚之证候，临床应用清热化湿法疗效欠佳，故另辟新径，根据中国医学肝肾同源、久病及肾的理论，参考现代医学对乙型肝炎免疫功能的影响，在国内倡用补肾为主法治疗慢性乙型肝炎，辅以清热扶正之药，获得较好疗效。本法的关键是组方、选药得当。

(1) 补肾、健脾、清热、活血药有机组成。

(2) 兼顾肾阴及肾阳、阴阳互化，辨证定方。

(3) 根据病情、病期及实验室指标，确定各种药物的剂量及药味。

方中所用补肾药物如巴戟天、菟丝子、桑寄生、大生地、枸杞子等均为经现代药理证明有免疫调控作用的药物，迄今已治疗上千例慢性乙型肝炎患者，并以多次科研证实可改善症状、肝功能、免疫功能及抑制乙型肝炎病毒的复制。

夏老治疗几种肝病的经验

1. 病毒性肝炎

急性或病程较短者用药重而专，慢性及病程较长者用药少而轻。退黄降酶、清利湿热，不忘护胃，方中重用茵陈、金钱草，热火盛者加生川军，同时投予和胃药(半夏、陈皮、茯苓)，常用方为二陈汤加减；慢性肝炎用一贯煎化裁；乙型肝炎用补肾方，或可抑制乙型肝炎病毒，长期服药无不良反应。

2. 重症肝炎

治疗颇为棘手，夏老常用清热解毒、渗湿化浊、养阴温中、软坚活血、芳香开窍等法分治。肝性脑病时常用羚羊角粉、西洋参粉及至宝丹、紫雪丹或安宫牛黄丸。凡舌苔黄腻、舌质绛红、脉象浮数者预后不佳，用药必须慎重。

3. 肝硬化腹腔积液

应先分清气臌或水臌，晚期腹腔积液难治，治时可用养阴利水、健脾通调、活血理气诸法，根据经验拟定内服或外敷药。内服方：太子参、青陈皮、云茯苓、薏苡仁、紫丹参、生鳖甲、生牡蛎、川石斛、鸡内金、福泽泻、车前子、白茅根、谷麦芽，视病情可加减用药。外敷方：甘遂末、肉桂、车前草、大蒜头、葱白，捣烂成泥，调敷脐部，热熨，每日 1 次，5 日为 1 疗程，可治顽固性腹腔积液。

另外，夏老对单味药的使用亦有独特见解。如石斛，夏老常用 15～30 g，因此药可养胃阴，维护脾胃功能，补养肝肾，养阴生津，清热开胃而不碍运，补益阴津，兼能开启阴液，化源但无助湿之弊。再如茵陈，阴黄、阳黄均可使用，量大可致轻泄，久服伤胃，夏老每用大量 60～120 g，出现腹泻系湿热下趋之象，不妨可待黄退减量，若与金钱草同用，清热退黄效果更佳。苦味药黄连、胡黄连，亦夏老喜用之清热药，苦寒健胃，清热利胆，可治肝胆湿热较盛、黄疸较著之病例，两药同属清热解毒类，但胡黄连之功效尤佳，由于多有消化道反应，故用量不宜超过6 g，如大便不畅者可加服川军，使湿热更快化解。

肝病患者常有脘胀痞满之诉，夏老曾拟“腹胀方”治疗，效果颇佳。组方：生鳖甲、鸡内金、太党参、缩砂仁、谷麦芽，脾胃阳虚者加附子、肉桂；水湿内停者加苍白术、川朴、茯苓、泽泻。此方不但可缓解腹胀，尚能防止或延缓慢性肝炎变成肝硬化腹腔积液。

肝病冬令进补方

慢性肝病累及肝、脾、肾诸脏，病机复杂，证型多变。若临证论治，应辨明证候，对症下药，方能药到病愈，然亦可据本病之共证，拟方调补，以助病情之稳定或康复。其法当用益气养阴、疏肝柔肝、健脾益肾，佐以活血之品，以求阴阳、气血、脏腑功能之平衡，并收标本兼治之效，此乃保肝之至要也。

保肝方(养木方、涵木方)

吉林人参 100 g(煎汁另冲)　　真西洋参 100 g(煎汁另冲)

炙黄芪 150 g	北沙参 120 g	炒白术 120 g
杭白芍 90 g	云茯苓 120 g	广陈皮 90 g
广木香 60 g	法半夏 60 g	鸡内金 90 g
淮山药 100 g	北柴胡 60 g	广郁金 90 g
缩砂仁 30 g	八月札 90 g	川石斛 150 g
女贞子 100 g	甘杞子 120 g	制首乌 100 g
生地黄 120 g	粉丹皮 90 g	巴戟天 90 g
淮牛膝 90 g	桑寄生 120 g	肉苁蓉 100 g
全当归 120 g	紫丹参 120 g	鸡血藤 100 g
仙鹤草 150 g	虎杖根 120 g	淡子芩 90 g
福泽泻 100 g	炒枣仁 90 g	煅牡蛎 300 g
炙甘草 50 g	炒谷芽 100 g	炒麦芽 100 g

上方共煎，去渣取汁，文火煎糊，加鳖甲胶 90 g、白文冰 250 g(半斤)，溶化收膏。每晨一匙，沸水冲饮。

注：(1) 本方适用于慢性肝病稳定期伴有气血两虚、肝肾不足者的调理或保健。

(2) 如有肝功能异常、外感发热、泄泻时停服。

(3) 服药期间宜忌海鲜、鸡肉、羊肉、狗肉、油腻及刺激性食物。

简说养生之道

社会在发展，经济在增长，生活水平逐年提高，精神生活日益丰富，大千世界给每一条生命带来美好的现实和希望。在这样的时代，人们最期望的是健康长寿，于是中医的养生之道大行其时。电视、报刊、书籍处处都是“养生经”，恨不得每个人都能活到120岁的天命之年，听了许多讲座，看了不少书籍，养生之道的重要性和方法的确为我们提供了有价值的知识。

人的寿命应该是100～145岁，但是由于很多原因，如环境、社会、生活方式、意外事件以及医疗模式的相对滞后，使目前的平均寿命仅为80岁左右，据统计约有70％的人身体处于亚健康状态。

古时，70岁已是古稀之年，秦始皇祈求长生不老的愿望也化作泡影。在中国2 132年封建王朝的349个历代帝王中，长寿者屈指可数，逾70岁者仅有7人，80岁以上者仅有2人，乾隆皇帝也只活了89岁，因此，长寿成为历来人们追求的目标，养生之道也自然而然成了当今热门的话题。关于养生的定义有多种说法，多数医家认为是未病或未老的预防以及病中、病后的护理与调理，事实上，养生不单是预防保健的方法和手段，而是涉及天文、地理、社会、哲学、人文等学科的深奥的学问。笔者认为“治未病”是养生的核心理念，即“未病防发，已病防变，病愈防复”。

好几次接受邀请，作有关中医养生之道的讲座，确也受到听众的欢迎。只是我所讲的养生之道，重实际而不重理论，听者可记可行，概言之，可将养生之道归纳为“五字诀”。

一曰“心”，即要有一颗平常心，这是养生之首，即养心的基本要求。无论何时、何地、何种情况，都要保持平常心，所谓“荣辱不惊”、“不计得失”、“淡泊名利”、“随遇而安”等都是描述这样一种心态。我欣赏的一句话是“失意时抬头说话，得意时低头看人”，有了这种大丈夫的气概，就能使自己立于不败之地。对待财富、官职、地位等不要孜孜以求，不论得失都能坦然处之，换来的就是人生处世的最高境界——清静无为。古往今来,诸多大师认为读书也是养生一法,可以健脑、静心、明理、修身。

二曰“度”,意指适度与衡度。人生在世,孰能无欲,能做到看破红尘、六根清净的凡人肯定不多,所以每个人都有各自的人生目标和追求,包括健康、长寿、快乐、名誉、地位、权力、财富、奉献等,这是客观事实。但是理想并不等于现实,很多时候坏就坏在“太”字上,如钞票太少、房子太小、工作太累、事情太多、压力太大、职位太低、环境太差、气量太小、性格太怪、起得太早、睡得太晚、吃得太多、动得太少……几乎每个人都可以找到其中一个或几个“太”字,其实这正是使自己健康打折扣的根源之一。所以凡事都要有度,由度而达衡。“平衡就是健康”这句话似有一定道理,过与不及都有碍健康,譬如饮食,偏食或素食主义者,一般健康多少有些问题,所以奉劝大家千万不要“太”,努力做到适度、平衡。

三曰“乐”,以“知足常乐、自得其乐、苦中作乐、助人为乐”的心态和行为去看待和处理周围的人和事,自然能使心情开朗、乐观、豁达,减少烦恼,也是保持平常心的极佳方法。

四曰“和”,即要使自己与自然、社会、人际保持和谐的关系。不论古代或当今,强调的都是“以和为贵”。和谐对于任何国家、社会、单位、家庭都是至关重要的,失去和谐,何来幸福、快乐、健康、长寿?这是浅显易懂的道理。尤其重要的是尽量使自己适应自然、社会和工作环境。

五曰“术”,就是养生的具体方法。包括心养、性养、食养、药养,以及气功、瑜伽等养生方法。养生先养心,过度的喜、怒、忧、思、恐、惊都有害人体的脏腑,所以要制悲、疏郁、寡欲;不同年龄、时节、健康状态要有不同频度的性生活;食补或药补要根据各人的体质、季节、病情和药性而异;“生命在于运动”是至理名言,但也要强调动静结合,因人而异,循序渐进。无论何人何时都应杜绝不良嗜好,提倡多饮茶、少喝酒、不抽烟,保证充足的睡眠。当然每一种养生之法有其各自的作用和要求,可以请教专家或参考相关书籍,只是个人认为“养德第一”、“养心为要”、“食药互补”、“讲究宜忌”、“因人而异”最为紧要。养生之道,首当明理知法,而最难做到的是身体力行、持之以恒,否则,养生之道便成为空谈。

上述“心、度、乐、和、术”养生“五字诀”,说来容易,但要做到很难。不过如有养生保健的意识并能知难而行,应该说对个人、家庭和社会都是一件大好事。金元时期的丘处机曾云“世无长生之药，然有卫生之道”，西方学者也认为，衰老不可抗拒，但是能够延缓。

祝愿大家都能健康、幸福、快乐地活过一百岁！

对我国慢性病毒性肝炎防治与研究工作的建议

病毒性肝炎在我国发病率高，是严重危害人民健康的常见病之一。根据血清流行病学调查，甲型肝炎病毒(HAV)感染流行率为 80.9%，乙型肝炎病毒(HBV)感染流行率为 57.6%，乙肝表面抗原(HBsAg)阳性率为 9.75%(约 1.2 亿人)，丙型肝炎病毒(HCV)感染率为 3.2%，丁型和戊型肝炎也有流行。病毒性肝炎在急性阶段，除丙型肝炎外，多为自限性疾病，尤其是甲型和戊型肝炎可以自愈。但乙型、丙型和丁型肝炎可以发展为慢性肝炎，经过 10～20 年的病程，约有 20%左右将发展为肝硬化，1%～5%会变成肝癌。目前约有 3 000 万慢性肝炎患者在社会上流动。由于 HBV 可通过母婴传播途径影响下一代，故危害极大。另外，重型肝炎是发生率不高但病死率极高的一型肝炎。因此，慢性病毒性肝炎的防治是亟待解决的重大问题。

一、药物治疗现状

目前国内外用于慢性肝炎治疗的药物种类甚多，归纳起来可分为 4 大类：① 抗病毒药，如干扰素和拉米夫定；② 免疫调节剂，如胸腺素 α_1，特异性免疫核糖核酸；③ 改善肝功能药，如联苯双酯、甘草甜素；④ 中药，如苦参素、抗肝纤维化中药复方“861”。上述药物各有一定疗效，也都各有其自己的问题。

1. **抗病毒治疗**　干扰素和拉米夫定(lamivudin)是目前国际公认的抗肝炎病毒药。干扰素治疗急性丙型肝炎，使血清丙氨酸转氨酶(ALT)恢复正常和 HCV-RNA 转阴的有效率可达到 40%～50%，治疗慢性丙型和乙型肝炎的有效率为 30%左右。但停药后复发率高，不良反应较重且发生率较高。另外，价格昂贵，长期注射给药使用不方便。为提高干扰素的疗效，曾试用加大干扰素剂量和延长疗程，或与其他抗病毒药如病毒唑联合用药等方法，疗效稍有提高。目前国外正在研制长效干扰素，系将聚乙二醇(PEG)与干扰素聚合，使干扰素在血中浓度维持的时间较长，以达到长效目的，每周注射 1 次，正在丙型和乙型肝炎患者中试用。拉米夫定为核苷类似物，为 DNA 多聚酶抑制剂，慢性乙型肝炎患者连续用药1年，HBV-DNA转阴率可达80%，而HBeAg转阴率仅20%左右，但停药后HBV-DNA很快恢复阳性。长期服用拉米夫定，HBV可出现点突变，产生耐药性。连续用药1年，病毒变异率为2%左右，其后变异率每年递增10%～20%，如治疗2年，病毒变异率为30%～40%。此外，还有单磷酸阿糖腺苷(Ara-AMP)，该药不良反应主要为神经-肌肉症状，价格也较贵，长期注射给药使用不方便。尚未批准生产的阿的法韦(adefovir-dipoxil)，其抗病毒活性强，临床试用对HBV的疗效优于拉米夫定，但也有神经-肌肉方面的不良反应。其他已上市应用的抗疱疹病毒药有泛昔洛韦，已在临床试用，效果不如拉米夫定。

2. **调节免疫药** 主要有胸腺素α_1(日达仙)、免疫核糖核酸和转移因子类药物。其中应用较多的是日达仙，大多用在不能应用干扰素治疗的患者，或作为联合用药。治疗慢性乙型肝炎HBeAg转阴率在20%左右。此类药物治疗肝炎的确切疗效还有待更多的验证，价格也相当昂贵。

3. **改善肝功能药** 代表性药如联苯双酯、甘草甜素(glycyrrhizin)、水飞蓟素(silymarin)。联苯双酯是20世纪80年代初我国自行研制成功的新药，对慢性乙型肝炎患者降ALT作用显著。近年来发现该药对HBeAg和HBV-DNA转阴率也有一定疗效。国外用于治疗丙型肝炎有效。该药不良反应少，价格便宜，已向4个国家出口。存在的问题是停药后反跳率较高，其抑制HBV复制的疗效有待更多的验证。甘草甜素有降ALT作用。水飞蓟素作用不明显。

4. **中草药** 不少中药复方及中草药制剂对慢性乙型肝炎有一定疗效，其中有的在动物模型有抗肝炎病毒作用，有的临床应用也观察到对HBeAg转阴有一定疗效。存在的问题是临床疗效经不起重复，原因是多数未经过临床多中心严格的双盲、随机、对照验证，制剂质量不稳定也影响疗效。大黄、丹参、黄芪、鸡血藤、桃仁、红花等单味中药都有抗肝纤维化作用，有的中药复方如复方"861"，在肝硬化动物模型和肝硬化患者也有抗肝纤维化作用。问题是从中药现代化考虑，究竟单味中药或中药复方中起抗纤维化作用的有效成分或组分是什么，尚不明确。如何研制出合适的制剂及如何进行质量控制，还有待研究解决。

我国肝炎的防治研究在政府有关部门的支持下，临床界采用综合治疗方案，在提高疗效和降低病死率方面取得了不少成绩，在评价国内外抗肝炎新药的临床疗效方面也做了大量工作，积累了经验，培养了人才。抗肝炎新药的基础研究方面，主要围绕中草药，从中发掘有效药物，也取得了一定成绩。目前正在寻找疗效较好、价廉、不良反应少且服用方便的抗肝炎新药，双环醇是其中的一种。Ⅱ期临床试验结果表明，双环醇口服对慢性乙型肝炎患者降ALT和天冬氨酸转氨酶(AST)作用显著，对HBeAg和HBV-DNA转阴也有一定疗效，停药后反跳率较低，无明显不良反应，可望成为一种有希望的治肝炎新药。

二、存在的问题和建议

1. 研制新型抗病毒药 从HBV复制过程看，HBV复制的原始模板是共价闭合环状DNA(covalent closed circular DNA，cccDNA)，而目前临床上应用的各种抗肝炎病毒药，例如干扰素和拉米夫定，只是在cccDNA以下的复制环节有作用，cccDNA仍存留于体内，病毒可以重新复制，这是现有的抗病毒药疗效不好、停药后容易复发的主要原因。因此，研制新的抗HBV药，消除HBV-cccDNA，有可能提高抗HBV的疗效。此外，研制病毒蛋白酶的抑制剂以及反义寡核苷酸类化合物也是值得重视的。

2. 围绕清除HBV的免疫机制，研制抗HBV的免疫治疗新药 目前认为，人体清除HBV的机制是HBV特异性细胞免疫，主要是特异性细胞毒性T淋巴细胞(CTL)识别及破坏HBV感染细胞，故提高机体特异性免疫(包括细胞免疫和体液免疫)功能十分重要。因此，研制DNA疫苗以及新的有效的免疫调节剂是重要的环节。另外，HBV感染尤其是慢性HBV感染，HBV难以被机体清除的重要原因是由于人体对HBV产生免疫耐受。研制打破免疫耐受的治疗药物也是清除HBV的另一项重要研究内容。炎症细胞因子与肝脏慢性炎症有关，国外有人正在进行用白细胞介素-12治疗乙型肝炎的研究。但从调控炎性细胞因子的分子机制考虑，核转录因子NF-κB是一个重要的调控炎症细胞因子基因表达的关键环节因子。这些都是研究开发抗肝炎新药值得考虑的作用靶点。

3. 加强治疗慢性肝炎药、抗肝纤维化中药的现代化研究 中医中药在治疗慢性肝炎和肝硬化方面有良好的研究和开发前景，已有不少新的发现，但尚未得出公认的、一致的和实用的结论，从而限制了中药复方的推广和应用。今后应当从临床应用和(或)动物实验有较好效果的中药复方及单味中药中挑选出数种，组织多学科的力量进行现代化研究，从中开发出作用多靶点且疗效较好、安全、生产工艺稳定、质量可控的现代中药制剂，推广应用。

4. 创建新的抗肝炎药研究模型，加强药理基础研究 现有的抗肝炎药研究模型主要是2.2.15细胞株，旱獭和鸭肝炎模型，乙型肝炎和丙型肝炎转基因小鼠。如上所述，抗慢性肝炎新药研究欲想取得突破，需有新的作用靶标(如

HBV-cccDNA)，进一步提高特异性免疫，打破免疫耐受机制，并应进一步加强抗肝炎中药的现代化研究等。为此，需要建立新的与上述靶标对应的模型和技术方法，否则无法进行药物筛选，新药又如何能被发现？同时，要加强药理基础研究，明确药物作用的机制和环节。

5. **加强临床综合治疗方案的研究，提高抗肝炎药规范的临床研究(good clinical practice，GCP)水平**　慢性病毒性肝炎发病机制十分复杂，现有的各种类型的治肝炎药物疗效有限，想用一种药物或方法解决全部治疗问题的可能性不大。艾滋病的“鸡尾酒”疗法即是多种作用不同的药物联合应用以提高疗效。对慢性病毒性肝炎的治疗可借鉴中医的“辨证论治”、“同病异治”、“异病同治”的基本观点，从多靶标多环节入手，制订科学合理的治疗方案，采用合适的药物联合应用，例如抗病毒药和免疫调节药联合应用，抗病毒药与抗病毒药或与其他药联合使用等，研究出一些疗效较好、适合国情的治疗方案，进行推广应用，并研究其疗效提高的机制。在临床研究中，应遵循GCP的实验原则。双盲、随机、对照的设计，统一的标准，严格的诊断和观察指标，规范的实验室检测技术和质量合乎标准的检测试剂，详细的记录，这些都是保证临床试验结果正确与否的关键因素。

6. **加强肝炎防治力量的培训**　目前我国部分肝炎防治医务人员由于知识和技术水平限制，不能对患者正确用药和进行治疗，有的不管病毒复制指标阳性与否，一律给予抗病毒药物；有的对患者实行“立体战术”，同时应用10余种药物，静脉滴注、肌内注射、口服一拥而上，既增加肝脏负担，患者要受不良反应的痛苦，还要花费不少钱财，使治疗费用日趋增长，且收不到好的效果。因此应通过多种途径宣传、推广、普及肝炎防治的新知识、新技术。建议组织人力到基层和边远地区进行肝炎防治队伍的培训。

7. **加强药政管理，整顿肝炎药物市场**　由于慢性肝炎的治疗尚无理想药物，不法医药乘机而入，社会上常可见大量缺少科学依据及观点错误的药物广告和宣传资料，诸如“专治肝炎”、“包治转阴”、“HBsAg转阴率可达50%”等，不少伪劣药品混入市场，迷惑患者。一些患者随广告吃药，花钱不少，效果不佳，甚至耽误病情，造成经济及健康的损伤。药政管理部门应大力整顿药物市场，加强对广告的管理和技术监督，净化药品市场。另外，进口药物方面也应把好关，国内已有的药物，有关行政部门应当不再批准进口，尽量避免性质相同的进口药物占据市场。这样做既可以发展民族医药工业，因国产药价格相对低廉，又可减轻医药费开支和患者负担。

8. **加强宣传教育,提高公众卫生知识水平,正确对待 HBsAg 携带者** 慢性肝炎涉及人群范围大,加强宣传教育,提高公众卫生知识水平,做好乙型肝炎疫苗接种的普及工作,扩大接种覆盖面,是减少肝炎发生的有效措施。患有慢性肝炎的患者,应该去传染病医院或综合医院的专科病室就诊,这样才能得到规范的、有效的、及时的治疗。社区卫生保健或医疗机构对此应加强督促。同时,卫生行政部门应严格传染病的规范管理,彻底清理那些不合格的"医疗点"和"专治肝炎"场所,以减少肝炎的传播。对于 HBsAg 携带者,如果他们的肝功能、B 超检查结果正常,除不宜从事餐饮业、保育员以及某些特殊的工作外,应该允许他们参与正常学习和生活,不应歧视。目前有些工作单位和学校将 HBsAg 携带者拒之门外是不对的。应该提倡在全社会营造宽松的环境,让为数众多的 HBsAg 携带者有为国家效力作贡献的机会。

9. **加强诊断试剂的研制、质量控制及管理** 诊断试剂在病毒性肝炎的诊断、疗效评定及预防(如筛选献血员等)方面有着重要的作用。高质量试剂盒的研制,试剂标准化及质量控制和试剂市场的管理等都需要加强。目前诊断试剂良莠不齐,不能很好地适应临床工作的需要,造成很多的混乱。建议行政部门及质量检验部门加强标准化和规范化管理,提高诊断试剂盒的质量,以满足需要。

针对我国目前慢性肝炎的防治方面存在的问题,我们提出上述建议,愿与大家商榷。上述问题的最终解决需要政府加大科研投入,需要社会各界的参与。让我们共同努力,共同为解决我国肝炎的防治问题作出贡献。

(中华医学杂志,2002 年 1 月 25 日,第 82 卷,第 2 期)

乙型肝炎临床治疗的现状与未来

乙型肝炎(简称乙肝),特别是慢性乙肝,已经成为全球性的公共健康问题。据统计目前全球每年有100万以上的人死于HBV感染及其相关疾病。中国每年因乙肝造成的直接经济损失达500亿元。但迄今对慢性乙肝尚缺乏理想的治疗方法和药物。因此如何有效地防治乙肝仍是21世纪将面临和需要解决的重大课题。

临床实践证明,治疗慢性乙肝的主要环节是抗病毒、保护肝细胞、调控免疫和阻止肝纤维化。而其中的关键问题是抗病毒。Popper提出的观点是“谁能阻止/逆转肝纤维化,谁就能治疗大多数的肝病”。由此推论“谁能够真正抑制/清除肝炎病毒,谁就能够延缓或阻止肝纤维化的发生和发展”。

众所周知,慢性乙肝的治疗目标是阻断病毒复制、减轻肝脏炎症、坏死性病变,有效改善患者的长期临床预后,包括阻断慢性化、预防原发性肝癌的发生,延长生存期和提高生命质量。

无论是西药或是中药,各种抗病毒药物都有其优点和不足。相对而言,中医药抗病毒的疗效尚未充分显示其优越性。迄今有众多抗病毒药在临床应用,但确有诸多处理棘手的问题。因此正确认识、正确评价和正确使用抗病毒药是专业工作者应有的责任。现就这一领域的某些问题作一简要的概述和评估。

1 抗病毒作用的制剂

目前具有抗病毒作用的制剂一般可分为几大类:① 干扰素(包括新近面世的长效干扰素PEG)。其临床应用时间较久,资料丰富、疗效确切、疗程短,对HBeAg转阴者可改善肝细胞学。但适应干扰素治疗的理想病例较少,对HBeAg阴性乙肝患者疗效不佳。禁用于肝硬化失代偿者,不良反应较多,耐受性差,并需注射给药,价格昂贵,因之限制推广使用。② 核苷类。以拉米夫定为代表,能迅速抑制病毒复制。适用于干扰素禁忌或治疗失败的乙肝患者,口服给药，耐受性好，无明显不良反应，医疗成本相对较低。但服用时间较长（1～2 年以上），部分病例产生病毒变异，不适当停药可导致病情反复或恶化，因之必须严格掌握适应证及停药指征。③ 基因治疗。包括反义核苷酸、核酶、缺陷病毒的干扰剂、细胞自杀基因等。从理论上讲，这是最终解决慢性乙肝的疗法。但由于复杂的技术问题如基因转移效率和表达率低，以及治疗基因在宿主基因组中的随机整合，可能激活原癌基因或灭活抑制癌基因，导致细胞恶变等安全性问题，估计在相当长时间内尚不能作为常规治疗方法用于临床。近几年来，许多新的核苷类药在研究和临床试验中，如阿德海韦、恩替海韦、依曲西地平、克力夫定等，其目的是克服目前尚不能解决的问题和提高临床疗效。有专家指出，要努力开发新的有效抗病毒药物，不要搞低水平重复，甚至推广国外已经即将淘汰的药物，造成卫生资源的浪费。④ 免疫调节剂。通过调控机体免疫功能可达到抑制/清除肝炎病毒的目的。以胸腺素 Thymosinα_1（Tα_1）为代表，隔日肌注 6 个月，HBeAg 和 HBV－DNA 的抑制率约为 41.2%和 45.3%，无不良反应，且有后延作用，可用于混合感染病例，与 IFN 合用可提高远期疗效，但价格昂贵使应用受到限制。国产胸腺肽也有相当的效果，最好根据患者的免疫功能决定用药或联合治疗。⑤ 中医中药。长期以来，尤其是 20 世纪 70 年代之后，应用中医中药治疗慢性乙肝的报道日益增多，且取得疗效。其优越性表现在能够明显改善患者症状及生活质量，且能通过多靶点作用发挥保肝、免疫调节、抗纤维化及抗病毒的作用，基本上无不良反应，医疗成本相对较低。但治疗法则的多变性、疗效的不确定性，以及重复性较差等原因，使这一方法的可靠性和推广应用尚有一定局限性。中药抗病毒治疗方法很多，包括辨证施治、固定复方和单味中草药。客观评价，各有所长，各有所短。但是，无论何种方法必须以确切的客观的疗效作为依据。苦参素和双环醇是目前临床应用方法中具有抗乙肝病毒的新制剂。苦参素（碱）是从苦豆子中提炼而得，已经证实其有效成分为氧化苦参碱。临床应用表明具有保肝降酶作用，可改善肝功能，抑制乙肝病毒复制，抗肝纤维化，但用药初期可使转氨酶升高，部分患者难以依从，给药方法有待改进。双环醇（百塞诺，Bicyclol）是我国第一个具有自主知识产权的一类抗肝炎新药，与联苯双酯比较，具有降酶（ALT/AST）作用明显、有一定抗 HBV 作用、不良反应较少等优点。其降酶有效率为 53%，HBeAg 和 HBV－DNA 转阴率为 29%～45.7%，但肝功能失代偿者慎用，尚需更长时间的观察。⑥ 中西医结合。由于目前对慢性乙肝尚无理想的治疗方案，以及各种治疗方法的局限性，因此国内外积极探索中西医结合治疗,以期取长补短,有机结合,提高疗效。近10多年来国内外已有不少研究和临床报道,如日本较早应用小柴胡汤加干扰素治疗乙肝,国内也有应用扶正(益气、养阴、健脾、补肾、益肝等)及祛邪(清热、解毒、祛湿、活血等)的治法或方药结合干扰素、乙肝疫苗、胸腺肽、核糖核酸、利巴韦林(病毒唑)等治疗慢性乙肝,均取得不同疗效。并且通过实验研究(动物模型和细胞株),部分证实其疗效和作用机制,但是由于受到动物条件的限制,尤其是未按GCP的原则进行试验,部分结果的科学性受到质疑,因此更加严格和深入地开展中医中药抗病毒的临床试验仍是一项艰巨的任务。

2 慢性乙肝治疗中医患共同关注的几个问题

2.1 如何选择干扰素或拉米夫定治疗 主要从两者的疗效和不良反应方面进行比较。据多数文献报道,目前仍把干扰素作为治疗慢性乙肝和慢性丙肝的首选药物。

2.2 拉米夫定与HBV变异 据统计,拉米夫定(贺普丁)治疗7个月之后就可能产生HBV变异,且服药时间越长,变异率越高。变异是自然界物种普遍存在的现象,是生物适应环境、谋求生存的重要方式,对遗传进化具有重要意义。已知的HBV可有7种基因(A～G)。慢性乙肝表达感染HBV变异核心的概率不同,因此应有主观的判断。

2.2.1 病毒变异的机制 主要是因为HBV半衰期短、复制率高。逆转录酶缺乏校正功能,病毒复制错配早,以及选择性压力作用的结果。

2.2.2 变异的临床特点 血清转氨酶(ALT)在复常后重新上升,HBV-DNA/HBeAg转阴后再次转为阳性或水平升高,临床症状可轻微甚至缺乏。通过基因芯片测定可确定病毒变异的存在及位点。部分应用拉米夫定的患者如治疗出现转氨酶升高,应注意排除非HBV变异的可能性,如病情发展、其他疾病或治疗不规则等。

2.2.3 HBV变异的治疗(YMDD) 一旦出现HBV变异株后,如何处理尚有不同意见:① 72%的临床医师认为应继续拉米夫定治疗。其理由是药物能抑制HBV野生株的复制,可减轻或延缓肝纤维化的发生。② 加用其他抗病毒药,如何德弗韦或α-干扰素等。③ 终止拉米夫定治疗。除肝功能失代偿患者外可逐渐停药,但应密切注意病情变化,并予适当处理。

2.2.4 慢性乙肝伴有肝硬化患者的处理 一般而言,这类患者如证实仍有病毒复制或肝功能异常，可作为拉米夫定的治疗对象。但是如为失代偿者应谨慎使用，凡有严重黄疸和出血者需要严格掌握停药指征，并采取积极措施防止病情的突然恶化。

2.3 免疫耐受状态的处理 这是迄今尚未解决的难题。现用的抗病毒治疗方案原则上都不适用，但不予处理则会加重病情的发展。因此如何打破免疫耐受状态，应引起普遍的重视。已经提出细胞因子、免疫效应细胞(CTL)及治疗性疫苗。此外如三联疗法和中医免疫辨证治疗等都有一定的效果，但需再经严格的临床试验以证明其确切的疗效。

2.4 病毒性肝炎中医辨证分型的新草案 2002年4月在南宁市举行的中华中医药学会内科肝胆专业委员会主办的全国会议上，提出了新的辨证分型方案，将慢性乙肝和丙肝的中医证型结合起来，并且尽量与国际与国家制定的有关标准靠拢。新的分型方案与原来方案作了部分修改，将慢性肝炎分为正虚邪留证型、肝胆湿热证型、肝郁脾虚证型、肝肾阴虚证型、肝血瘀阻证型。正在广泛征求意见并拟在临床试用。

2.5 根治慢性乙肝的未来趋向 预测如何最终解决慢性乙肝的防治尚有困难，因为还需要更多的时间和实践。除了抗病毒之外，还有不少需要解决的难题。就抗病毒这一环节而言，大致可有以下的对策或途径：一是开发新的、更加安全有效的抗病毒制剂，并接受临床验证(Adeforir、Entecavir、FTC、Clevudine等)。二是有效药物的联合应用，如抗病毒药与免疫调节剂合用。主要目标是提高疗效、减轻毒副反应和降低病毒变异。包括序贯疗法，冀希迅速和持久地抑制HBV的复制。三是中西医结合治疗。初步的临床观察表明，拉米夫定和中药复方合用可能提高HBV-DNA的转阴和降低HBV的变异率，是治疗慢性乙肝的良好途径之一。四是加强基因治疗的研究，特别是在克服制剂、成本、疗效、方法、安全性等方面取得实质性的进展，并尽快应用于临床，以期解决慢性乙肝治疗中的难题，包括大量无症状携带者(免疫耐受)及应用其他手段治疗失败病例的处理。

(浙江中西医结合杂志，2004年，第14卷，第2期)

中医药治疗慢性肝炎之我见

慢性病毒性肝炎(包括乙型肝炎、丙型肝炎)是全球仍未解决的顽疾,迄今尚无根治本病的理想药物或方法,从基础到临床和药学各个专业领域,虽已投入巨大的精力和财力,慢性肝炎的防治工作取得了不少的进展。但是,仍有许多难题需要加以攻克,人类最终战胜慢性肝炎还需要相当长的时间和付出更大的努力。

关于中医药防治慢性肝炎的现状和未来,从几个方面加以探讨,可能有助于拓展和明确今后工作的思路和方法。

1 什么时候能够最后攻克慢性病毒性肝炎

答案似乎不能肯定,因为还有许多问题没有弄清和解决。目前国内外公认的治疗慢性乙型肝炎的总体目标是:最大限度地长期抑制或清除 HBV;减轻肝细胞炎症坏死及肝纤维化;延缓和阻止疾病进展;减少和防止肝脏失代偿、肝硬化、原发性肝癌及其并发症的发生;改善生活质量和延长存活时间(见《乙型肝炎防治指南 2005》)。与此目标相应的治疗慢性乙型肝炎的 4 个关键是:抑制/清除体内肝炎病毒、保护肝细胞、调控免疫功能和阻断/逆转肝纤维化。我认为,上述的治疗目标和原则也适用于慢性丙型肝炎。不过,当前在临床上所能采取的治疗措施还无法达到上述各个环节的理想目的。以抗病毒治疗为例,至少还有许多需要澄清的问题,如什么是理想的抗病毒药?如何处理免疫耐受期的病毒携带者?什么是最合理的疗程?如何解决病毒的变异和停药后复发?什么是可靠的疗效(应答)预测指标?什么是最佳的治疗方案等。国内外大量的临床和研究报道,有的难以重复,有的差距甚大,有的意见相左,给临床医师带来很多困惑,问题的焦点在于不能科学、正确、肯定地回答上述问题,因而直接或间接地影响到慢性肝炎的最终疗效和相关领域的学术发展。

2 什么是中医药治疗慢性肝炎的优势和不足

中医能否治疗慢性肝炎？答案是肯定的。古代中医文献提供了中医治疗肝病包括肝炎在内的许多有效的方剂和药物，从《内经》中的治肝三大原则（辛散、甘缓、酸敛）、李冠仙的治肝十法（《知医必辨》）、王旭高的治肝十法（《王旭高医书六种》）中都可以找到相关的内容。新中国成立以来，尤其是近20多年，中医药诊治慢性肝炎的临床和研究工作，在数量上和质量上都有了明显的发展和提高，治疗慢性肝炎新的中成药不断问世，已有数百种之多。据市场调查，目前国内约有70%的肝炎患者接受和使用中草药和保肝药物治疗。大量的资料证实中医中药在改善肝炎患者的症状、体征、肝功能指标、调整免疫功能、抗肝纤维化以及抑制肝炎病毒复制等方面都有确切的作用和疗效。中药抗肝纤维化的研究和临床实践多次在国际学术会议上报告并取得国内外同行的认可和赞扬。日本、韩国、新加坡等国家采用中医药治疗慢性肝炎的临床研究工作也在不断扩大和深入。有关小柴胡汤及柴胡制剂、甘草柴胡汤制剂、水飞蓟等治疗乙型肝炎的报道已受到广泛关注。近20多年来，以苦参、叶下珠为代表的中草药及其新制剂，在慢性乙型肝炎和丙型肝炎的治疗上引起较大反响，相应的基础和药理研究也肯定和部分阐明了上述中药抗病毒、保护肝细胞、抗肝纤维化等方面的作用及其机制。总的来说，中医药治疗慢性肝炎有长期的实践经验和大量的病例积累，疗效确切、具有多方位的作用效应、适合个体化治疗、相对安全性较好、医疗成本较低等，因此具有巨大的潜在市场和良好前景。但从另一方面分析，中医药治疗慢性肝炎的标准化、规范化相对薄弱，不少治法或方药难以总结和推广，有的疗效不能重复，更重要的是其作用机制很难阐明，加上药源和制剂质控问题尚未完全解决，因此限制了它的进一步发展和提高。总之，提高临床疗效和中医学术水平是中医药诊治慢性肝炎的关键，也是今后需要重点加以解决的问题。

3 什么是中医药治疗慢性肝炎的切入点或突破点

目前中医药防治慢性肝炎的现状，表现在以下几个方面：① 临床试验水平较低，结果难以重复，究其原因是没有参照“循证医学”的原则，在临床试验设计、数据统计方面存在诸多问题，如病例分组、随机双盲、基线资料和统计学方法等，导致中医药治疗乙型肝炎的临床或研究缺乏高级别的证据。② 中医辨证分型的客观化和规范化尚未完善。中华中医药学会内科肝胆病专业委员会虽然早已提出慢性乙型肝炎的辨证分型，但是执行情况不够理想，仍然各自为“证”，难以统一；慢性丙型肝炎辨证分型标准尚未在国内推广。特别是中医辨证与现代医学的客观证据如何有机结合也有很多困难。③ 治疗方法和手段缺乏创新，多为低水平重复，“换药不换汤”和“走捷径，讲实惠”的现象还存在，因此，多年来缺乏理想的制剂和治法，自然也难以取得突破性进展。④ 尚未找到中医和西医结合治疗慢性肝炎的结合点和突破口。要解决这个问题，必须纠正观念上存在的“误区”。不可否认，中医、西医治疗慢性肝炎“各有所长”而且“优势各异”。经过长期的实践，我认为中医药在干预慢性肝炎的各个关键环节中的作用“强度”是不一样的，如抗肝炎病毒并非中医药的优势所在。只有客观认识这些特点才能正确、合理地指导临床。中医既不可“妄自菲薄”，但也不要“包打天下”，要注意与西医同道的沟通，相互切磋学习，使他们了解并相信中医药。什么是中医或中西医结合在治疗慢性肝炎中可以发挥效用的领域呢？至少可以包括这几个方面：① 没有条件接受西药抗病毒治疗者。② 西医抗病毒或其他治疗失败者。③ 西医尚无特效治疗的肝病(如肝纤维化、肝硬化)。④ 减轻西药治疗的不良反应。⑤ 提高患者生命质量。⑥ 目前西医治疗尚未解决的某些难题，如病毒变异、耐药、停药反跳、免疫耐受等。

4 什么是中医药治疗慢性肝炎的理想途径

要提高中医药治疗慢性肝炎的水平，加快这一领域工作的发展是广大从事肝病防治工作者的义务和责任，可以从以下几方面做好我们的工作：① 深刻反思，实事求是，客观评估，认真总结过去的经验和教训，肯定应该肯定的东西，敢于否定应该否定的内容，树立科学发展观，不断推进中医药防治慢性肝炎工作。② 认真收集、整理、分析、利用有关中医文献，借鉴古人和他人的经验，开创新的思路和方法。③ 坚持以临床疗效为核心，强调亲自实践和掌握第一手资料，并作出客观的分析和评价，指导临床实践。④ 学习和运用现代科学-医学新知识和新技术，包括循证医学和临床试验的原则和方法，提高慢性肝炎的诊断和治疗水平。⑤ 正确定位，适当介入，中医药治疗慢性肝炎的疗效是肯定的，但是，根据中医药的特点及其在疾病治疗中的不同作用，寻求最佳的干预时机，力求达到最佳的临床疗效是重要的原则。例如在改善患者症状、肝功能、调整机体免疫和抗肝纤维化等方面，中药可能会发挥比西药更好的作用，但企求抗病毒疗效超过干扰素或核苷类药物似乎困难很大，这就需要医师针对不同患者、不同病情、不同时期制订和运用最合适的治疗方案和药物。此外,既要探索中医药治疗慢性肝炎的新问题、新方法,也可以选择目前西医治疗慢性肝炎尚未解决的某些老、大、难问题进行研究,寻求突破。⑥ 选用联合治疗方案,中西结合、“扬长补短”。艾滋病的“鸡尾酒”疗法,为治疗慢性肝炎提供了有益的思路,实际上国外很多报道涉及联合治疗方案,如干扰素加抗毒类药,两种核苷类药物合用或干扰素加胸腺肽等,对提高慢性肝炎疗效有一定作用。同样,根据辨证施治原则和扶正祛邪的治则,选用不同药理作用的中草药合理组方,如清热解毒药与健脾补肾药合用,可以通过不同的作用途径发挥疗效。合理的应用中西药物如干扰素或核苷类药物与扶正药或清热解毒药合用,也体现了同样的思路。已有报道中西药合用可以提高乙型肝炎的疗效。这种“中-西”、“中-中”的联合治疗方案很有进一步研究的必要和价值。此外,中医外治法(针灸、气功、外敷等)也可以成为联合治疗方案采用的手段。无论是临床或科研,均应提倡“思路求新、求广,实践从严、从实”。⑦ 加强中医药治疗慢性肝炎的标准化、规范化工作,建议制定《中医、中西医结合治疗慢性肝炎临床指南》,在临床和科研的基础上修订慢性病毒性肝炎(乙型肝炎、丙型肝炎)辨证分型方案,并且通过各种渠道和方法逐步落实和推广,改变“无章可依,有规不循”的局面,必须用事实证明中医药治疗慢性肝炎的疗效,真正确定和发挥中医药在这一领域中的地位和作用。⑧ 开展多学科协作,加强科研合作和学术交流,多学科联合“攻关”,集中临床、生化、免疫、病毒、病理、药理等多个专业的技术力量,积极研发新的安全有效的中药制剂,按照严格的临床试验要求,进行多中心、随机、双盲、对照、平行试验,客观评估其疗效,并在肯定疗效的基础上研究其作用机制。同时通过学术会议、专著论文、进修学习等途径加强国内外的交流,推进和提高中医药防治慢性肝炎的学术水平。

总之,中医药已经成为治疗慢性肝炎的重要手段之一,它会越来越多地发挥其作用。中医药在这一领域具有巨大的潜在市场,它必将被国际论坛和更多的肝炎患者所接受。今后一段时期,中医药防治慢性肝炎的目标应该是:切实提高临床疗效,不断提升中医学术水平。虽然最终攻克慢性肝炎的道路还很长,但是我们必须坚定地走下去,相信前途一定是光明的。

(中西医结合肝病杂志,2006 年,第 16 卷,第 4 期)

中医学对传染病的认识与应用

概　述

传染病，古称“疫病”、“疫疠”、“时行”、“天行”、“温疫”等。中医学对传染性疾病的认识早在两千年前的《黄帝内经》中就有记载，《素问·刺法论》说：“五疫之至，皆相染易，无问大小，病状相似。”所谓五疫，是泛指各种传染病。汉代多种传染病流行，张仲景总结了汉代以前医家经验并结合己见，写成了《伤寒杂病论》，他在《伤寒论·序》中说“余宗族素多，向余二百，建安纪元以来，犹未十稔，其死亡者三分有二，伤寒十居其七”。这是我国最早的关于多种热性病和传染病的论著，它提出的六经辨治理论对传染病的诊治发挥了重要的作用。此后对传染病的防治又有更多的认识，记载传染病的医籍日益增多，如晋·葛洪的《肘后方》、隋·巢元方的《诸病源候论》、唐·孙思邈的《千金方》、王焘的《外台秘要》等。随着实践的发展，认识日益深化。明代吴又可著的《温疫论》明确提出了一般外感疾病和传染性疾病的区分，不仅建立了瘟疫学说，并认为天地间的一种“戾气”是传染的致病之源，并肯定此气是一种物质，他说：“夫物者气之化也，气者物之变也”，突破了前人将传染病的病因局限于气候失常的观点。到了清代，温病学派形成，叶天士、吴鞠通等医家创立卫气营血和三焦辨证论治体系，更加符合传染病的传变规律，从而对传染病的证候归类、病期划分、病位指示、治则治法有了明确的依据，在临证实践中具有很高的理论和实用价值。

中医学在与传染病的斗争中不断发展、提高，形成了独特的理论体系和宝贵经验，为防治传染病作出了重要贡献。2003年，在与SARS(严重急性呼吸道综合征，又称非典)的斗争中，中医药发挥了重要的作用，并得到国外的认可。在与传染病斗争中创建的中医药理论，不仅能用于古代传染病的防治，而且对于现代传染病的防治也有指导意义和实际应用的价值。

传染病的基本特征

传染病与其他疾病不同,有其基本的特征,中医学对传染病具有的传染性、流行性及传播途径的特点早有认识。掌握其特点与共性,对传染病的防治具有重要的意义。

1. **传染性、流行性**　古人很早就认识到某些疾病可以传染并具有流行的特点,如王叔和在《伤寒例》中说:“一岁之中,长幼之病多相似者,此则时行之气也。”刘河间《伤寒标本》称疫疠为“传染”,并列有传染专节。吴又可《温疫论》中对温疫病的传染途径又作了正确描述,他说:“邪之所着,有天受,有传染”,其所谓“天受”是指通过空气传播,“传染”则是指通过与患者的直接接触而感染。此外,对传染病流行的特性及社会原因也有一定的认识,庞安常在《伤寒总病论》中说:“天行之病大则流毒天下,次则一方,次则一乡,次则偏着一家”,张璐在《医通》中指出:“时行疫疠,非常有之病……多发于饥馑病荒之后……沿门阖户,老幼皆染,此大疫也。”

2. **传播途径**　古代医家已经观察到传染病可以通过口(肠道)、鼻(呼吸道)、皮肤(接触)等不同途径感染。如唐·孙思邈著《千金要方》载有:“原霍乱之为病也,皆因饮食,非是鬼神”,《诸病源候论》中载:“人有因吉凶坐席饮啖,而有外邪恶毒之气,随饮食入五脏,乍瘥乍发,以其因食之,故谓之食注”。从“坐席饮啖”、“食注”而得病的教训,指出了经口传染的途径。“流注子孙亲族”说明传染病有接触传播的现象。《释名》载:“注病,一人死一人复得,气相灌注也”,这就是呼吸道传染的例证。《诸病源候论》载:“虚劳而咳嗽者,脏腑气衰,邪伤于肺,故也”,《医林改错》载:“遇天行触浊气之瘟疫由口鼻而入气管,由气管达于血管,将血中浊气逐之,自皮肤而出”,《疫痧草》云:“家有疫痧人,吸受病人之毒而发病者为传染”。以上所载可以看出古人对如肺结核、猩红热等一类由呼吸道传染的疾病已有正确的认识。

传染病的病因

中医学有关传染病的病因学说,大致可概括为疫气说、气候说与病虫说三个方面。

1. **疫气说**　由于历史条件的限制,古人除了对于肉眼能看到的肠内及体表寄生虫外,没有可能发现病原微生物,但是人们从传染病发病的一系列现象上,认识到自然界存在某些致病因子，并以“疫气”、“厉气”、“毒气”、“瘴气”、“蛊毒”等名称来概称这些致病因子。巢元方《诸病源候论》曰：“人感乖戾之气而生病，则病气转相染易，乃至灭门”。明·吴又可通过对传染病的考察，写出《瘟疫论》，创立了“异气”学说，认为传染病的病因“非风非寒，非暑非湿，乃天地间别有一种异气所感”，既有“为病种种”的区别，又有某气专入某脏腑经络，专发为某病的“特适”性质，也有“偏中于动物……牛病而羊不病，鸡病而鸭不病，人病而禽兽不病”的性质。他认为这种异气虽看不见，却是一种特殊的物质形式，他说“物者气之化也，气者物之变也”，表明对传染病病因已有初步的认识，早于西方细菌学产生约两百年。

2. **气候说**　古人观察到有些疾病的发生与流行，常与季节气候的变化相伴而行，因此中医学把疫病的发生归因于季节气候的变化，认为外感病的发生是感受时令之气所致，正如《素问·阴阳应象大论》说：“冬伤于寒，春必病温；春伤于风，夏生飧泄；夏伤于暑，秋必痎疟；秋伤于湿，冬生咳嗽。”《诸病源候论》认为疫疠之发生“皆由一岁之内，节气不和，寒暑乖候，或有暴风疾雨，雾露不散，则民多疾疫。”中医学从临床实践中能够将一些传染病与气候环境相联系，为传染病的预测和流行提供了有价值的依据。

3. **病虫说**　许慎《说文解字》虫部云：“蛊，腹中虫也，从虫从皿”，晋代的《肘后方》已记载着恙虫病的感染情况，“山水间多有沙虱，甚细，略不可见，人入水浴，及以水澡浴，此虫在水中著人身，及阴雨天行草中亦可着人，便钻入皮里。”对于炭疽的感染途经，是“人先有疮而乘马”，出汗后接触马毛垢、马屎等感染而来。对于蚊蝇传播疾病，唐·吴融泳有“唯是此蚊子，逢人皆病诸”的记载。

传染病的发病

中医学认为，传染病的发生是气候环境因素、人体内在因素和戾气、时行之气共同作用的结果。疾病的发生和变化，包括传染病，虽然错综复杂，但总其大要，不外关系到人体本身的正气和邪气两个方面。“正气存内，邪不可干；邪之所凑，其气必虚。”吴瑭在《温病条辨·原病篇》已比较完整地提出中医学对传染病发病机制的认识。总括言之：① 岁气、年时（气候与环境因素）；② 藏精、冬伤于寒（人体内在因素）；③ 戾气、时行之气（致病物质）。在上述三个方面因素的作用下，可以导致传染病的发生与流行。

戾气、时行之气，在大自然环境中早就存在，但要遇到一定的自然气候和社会环境，适合其生存发展才能横行为害，反之，在同一个自然气候和社会环境下，人体是否发病不一而定，最后决定能否成病的关键，要靠人体正气，亦即抵抗疾病的能力与致病因素斗争的结果，所以说“正气存内，邪不可干”之说是中医学理论的可贵之处。

传染病的诊断模式

中医学从来都把疾病看成是变动的而不是静止的，从病情的千变万化之中，掌握其规律，并提升为诊断模式。

汉·张仲景著《伤寒论》，由于年代的局限，不会有病原微生物之说，但他已观察到了外来的某些物质（外邪）一旦触犯人体就会发生疾病，这种物质可用“寒”字概之。寒邪自皮肤而入，循由太阳而少阳而阳明经而太阴经……之顺六经传变，按六经辨证，用六经病的传变形式揭示了疾病轻重进退等不同阶段的病变特点。

清·叶天士著《温热论》，开辟了传染病诊断的新思路与方法。叶天士说：“温邪上受，首先犯肺，逆传心包。肺主气主属卫，心主血属营”，强调传染病的病因温邪侵犯人体后，由浅入深，以卫、气、营、血为序的传变过程，创立了“大凡看法，卫之后方言气，营之后方言血”的卫气营血辨证理论，并作为传染病的辨证论治纲领，划分出温病所犯部位的浅深层次。在这一理论指导下，他明确指出：温病的病因是温热之邪，不是风寒之邪；其感受途径是口鼻清窍，而不是由皮毛而入；其传变规律，是由卫而气而营而血为顺传，由肺自陷心包为逆传，而不是由表及里，由太阳经而少阳经而阳明经而太阴经……之顺六经传变。邪在卫分，主证有发热、微恶风寒、无汗或少汗、头痛、咳嗽、口渴、脉浮数、苔薄白等或肺卫见证；邪在气分，主证有身热、汗自出、不恶寒反恶热、口干欲饮、苔黄燥、脉滑数等里热见证；邪入营分，主证有烦躁不安、入夜不寐、斑疹隐现、舌质红绛等热伤营阴和心神被扰的见证；邪入血分，主要有身热、吐血、衄血、便血、斑疹透露、舌质深绛等热盛动血见证。

清·吴塘在继承前人的基础上，结合自己的临床经验，著《温病条辨》，创立了温病的三焦辨证体系。他将温病的传变过程由浅入深分成三个层次，上焦—心肺、中焦—脾胃、下焦—肝肾，病机紧扣相关脏腑。吴氏提出“温病由口鼻而入，鼻气通于肺，口气通于胃。肺病逆传则为心包，上焦病不治，则传中焦，胃与脾也，中焦病不治，即传下焦，肝与肾也。始上焦，终下焦，温病以手经为主，未始不关足经也。”在传变过程中，强调个体正气的抗邪能力，不一定三焦传遍，如不伤阴，可中道而愈。

清·王孟英除赞成卫气营血辨证之外，又将其分为外感温病与伏气温病两大类。

此外，由于传染病有一些特殊的临床征象，中医学常采用一些特殊的诊断辨别方法，如辨气、辨色、辨舌、辨脉、验齿、辨斑疹、辨白痦、辨症状、察神色等，都很有参考价值，是温疫辨证学之精华和诊断疾病的主要依据。

中医学对传染病的诊断模式至今未有统一，上述模式可看成是辨证的发展，应互相补充而不是互相排斥。

总之，中医学对传染病的诊断是抓住了致病物质“邪”（包括多种细菌与病毒）在进入人体之后，引发患者的各种反应特点而作为辨证依据的。

传染病的治疗

传染病治法的确立，是在温病辨证施治的指导下，根据辨证与辨病的结果，确立相应的治疗方法。中医学对传染病治疗的优势，不仅在于有多少张验方，更可贵的在于有正确的理论指导。

中医学重视“邪气”对人体的伤害，但更重视“正足以胜邪”的观点，在治疗过程中处处注意维护人体的“正气”，故有“留人治病”之原则。“祛邪”是治病常法，其宗旨不单在于杀灭病邪，而更重在将“邪”逐出体外，或给“邪”以出路。叶天士说：“或透风于热外，或渗湿于热下，不与热相结，势必孤矣。”这种扶正祛邪的论述，可以看作是中医治疗传染病的战略思想。中医学认为，温病治疗的关键在于诊断病情的发展和变化，即所谓“截断法”。以卫气营血辨证为则，提出“在卫汗之可也，到气才可清气，入营犹可透热转气，入血犹恐耗血动血，直须凉血散血……”的治疗大法。传染病的诊治不外乎“伤寒”和“温病”的范畴，但从专业而言，似乎温病学说更贴近临床实际，也更便于临床医师的掌握和应用。

一、辨证施治的常用治法

1. **解表法** 通过疏泄卫表、透邪外出的方法，以解除传染病初起邪在卫分的一类治法。由于病邪种类有风热、湿热、燥热及寒邪束表等不同，所以解表法又分为：疏风泄热法，常用方剂为桑菊饮、银翘散等；透表清暑法，常用方剂为新加香薷饮等；宣表化湿法，常用方剂为藿朴夏苓汤；疏表润燥法，常用方剂为桑杏汤。

2. **清气法** 用寒凉之品以清除气分无形邪热的一类治法。清气法的主要作用是清泄气分邪热，根据气分无形邪热的所在部位、病势浅深、病邪性质的不同，解气热法可分为：轻清宣气法，常用方剂为栀子豉汤；辛寒清气法，常用方剂为白虎汤；清热泻火法，常用方剂为黄连解毒汤。

3. **和解法** 通过和解、疏泄、分消，解除在半表半里之病邪的一类治法。常用的和解法有：清泄少阳法，常用方剂为蒿芩清胆汤；分消走泄法，常用方剂为温胆汤；开达膜原法，常用方剂为达原饮等；和解截疟法，常用方剂为柴胡截疟饮。

4. **祛湿法** 用芳香化湿、苦温燥湿及淡渗利湿之品以祛除湿邪的治法。分为：宣气化湿法，常用方剂为三仁汤；燥湿泄热法，常用方剂为王氏连朴饮；分利湿邪法，常用方剂为茯苓皮汤。

5. **通下法** 泻下攻逐里实邪热的一种方法。通下法对传染病的治疗有特殊重要的意义，常用的有：通腑泄热法，常用方剂为大承气汤、小承气汤、调胃承气汤；导滞通便法，常用方剂为枳实导滞汤；通瘀破结法，常用方剂为桃仁承气汤；增液通下法，常用方剂为增液承气汤。

6. **清营凉血法** 以寒凉药物清解营血分邪热的方法。治疗营血分证的方法有：清营泄热法，常用方剂为清营汤；凉血散血法，常用方剂为犀角地黄汤；气营（血）两清法，常用方剂如加减玉女煎、化斑汤、清瘟败饮。

7. **开窍法** 通过开通心窍而促进神志苏醒的治法。可分为凉开与温开，凉开的作用在清热解毒、安神镇静，用于温热之邪闭窍；温开的作用在化痰辟秽、宣窍苏神，用于湿浊闭窍。开窍法可分为：清心开窍法，常用方剂如安宫牛黄丸、紫雪丹、至宝丹等，临床上需根据热毒、痰浊、神志的不同特点对症运用；豁痰开窍法，常用方剂为菖蒲郁金汤。

8. **息风法** 以清热或滋阴之品平息肝风、控制痉厥的方法。具有凉肝息风和滋阴息风之作用。凉肝息风法，常用方剂为羚角钩藤汤；滋阴息风法，常用方剂如大定风珠、二甲复脉汤。

9. **滋阴法** 用生津养阴之品以滋补阴液的方法。主治各种邪热渐解而阴液损伤的病证。分为：滋养肺胃法，常用方剂为沙参麦冬汤、益胃汤、五汁饮等；增液润肠法，常用方剂为增液汤；填补真阴法，常用方剂为加减复脉汤。

10. **固脱法** 通过固摄津气与阳气以治疗虚脱之证的方法。主要适用于正气外脱的病变，如阳气外亡或为津随气脱。固脱法可分为：益气敛阴法，常用方剂为生脉散；回阳固脱法，常用方剂为独参汤、参附龙牡汤。

二、治疗传染病特异病原体的中草药

1. **抗白喉杆菌**　牛膝根、马鞭草、万年青根、银花、连翘、鱼腥草、蚤休、黄芩、野菊花、知母、贝母、虎杖、荆芥、麦冬、天冬、女贞子、旱莲草、大蓟、仙鹤草、当归、大蒜、木香、莲子草、石韦、甘草等。

2. **抗脑膜炎双球菌**　银花、贯众、黄连、生石膏、板蓝根、龙胆草、知母、连翘、钩藤、甘草等。

3. **抗结核杆菌**　百部、黄连、黄柏、夏枯草、猫爪草、苦参、银花、连翘、地丁、茵陈、地骨皮、黄精、玉竹、冬虫夏草、白及、远志、紫菀、款冬花、全蝎、蜈蚣、公丁香、两面针、地榆、白芷、柴胡、升麻、枳实等。

4. **抗伤寒、副伤寒杆菌**　马尾莲、马齿苋、了哥王、地锦草、虎杖、金沙蕨、海金沙、桂枝、仙鹤草、大蓟、小蓟、地榆、五倍子、黄精、木香、公丁香等。

5. **抗流感病毒**　大青叶、板蓝根、青黛、银花、连翘、射干、黄芩、黄连、黄柏、大黄、虎杖、鱼腥草、贯众、野菊花、柴胡、鸭跖草、牛蒡子、紫草、赤芍、丹皮、茵陈、防风、紫苏、香薷、佩兰、鹅不食草、紫菀、侧柏叶、黄精、五倍子、槟榔、生甘草、夏枯草、紫荆皮、一枝黄花等。

6. **抗虫媒病毒(流行性乙型脑炎)**　大青叶、板蓝根、青黛、鸭跖草、贯众、虎杖、空心莲子草、山葡萄、蛇蜕、银花、连翘、草河车、地耳草、八角莲等。

7. **抗乙型肝炎病毒**　贯众、佩兰、荔枝核、珍珠菜、黄芩、茯苓、大黄、虎杖、蛇舌草、黄连、丹参、黄芪、柴胡、郁金、连翘、甘草、厚朴、巴戟天、半枝莲、五味子、荷叶等。

8. **抗艾滋病病毒**　甘草、丹参、柴胡、紫花地丁、黄芩、夏枯草、白花蛇舌草、黄连、紫草、穿心莲等。

9. **抗流行性出血热病毒**　大青叶、板蓝根、紫珠草、银花、鲜生地、半边莲、白茅根等。

10. **抗钩端螺旋体**　穿心莲、土茯苓、山豆根、青蒿、鱼腥草、紫花地丁、大青叶、野菊花、银花、连翘、黄芩、胆木、黄连、黄柏、大黄、丹皮、钩藤、板蓝根、栀子、虎杖、马鞭草、地榆、大叶桉等。

传染病的预防

两千多年前中医学就奠定了预防医学的思想,《素问·四气调神大论》说:“圣人不治已病治未病,不治已乱治未乱。”《素问·刺法论》说:“不施救疗,如何可得不相染易者……不相染者，正气存内，邪不可干，避其毒气”，并需控制传染源、切断传播途径，“避其毒气”，即保护易感人群。《黄帝内经》的邪正兼顾的法则，成为千百年来中医学治疫、防疫的指导思想。

为了达到未病先防，古人已知“病从口入”，因此主张熟食，提出“百沸无毒”的观念。另外，焚烧苍术、艾叶，喷洒雄黄等进行空气消毒，用生石灰洒布屋角来杀灭病虫害，主张灭鼠、灭蚊、灭蝇，并对狂犬坚决驱逐捕杀等，对预防传染病的发生或流行，曾起过积极的作用。

《家传痘疹新法》记载有“终身但作一度，后有其气，不复传染焉”，观察到病后免疫现象。晋代葛洪《肘后方》记述了以狂犬脑敷治狂犬咬伤的方法，是古代“以毒攻毒”免疫学思想的体现。我国宋代已开始人痘接种，是最早的预防接种术，居世界之先。18 世纪，欧洲各种传染病频繁流行，天花是当时儿童死亡率最高的疾病，人痘术传入英国，以后又传入朝鲜、日本、俄国、土耳其、法国等国家，对于预防天花流行起到了积极的作用。人痘接种术之创造发明，并用以预防烈性传染病天花取得成功，是中国人对人类保健的一项卓越贡献。没有中国人痘接种术之发明，就不会有英国琴那牛痘接种术之发明。消灭天花，既要归功于英国人 1796 年发明牛痘接种，更要归功于中国人在 16 世纪即已发明的人痘接种术。

中医学在防治传染病中的意义

随着现代医学的发展和人类的进步，特别是抗生素的广泛应用，对传染病的防治发挥了重要的作用，发病率和病死率大幅度下降，不少传染病已得到了有效的控制。但是，随着生物的进化和变异，也陆续发现了不少新的传染病，如艾滋病、埃博拉出血热、传染性非典型肺炎等，同时由于抗生素的广泛应用，使不少病原体出现耐药株，一些曾经被有效控制的传染病又死灰复燃，因此传染病的防治仍是当前医学领域的重要课题和任务。

在新的形势下，如何运用中医学的理论和方法防治传染病无疑是对传统医学的一个极大挑战，运用中医学的理论进行科学研究也具有重大现实意义。

20 世纪 50 年代，采用蒲辅周先生的经验，运用“温热”和“湿热”两种不同的辨治方法，以白虎汤为主，辨证论治，中西结合，在控制石家庄和北京地区乙脑大面积流行上获得成功，显示了中医治疗传染病的特色和疗效。70 年代初，中国中医研究院从东晋时期的急症诊疗名著《肘后方》中找到提取青蒿素的记载，研制出治疗疟疾的新型中药制剂，作为救治凶险型疟疾的首选药物，并可显著降低恶性疟疾的复燃率，因此获得国家重大科技成果奖，其7天疗程给药方案，被WHO采纳为治疗恶性疟疾和体内敏感度测定的标准方案。目前，该类药物已在几十个国家注册，产生了巨大的社会效益和经济效益。80年代以来，中国援外医疗队多次报道：运用温病卫气营血理论和中医其他方法辨治艾滋病，获得了较好的疗效，改善了患者的生命质量，延长了患者的生命。2003年，SARS（严重急性呼吸道综合征）“肆疟”，综观抗击“SARS”整个过程，历代文献虽无此病名的记载，但运用中医温病瘟疫学说抗击“SARS”的方法与成效，证明了中医药在防治传染性非典型肺炎中有所作为，及早介入中医药治疗，在缩短病程和减少西药的不良反应或后遗症方面，显示出其优越性。此外，中西结合治疗流行性感冒、流行性腮腺炎、流行性出血热、流行性脑膜炎、病毒性肝炎、钩端螺旋体病等，也取得了较大的成绩。

面对众多传染病，中医学在传染病的病因、病机、辨证、治疗中显示出其特色和优势，今后，运用中医学理论和方法将为防治传染病提供新的更有效的治疗手段。

当然，中医学对传染病的防治也面临严峻的挑战，其理论与方法在许多方面还不能适应现代临床的要求，在疗效机制方面还不能完全阐明，对某些传染病的演变规律尚未完全掌握，在制剂方面还有待创新和提高。我们应更加全面地继承和发扬中医药防治传染病的经验和方法，借鉴现代科学和医学技术，立足临床，加强研究，开拓创新，为提高中医学防治传染病的疗效和水平及全人类的健康作出更多的贡献。

中医病名标准化的几点思考

随着我国卫生体制的不断改革，中医药事业的发展正面临着前所未有的机遇和挑战。中医药标准化是科学、规范研究中医的前提，是中医药走出国门，走向世界的桥梁。目前，日本、韩国等国家已经着手制定本国的传统医学标准体系，如果不积极探索中医药标准与国际标准的衔接技术，将影响中医药临床诊疗与国际的交流。我国在1995年已经颁布了《中医病证分类与代码》等国家标准，为开展中医药标准与国际标准衔接的研究打下了基础。但是，如何在中医病名与西医病名之间建立双向关联是中医药标准与国际标准衔接中急需解决的问题，目前这一领域鲜有研究报道。

根据2002年9月1日起施行的由卫生部和国家中医药管理局制定的《中医、中西医结合病历书写基本规范(试行)》第十条明确规定，"病历书写中涉及的诊断，包括中医诊断和西医诊断，其中中医诊断包括疾病诊断与证候诊断"的要求，目前在中医院病历书写中的诊断由一个西医病名与一个《疾病和有关健康问题的国际统计分类》ICD－10编码和一个中医病名、证候及相应的《中医病证分类与代码》TCD代码组成。鉴于理论体系的不同，且中医药标准与国际标准衔接技术的空缺，从而产生中医病名与西医病名之间衔接零散、杂乱的现状，使科学、规范地研究中医临床诊疗与西方医学之间难以相互关联，对中医药在国际医学领域中发挥应有的作用带来限制，因此尽快解决中医药标准与国际标准的衔接，才能加快中医药对外交流与合作的步伐，促进中医药健康有序地走向世界。

中医病名诊断的现状及存在的问题

病名是中医学在长期临床实践中产生和发展起来的重要概念，是中医学术体系的重要组成部分，辨病是中医临床不可缺少的内容。但是，由于各种历史原因，中医疾病的命名存在着混乱现象，给中医临床、教学和科研带来诸多不便和困惑。

一、病、症、证不分，以症命名

古代中医典籍中的病名诊断方法多样，临床病、症、证三者均可见于病名的诊断中，有时没有严格的区分，但实际上此三者之间又有严格的区别："病"是致病因素导致人体阴阳失调、气血逆乱、脏腑经络功能发生病理变化，呈现出一系列异常变化的全过程；"症"又称症状，或称症候，一般是指患者自身觉察到的各种异常现象，或由医生直接感知的机体病变的外部现象；"证"又称证候，是中医学特有的医学概念，是机体病理变化某一阶段的综合反应，能较集中地揭示病因、病位、病机、病性等内容，一定程度上表达了人体病变的特点和规律。病、症、证三者之间既有严格的区别，也存在一定的联系：就症与病而言，病是本质，症是现象；就病与证而言，病为证之源，证乃病之形，有证必有病，有病可无证，同病证各异，病变证亦变。确定中医各科病名时，必须严格区别三者概念，不能简单地将一个症状当成病名，亦不能把某种证候当作病名，从而混淆病、症、证之间的区别。

二、归属不定，一病多名

这是现阶段临床上最为复杂的问题。例如 ICD－10 代码为 K27 的"消化性溃疡"就有相应的中医疾病病名达 68 种之多，如此多样的诊断显然为中医诊治疾病的集中研究和病例资料的收集造成困难，这可能是临床研究中为什么多数以西医疾病为确定研究病种的主要原因，从而造成了中医病名的配属地位。

三、涵盖性广，数病一名

中医诊断病名常根据患者的主要临床症状进行命名，例如"呕吐"这一个中医病名可能和西医的多系统、多脏器的诸多疾病相关，如消化系统、血液系统、神经系统、肿瘤等疾病都可能引起临床患者以呕吐为首发症状或主要症状，但是只笼统地诊断为呕吐病显然对临床治疗和区分疾病的本质缺乏准确的定义。

四、个别疾病早期无病名可诊断

不少疾病早期可能没有明显的临床症状和体征，患者本人也没有特殊的不适，从中医的四诊结果难以明确诊断患者究竟有何疾病，但是，西医的现代化仪器或实验结果却已经明确提示某种疾病的发生，如糖尿病早期、肿瘤早期等，这种无证可辨、无证可查的尴尬使中医丧失了早期诊治疾病的良机。

解决问题的方法探讨

中医病名规范化、标准化是关系到中医临床、教育以及深入研究中医学的一项十分重要的工作，是一项科学性强而又十分艰巨的学术任务，是目前急需解决的课题之一，也是中医学和西方医学接轨的前提。目前，解决这一难题还面临着很多困难，我们可以尝试从以下几个方面加以探索。

一、以中医传统理论为基础，规范中医命名原则

中医疾病的命名是基于中医基础理论之上的对某一疾病的高度概括，因此，中医疾病的命名首先必须以中医辨证论治为核心，从病因病机、理法方药等方面加以系统阐述，保留其自身的系统性、独特性。同时，中医的命名还要尽可能满足临床和科研、教学的需要，过去由于中医病名没有统一的原则，各种学术流派体系众多，医者往往从各自不同角度对各科疾病加以命名，使一些病名重叠，出现一病多名现象，有的病名晦涩难懂，不宜临床使用。例如"肺痨"一病，就有"尸注"、"鬼注"、"骨蒸"、"伏连"、"传尸"等诸多命名，如果将这些病名一概用于临床，显然只会干扰疾病的诊断和治疗，毫无实际应用价值，而"肺痨"既便于临床理解和运用，也能和西医的"肺结核"相互关联，因此可以用此病名代表即可。另外，中医疾病的命名还要取得大家的公认。中医病名规范化的根本目的就是为了便于临床实际应用，因此，中医病名的确定要尊重临床使用的普遍习惯性，不仅要尊重前贤医家的观点，亦应得到现代医家的公认，为中医疾病命名标准化奠定基础。中医疾病的命名一定要科学、准确，并保持相对稳定，其确定必须是在中医理论的指导之下，通过科学论证并得到共识，然后确定下来，对已经确定的病名，要保持相对稳定，不宜随意变更，这样既有利于中医临床、教学和科研工作的可持续开展，对于继承发扬中医学也具有深远意义。规范化病名确定后，从各种医学专著到临床实践，都必须使用规范化之病名。当然，各科疾病病名的规范化，都有一个逐渐和反复修订的过程，最后逐步达到中医病名标准化的目的。

二、处理好继承与创新的关系，有"扬"必有"弃"

中医病名规范化必须保持中医特色，但随着医学模式和生存环境的改变，某些疾病有了新的发展，增添了新的认识，加之中西医之间的互相渗透，有些中医病名也可以根据临床实际应用情况，与西医学病名同名。在临床和教学中，应根据实际情况对中医病名进行不断地修改和提高，例如中医黄疸病，在《中医内科学》中分为"阳黄"、"阴黄"和"急黄"，但在临床上常常会遇到许多慢性肝炎患者其黄疸很难明确诊断为"阳黄"或"阴黄"，热象和寒象均不明显，这时硬要分出"阳黄"或"阴黄"并不符合临床实际，且简化了黄疸病证的辨证内容，肢解了黄疸病证的演变规律及其完整性，且临床所见的"阴黄"与"阳黄"也绝非仅仅是一种并列关系。其实,阳黄与阴黄往往是相互交错的,常有患者黄色鲜明如糯子色为阳黄,按阳黄论治而不效者;黄色晦暗如烟熏为阴黄,按阴黄论治而不效者;有症见黄色鲜明,而有食欲不振、脘腹胀满、大便稀溏、舌淡苔白腻、脉沉缓迟等;或亦可症见面黄肤黄如烟熏、身常畏寒、手足心热、口干喜热饮、知饥不欲食、多食则胀、大便溏结不稠、心烦寐差、小便短赤、舌质嫩红、舌苔微黄而厚腻等,按证推理其黄疸应属阳黄和阴黄之间的阶段,故可称之为"介黄"。"介黄"的引入为中医诊治黄疸拓宽了思路,提供了方便,使中医治疗"黄疸"的理论更加符合实际。

三、利用科研手段,搭建中西医病名之间的联系桥梁

利用现代科研手段,通过合理的设计、衡量与评价,将流行病学、医学统计学、卫生经济学、社会学、运筹学等新学科的原理和方法与中医理论相结合,探讨中医病名规范化和标准化研究,可以通过移用、释义、归纳、新建等方法努力为中西医病名之间的联系搭建桥梁,才能真正促进中医药规范自身、走出国门、连接世界,推动中医药事业的全面发展。

四、学术民主,求同存异,不断完善

人们认识事物都有一个过程,从现象逐渐到本质,而概念则是最初的思维模式。对病名的认识也有一个从最初思维模式到本质认识的发展过程,这个过程应该是一个逐渐对疾病不断深化和完善的认识过程。中医学之所以取得了今天的巨大成就,就是因为中医学汇集了诸子百家的学术精华,取长补短,集思广益,才形成了中医博大精深的学术体系。因此,对中医病名的规范性研究,也要充分听取大家的意见,求同存异,并在实践中不断完善,最终走向符合中医理论体系并能与国际医学接轨的标准化道路。

《中医病证分类与代码》与《疾病和有关健康问题的国际统计分类》ICD－10标准相关性研究

对于中医病名的规范化研究,已取得关键性突破,并引起政府主管部门和相关专家的高度重视。国家标准《中医病证分类与代码》自1995年颁布以来,为规范中医病证分类、促进学术发展、加强国际学术交流发挥了重要作用。西医病种的命名已经达成共识,在国际上普遍按照《疾病和有关健康问题的国际统计分类》ICD－10统一编码。但是,此两者缺乏关联性研究,往往是一个西医病名对应数十上百个中医病名,同时一个中医病名也会有许许多多的西医病名相对应,这就为中西医临床诊治疾病和科学研究带来障碍。

为此，受国家中医药管理局委托，中医医院医疗质量监测中心承担了“《中医病证分类与代码》与《疾病和有关健康问题的国际统计分类》ICD－10标准相关性研究”的课题，本课题将通过对海量监测数据的回顾性分析，选择具有代表性的病种，通过统计学分析结合专家问卷调查，从临床和理论两方面对中西医病名之间的关系进行深入探讨，寻找中西医病名对照研究的科学途径，解决《中医病证分类与代码》标准与《疾病和有关健康问题的国际统计分类》ICD－10标准之间的衔接技术，建立与国际标准化组织合作的交流平台，同时与世界卫生组织的多个传统医学中心合作，努力制定传统医学的国际标准，推进传统医学的共同发展。目前，课题组已经完成了研究病种的选择和海量监测数据的回顾性分析等重要工作，其他研究内容也在有条不紊地开展，我们期待通过新的探索，顺利地推进中医药标准化工作。

中西医结合的几点思考

一、什么是真正意义上的“中西医结合”

这是以往争论、商榷了半个世纪，迄今尚未完全明确概念和内涵的问题，究其原因，大致有以下几个方面：① 对传统医学（中医）和现代医学（西医）两种不同医学体系的了解和理解（客观与微观、整体与局部等）有差异；② 对“中西医结合”和“新医学派”的目标及指标的界定有差异；③ 对以往中西医结合工作的回顾和评估有差异；④ 建立中西医结合医学的特点有难度，缺乏可以借鉴的模式和手段；⑤ 理论与实践的错位，以及来自社会和中西医界的偏见或阻力；⑥ 缺乏长期性、战略性的规划，中西医结合医学在教（专业、教材、师资）、医（诊疗规范、制剂、技术）、研（科研项目、实验室）等方面尚未形成自身的体系和基地。总之，都是由于思想认识和实践活动的滞后所导致的结果。

二、中西医结合的历史回顾

清代李鸿章首先提出“中西医要结合”的口号，孙思邈则是中西医结合的第一人，在《医学源流论・千金方・外台论》中作了评述。明末西医传入中国，方以智也涉及中西结合工作，遗作《物理小识》十二卷可为明证。之后以唐容川和张锡纯为代表的中西医汇通派进一步发展，并著有《一斑录》、《中外卫生要旨》、《中西汇通》、《医学衷中参西录》。中华人民共和国成立后，开创了这一领域的新局面，并涌现了像陈可冀、沈自尹等一批中西医结合专家。

三、对中西医结合医学现状的评估

概括而言为“有发展，少创新，无突破”，这是从全国范围内中西医结合医学工作的广度和深度加以分析得出的初步结论。具体的例证是：① 已经拥有一支中西医结合的队伍，并且发挥了推进中医和中西医结合医学的骨干作用；② 全国已有 194 所中西医结合医院（2005 年《全国中医药统计摘编》），国家已经确定了首批中西医结合重点医院；③ 在绝大多数的中医机构中都不同程度地开展了中西医结合工作；④ 出现了一批高水平的中西医结合医学科技成果，如活血化瘀、肾本质、青蒿素等研究;⑤ 中西医结合医学已经引起国外的关注并被认可和进行深入研究(包括中药、针灸、推拿等领域)。

但是在其他方面,特别是中医的某些基本理论尚未阐明,相当部分的中西医结合工作停留在“西医诊断,中医治疗”或“中药加西药”的低级水平,特别是如何将循证医学的概念、原则和方法应用到中西医结合临床实践还很不够。因此,目前我国仍处于中西医结合医学的初级阶段。

四、中西医结合工作的展望和若干对策

由于社会环境和生活方式的变化,人类的疾病谱也在不断地发生改变。许多目前西医学还不能完全解决的难治性疾病,成为影响人类健康的杀手,而中医药已经证明可以发挥独特的疗效。“以人为本”、“回归自然”的理念已经成为全人类的共识和追求目标,因此为中医药,当然包括中西医结合医学创造了良好的外部环境和形成了客观需求市场。以病毒性肝炎而言,目前在国内61%～70%的患者接受了中医药加保肝药的治疗,在恶性肿瘤、心脑疾病等专科,中医药和中西医结合治疗也占了相当的比重。随着国际上对传统医学的研究和应用不断拓展,从临床到理论的突破也绝非不可能,从这个意义上来说,中西医结合医学是大有前途的,当然这是长期和艰巨的任务。

作为我们这一代中医人,可以做的事情是:

(1) 认真学习,不断提升自身素质。继承中医传统是中西医结合的根本,一定要做到“爱而信,信而学,学而通,通而用,用而验,验而进”。“中西医结合的关键是西医学习中医”,这句话是十分正确的,有条件的西医师和中医师还应该学习本专业以外的学科知识(如药理学、病理学、免疫学、微生物学、分子生物学等),更重要的是把握本专业的前沿发展方向,这样才能准确定位中、西医的优势与不足,扬长补短,或取而代之。掌握中西医两套知识和技能,有利于找到中西医结合医学的切入点和突破口,如从免疫调节着手提高治疗慢性乙肝的疗效就是从两种医学对本病认识过程中得到的启发,同时要学习新技术,力求做到“洋为中用”。

(2) 勇于实践,敢于创新。尽管处在中西医结合的初级阶段,但要不断探索和前进,要敢于否定应该否定的东西,肯定必须肯定的成绩,尽可能改变目前还存在的“偏而不正、缺而不全、俗而不雅、杂而不精、混而不清、能而不为”的现象。中西医结合工作者要加强临证实践和多学科的研究,学习借鉴循证医学的原则和方法,以提高临床疗效为基点,争取中医基础理论方面的突破。

(3) 发扬学术民主,避免无谓“争论”。从现实情况出发,目前要对中西医结合有一个科学、明确、全面的认识和定义还缺乏条件,还需要更多的“证据”,因此要把精力和时间花在学习知识、临床实践和科学研究方面,不要在“理论”上做文章,搞辩论,因为这无助于推进“中西医结合”,还可能破坏团结,造成压力和阻力。要鼓励和允许不同的学术观点和思维方法,通过实践作出科学的评价,并且推动中西医结合医学由初级向高级阶段发展。开展学术活动,围绕“中西医结合医学发展”的主题,专题讨论,百家争鸣,服从真理。总结经验教训,从理论上、方法上进行有益的探索,本着“慎终追远”和“求同存异”的原则,逐步达成共识,指导和推进中西医结合医学。

(4) 制定科学、可行的中西医结合医学发展的中长期规划,切实解决中西医结合医学专业的教学、医疗、科研工作所面临的问题。从理论上讲,发展应是渐进的、渗透的、试点的,而不是跨越的、压铸的和全面开花的,力求稳步地达到预期的目标。在制定计划的基础上,完善和落实各项保障措施,逐步使中西医结合医学成为独立的医学体系。

(5) 在当前和一定时间内,要抓好中西医结合医学的前期和继续教育工作,包括专业设置、教材建设、师资队伍、临床实践等,为中西医结合医学的可持续发展奠定基础。

1982 年查尔斯曾预言:“今天的替代医学,可能就是明天的正统医学。”我相信,“中西医的完美结合,最终将创立我国的新医学派”,这是宏伟的目标,并不是遥不可及或高不可攀的目标,需要我们几代人的不懈努力。

《中西医结合之我见》补遗

自 1956 年倡导“中西医结合，创立新医学”以来，经历半个世纪之久，有关“中西医结合”之话题不计其数，但仁者见仁，智者见智，众说纷纭，赞成、怀疑、否定……莫衷一是。

我从事中西医结合工作 40 年，平心而论，颇有体会，但无定论。静思之余，总有一种既清晰又模糊的感觉。某日忽然顿生灵感，所谓中西医结合新医学派，可否用“亦中亦西，非中非西，源于中西，高于中西”的含义来表述。其内涵难以三言两语释清，但“亦、非、源、高”四字似乎已能概之，关键在于绝不能造成“不中不西，只西不中，重西轻中，褒西贬中，崇中排西，甚至中西对立”的局面。其实，当年张锡纯等中西医结合前辈提倡的医学衷中参西已经指明了方向和方法，只是在新的历史条件下，应作进一步的发展和深化。关于中西结合医学的特点和优势，也是论说多多。曾遇陈可冀院士，论及此事，我提出可用三句话概括，即“能为西医之已为，善为西医之所为，敢为西医之不为”，此以自己从事的肝病专业所获之经验和证据足可佐证，陈老表以首肯。我意“能、善、敢”三字已能宏观地表明中西医结合医学之优势所在，然而无论中医、西医均非完美无缺，故我提倡“中医之未明处，西医助之；西医之未能者，中医补之”，不失为一种合乎逻辑和可行的方法。

偶读《易经》第 64 卦，颇有启发。卦名“未济”，释义：先为“亨”，即办事通顺，但又“水火不交，事尚未成”，故当“辨明是非，慎择其所”。思其与中西医结合医学似有隐约相符之处，意即中西结合医学前途堪喜，事可遂愿，但离成功还有诸多曲折，应当认清正误与好坏，慎重和正确地找到其定位和途径。凡有志于中西医结合医学的同仁，可作借鉴，是否附会，尚祈商榷。

中西医结合的新任务新希望

中西医结合医学已经走过了几十年的坎坷历程，在老一辈中西医结合专家的带领下，通过中西医结合工作者的共同努力，取得了可喜的成就。但平心而论，迄今中西医结合医学仍然处于发展中的初级阶段。在医学领域中，尚未确立其应有的地位，也未发挥其优势作用。回顾这段历史，有许多值得总结的经验教训。笔者认为造成目前局面的原因很多，最主要有两点：一是思想认识尚未统一和明确。一种观点是20世纪50年代提出的中西医结合是"我国医学发展的唯一道路"、"创立新医学派的必由之路"或"实现中医药现代化的重要途径"；另一种观点则认为中西医学是两种不同的体系，根本不可能融合或结合，两者都是从片面的立场或角度来观察和分析中西医结合医学的。其实，孙思邈、叶天士、张锡纯和一些在世的名老中医，早已涉足中西医结合并用于临床，这是不争的事实。50年代之后，作为党中央卫生政策的重点之一，中西医结合医学取得了长足的进步，涌现出陈可冀、吴咸中、沈自尹等一批著名的中西医结合专家，在各自的领域中作出了重要的贡献，并被国内外同行认可。中西医结合作为我国卫生战线三支力量之一的地位已经确立。但是，由于种种原因，这支队伍正面临后继乏人、后继乏术的情况，如果不加以重视和采取必要的措施，中西医结合医学的继承和发扬将面临比传统医学更加严峻的局面。二是思路和方法问题。长期以来，如何按照中西医融会贯通的目标开展临床和科研实践还没有很好地解决，尤其尚未找到最佳的切入点和突破口。尽管取得了一定的成绩，但距离真正的中西医结合还有不少的差距，这也是从事中西医结合的工作者感到十分困惑的难题，也在一定程度上影响了中西医结合工作的发展。

有人提出，中西医结合应该包含三个层次。第一是技术层面，目前相当部分的中西医结合工作就停留在这一层面。简单地说，是应用现代科学和医学技术来研究某些中医药的基础或临床问题。相对而言，这方面的工作难度不是很大，但是从深层次，特别是在中医基础理论方面的探索还远远不够。第二是理论层面,中西医学到底能否融合或结合,仍有不同的看法。笔者认为,从科技发展史的角度进行预测,应该是有可能的,尽管目前还有许多难以逾越的鸿沟,但是随着科技进步、交叉学科的发展,可以预见两种思维方法和技术路线很不相同的医学体系在某些方面逐步结合并最终实现融会贯通是有可能的,问题在于时间、程度及水平,这也是符合事物发展的客观规律的。第三是方法层面,即使西医学的还原论和中医学的系统论互相结合。从根本上讲这是实现中西医结合医学最重要的关键,只有解决了这一层面的难题,才能使中西医结合医学不断地从初级向高级发展并产生全新的、科学的、可行的方法论,某些目前难以解决的问题也可能找到答案。事实上,上面三个层面是互相促进和制约的,只要认真地、有效地解决某一层面的问题,就能推进中西医结合医学向纵深发展。

为了推进和加快中西医结合医学发展的步伐,从事中西医结合的工作者首先要达成共识,认清目标。中西医学各有所长也各有所短,因此中西医工作者要克服和纠正彼此的藐视或偏见,要虚心地学习和了解双方的内涵,取长补短,共同发展,要加强沟通,寻求切入点和突破口。个人认为循证医学应是中西医结合的基础,按照这一医学实践的普遍原则进行临床实践或研究,可能会找到更多的共同语言。单病种可以作为较好的切入点,从肝炎、冠心病、溃疡病等基础较好的病种着手,探讨中西医结合的方法,制定中西医结合的诊疗指南,通过不断的积累走出新的路子。实践证明,加强中医的基础理论研究是实现中西医结合的突破口,只有在这个领域中有所突破,才能为真正的中西医结合医学奠定坚实的基础。虽然任重道远,但是一定要坚持走下去。要发扬学术民主,活跃学术气氛,学术问题只能通过百家争鸣的方法得到解决,不能“扣帽子”、“打棍子”或摆出“权威”、“卫道士”的架势压服不同的意见,这样非但不能解决问题,反而容易造成隔阂,于事业于自己都不利;要有大将风度,乐于听取不同的声音,正确引导,以理服人,暂时不能取得统一认识的也可以求大同存小异,在实践中逐步达到一致。《中西医结合学报》的诞生,为广大的中西医结合工作者提供了新的园地,开辟了新的窗口。作为中西医结合队伍中的老兵和新人,都应该珍惜这一园地,共同灌溉,为发展中西医结合事业添加一份力量。

时代的要求、老一辈专家的担忧、社会和患者的企盼,对中西医结合医学提出了新的任务和需求。中西医结合工作者必须坚持创新观念,以新的思路、新的举措开创中西医结合医学的新局面。与时俱进,加快发展,培养和造就一支新的高水平的中西医结合人才队伍,真正为我国和世界医学作出应有的贡献。

中医药治疗慢性丙型肝炎的现状和展望

丙型肝炎是一种流行较为广泛的病毒性疾病，据统计，全球有1.7亿人口感染丙型肝炎病毒(hepatitis C virus，HCV)，占全世界人口的3%左右(世界卫生组织，1999年)。丙型肝炎临床症状相对较轻，易慢性化，发生肝硬化(HLC)及肝细胞癌(HCC)的比率也相对较高，严重危害人类健康。丙型肝炎病毒于1989年被正式命名后，中医药学者便针对其病因病机、治法方药进行不懈的探索。

1. 丙型肝炎的中医研究现状

中医学认为丙型肝炎多是由湿热疫毒之邪所致，湿热疫毒贯穿疾病始终，肝血瘀滞是病变核心，正气亏虚是疾病缠绵难愈的关键。病位以肝、脾、肾为主，病变过程中具有气滞、湿阻、血瘀、正虚等病机特点。临床上丙型肝炎一般分为5型：湿热中阻型、肝郁脾虚型、肝肾阴虚型、脾肾阳虚型、瘀血阻络型。

各医家对感邪之后的演变经过的认识不尽相同，而治法方药也各有侧重。周珉等认为疫毒始终是慢性丙型肝炎的主要致病因素，且贯穿疾病始终，以凉血解毒、调养肝脾为治则创立了丙肝宁冲剂(水牛角、制大黄、黄芪、虎杖等)；齐京等以关幼波气血辨证痰瘀学说为理论基础，应用益气活血、解毒化痰法(生黄芪、白芍、丹参、橘红等为主药)治疗慢性丙肝；陈建杰等认为慢性丙型肝炎为本虚标实之证，实则与热、毒、湿、瘀有关，虚主要为脾肾亏虚，提出必须重视人体肾气；蒙医家传的“松栀丸”治疗丙型肝炎亦取得较好疗效。

为提高疗效、减少不良反应，许多医家采用干扰素联合中药治疗丙型肝炎。张如坤采用干扰素联合苦参碱注射液治疗慢性丙型肝炎；王丽等在干扰素治疗的基础上加用苦参素，疗效优于干扰素单一疗法，且中药可以调节免疫，有利于病情稳定，减轻干扰素所致粒细胞下降的不良反应。

经过多年临床实践和经验总结，上海中医药大学附属曙光医院以猫人参为主药创立了清肝冲剂(猫人参、黄芪、刘寄奴等)，并以此方治疗127例慢性丙型肝炎，经过6个月治疗，结果有39例(30.7%)HCV-RNA转阴，随访1年有27

例(21.3%)转阴;干扰素组分别为19例(47.5%)和10例(25%),两者比较差异无统计学意义,但清肝冲剂在保肝降酶、促进蛋白合成和抗肝纤维化方面明显优于干扰素。

2. 临证体会

临床治疗当以辨证为主,结合辨病。有时实验室检查为慢性丙型肝炎,但缺乏症状,甚至舌脉也无明显改变,针对这种无证可辨之时,当以辨病为基础,结合理化检查结果,参照慢性丙型肝炎的病因病机病位等特点施治。

慢性丙型肝炎为进展性疾病,早期为湿热壅盛,中期则肝郁脾虚,久病及肾、入络,故后期多肾虚血瘀;在辨证辨病的同时要考虑"病"和"期"的动态变化,治疗当分不同阶段:早期清热解毒,中期舒肝健脾,晚期补肾抗纤,清热解毒应贯穿治疗始终。各个阶段用药也有所侧重,须灵活变通,临床常用药物组合可有猫人参、虎杖、黄芩清热解毒,降酶退黄。猫人参有抗病毒和调节免疫的双重功效,常用量为15~30 g;大黄、车前子、甘露消毒丸为急性肝炎和慢性肝炎活动期证见肝胆湿热常用之药,旨在湿热并除,从前后二阴使邪有出路。常用制大黄,用量15~30 g,生大黄则用9~15 g,以保持每天两次稀便为准;健脾多用党参、白术、茯苓,诸药性平温和,健脾而不生内热;舒肝常用香附、郁金、柴胡,柴胡用量宜小,使用时间宜短,以防其劫肝阴;补肾用滋而不腻的枸杞子,温而不燥的仙灵脾、仙茅;丹参、当归、鳖甲为慢性肝病常用药,不论急性、慢性或肝炎后肝纤维化,血瘀为其共同的病理改变,因此都应用活血药,但亦有选择,如鳖甲用于肝纤维化,若肝功能明显异常时慎用;丹参、当归均可入药,如女性患者病情稳定期、无出血倾向、大便正常者多用当归。当病情处于活动期,特别是有出血倾向时必须慎用活血药。

3. 问题与展望

尽管对慢性丙型肝炎的中医药研究做出了巨大努力,也取得一定的成绩,有许多问题也值得注意和思考:

(1) 临床试验水平较低。关于中医和中西医结合疗法抗丙型肝炎病毒治疗的中文文献,2001年以来共检索到23篇,但是设立对照药物的文献只有12篇,其中2篇文献设立的对照药物无可比性。究其原因是没有把"循证医学"的原则引入中医药研究领域,在临床试验设计、数据统计方面存在诸多问题,如病例分组、随机盲法、基线资料、设立对照和统计学方法等,导致中医药研究缺乏高级别的证据。中医药国际化,首先中医药论文国际化,这样就要求试验的设计符合循证医学标准，得出确实可信的结果，才可以被更多人接受。

（2）临床研究诊断标准和疗效判定标准不科学。临床研究采用的观察指标不一定要求新、求全，但一定要精确可信，能准确反映研究的结果。国内中医中药报道很多采用抗- HCV 阳性作为慢性丙型肝炎的诊断标准，以其阴转作为疗效判定标准，由于抗- HCV 存在滞后性和假阳性，因此不能作为疗效判定标准。

（3）临床研究或报道的可信性。病例选择标准混乱，随访时间过短，HCV 检测方法不统一等，使得研究结果失真，中医药抗 HCV 的疗效较高，同一结果不能重复，可信性大大降低。

关于慢性丙型肝炎的中医药研究还有很多问题需要探讨和解决。

（1）规范中医药治疗丙型肝炎的辨证分型标准和疗效判定标准。开展慢性丙型肝炎辨证分型的客观化研究，在现有基础上扩大病例，进一步验证和讨论，达成共识，制定切实可行的标准，推广应用，不断完善。

（2）对目前报道有价值的治疗慢性丙型肝炎的方剂和中成药进行多中心、随机、双盲的临床验证，做出肯定或否定的客观结论，并推广应用，取得成效。在此基础上开展相关的机制研究，提高水平。

（3）组织高层次的科研协作，严格按照 GCP 原则和方法进行前瞻性研究。

（4）立足中医药的优势，结合现代医学进展，开展多学科多领域合作。丙型肝炎和乙型肝炎在发病机制方面有很多不同，但机体的免疫状况却是其慢性化的最主要原因，目前治疗效果较差的主要原因之一也是不能充分调动机体的免疫。笔者认为今后应在通过免疫调控途径治疗慢性丙型肝炎方面做更多的探索，因为免疫的作用已越来越引起国外专家的重视，而免疫调控正是中医药的优势之一。

（5）摆正中医药在丙型肝炎防治过程的位置。在丙型肝炎防治的不同阶段，中医药能发挥的作用是不同的，不能夸大或忽视这些作用。治疗丙型肝炎当以抗病毒为第一要务，而干扰素或干扰素联合利巴韦林是目前唯一公认的抗丙肝病毒药物，由于其疗效有限，不良反应明显，中药可以配合治疗，以提高疗效；但治疗丙肝只抗病毒是不够的，在保护肝细胞、退黄降酶方面中药却有着独到的优势，尤其是抗肝纤维化方面，这时中医药则是治疗的主力军。

西医最大的优势是在工业革命后得到了现代科学技术的支持，所以更注重“数据”或是“指标”的改善；由于历史局限性，中医更加注重的是症状的改善、生活质量的提高和生命的延长。随着循证医学的不断推广，生活质量和最终结局越来越引起学者的重视，因为医生面对的是患病的“人”，而不是单纯的“病”，从这一点来说，完全有必要把这两者充分结合，各自发挥长处，为人类健康服务。只要我们认真总结经验，汲取现代科学成果和科研方法的精华，注重中医药的整体优势，坚持不懈地深入研究和实践，就一定能是慢性丙型肝炎的防治各自提高到新的水平。

（中国中西医结合杂志，2008 年 1 月，第 28 卷，第 1 期）

中西医治疗慢性乙型肝炎的问题和对策

乙型病毒性肝炎已经成为全球性的公共健康问题。据统计目前全球每年有100万以上的人死于乙型肝炎病毒(HBV)感染及其相关性疾病。中国尚有约9 800万 HBsAg 携带者和3 000万慢性乙肝患者,病毒性肝炎的发生率和病死率均居全国疾病统计的前列。近10年来,根据上海中医药大学附属曙光医院肝科门诊的初步统计,肝病防治出现了“三多”现象:一是难治性肝炎患者增多;二是肝硬化就诊比例增多;三是与肝炎相关的疾病增多,如脂肪肝、肝源性糖尿病、乙肝相关性肾炎等。

治疗慢性乙肝主要环节是:① 抗病毒;② 保护肝细胞;③ 调节免疫;④ 阻止肝纤维化,其中的关键是抗病毒。但现有抗病毒药物存在某些缺点,如远期疗效欠佳,病毒变异、耐药,不良反应及费用昂贵等,因此迄今尚无理想的抗病毒药物用于临床。

中医中药治疗慢性乙肝及其相关性疾病已有不少报道,并在多个环节显示不同的疗效,但至今还有许多需要解决的问题。为了提高慢性乙肝的疗效,国内报道了中西医结合治疗本病的探索和研究,初步结果表明采用合理的中西医结合治疗方案,在改善肝功能、抑制乙肝病毒(HBV-DNA、HBeAg 转阴及其血清转换)以及降低 HBV 变异率、提高生活质量等方面都显示了一定的优势。如王炳坤等对治疗组(42例)用肝康散(蚂蚁、生黄芪、柴胡、生山楂、鸡内金、生首乌、女贞子、生大黄、蚤休、参三七),每次5 g 口服,每日2次,并联合拉米夫定等保肝支持疗法;并以拉米夫定治疗为对照(40例),治疗 HBeAg 阳性的慢性乙肝患者,疗程均为6个月,结果治疗组 HBV-DNA 转阴率为64.3%,HBeAg 转阴率为66.7%,HBeAb 转阳率为42.9%,与对照组比较差异均有统计学意义($P<0.01$)。张友祥等应用拉米夫定与补肾冲剂[主要成分为巴戟天、枸杞子、丹参、虎杖等8味中药,由上海中医药大学附属曙光医院制剂室提供,每包10 g,批号:沪卫药剂 N(93)-080(曙光)]。联合1组29例:补肾冲剂20 g,每日2次口服,

共 26 周，联用拉米夫定 100 mg，每天 1 次口服，共 52 周；联合 2 组 31 例：补肾冲剂 20 g，每日 2 次口服，共 52 周，联用拉米夫定 100 mg，每天 1 次口服，共 52 周。对照组 28 例单用拉米夫定，治疗结束时对照组和治疗组 HBV－DNA 转阴率分别为 75.0%和 93.5%；HBeAg 转阴率分别为 17.8%和 22.6%，12 个月后两组 HBV 变异率分别为 25.0%和 3.2%（$P<0.05$）。蔡晓明设对照组（32 例）服用拉米夫定，治疗组（32 例）服用拉米夫定加叶下珠片（由叶下珠 1 000 g 及淀粉 47.5 g 制成，大理白族自治州中药制药有限公司生产），每次 5 片，每日 3 次，疗程均为 6 个月。6 个月后治疗组和对照组 HBV－DNA 转阴率为 87.5%和 78.1%，HBeAg 转阴率为 56.3%和 28.1%，HBeAb 转阳率为 37.5%和 15.6%。盖欣等研究表明，叶下珠片可以作为拉米夫定耐药的乙型肝炎治疗的用药选择，其作用机制可能是通过提高机体的细胞免疫功能，改善体液免疫功能，特别是提高红细胞免疫黏附功能，从而促进乙肝病毒的消除。

回顾至今中医和中西医结合治疗慢性乙肝的情况，主要存在的问题。

1. 临床和实验结果需要再评价。实验研究及临床前药理研究发现多种中草药制剂具有抗 HBV 的作用，可使 HBV－DNA 和 HBeAg 转阴，同时具有恢复肝功能、调整机体免疫和阻止肝纤维化，提高生存率的效果。事实上，中医药治疗慢性乙肝方面存在的问题：① 诊断标准不统一，临床试验、方法不规范，疗效评价不客观。试验方法以及研究的结论未获公认。② 临床研究或报道结果绝大部分都属阳性或有效，其可信性值得质疑，尤其是疗法和疗效难以重复，因此，试验结果需要重新评估或验证。5 年前我对中医药防治慢性乙肝的状况作过评估，即“有进展，少创新，无突破”，至今情况依旧如此。

2. 基础与临床研究密切结合不够，尽管科研已经达到前沿水平，涉及分子生物学、免疫学、基因组学、蛋白组学、细胞信号通道等基础研究越来越多，但是这些研究的结果如何用于指导临床实践，尚未妥善解决。

3. 西医的治疗方案不断完善和规范，中药成本上升。中药不良反应的报道日益增多，已经引起临床医师的关注。从循证医学的要求对中医药治疗慢性乙肝的现状进行分析评估，表明中医药治疗乙肝的“证据”数量较少，级别较低，抗病毒的临床研究质量有待提升，临床疗效有待提高，中医、中西医结合治疗的疗效机制更需深入研究。

与西医比较，中医药在改善肝功能、调节免疫、抗肝纤维化、提高生活质量等方面具有较好的疗效，尤其是对机体的免疫调控作用更加显示其特色和优势。

无论是中医或西医，共同的目的只有一个，就是尽可能地阻断和逆转慢性肝炎的进展、降低肝硬化和肝癌的发生率。因之，对迄今中医药治疗慢性乙肝的现状正确客观的评价十分重要。辨证论治的欠缺，临床试验水平较低，临床与基础相结合不够，研究结果的可信度以及治疗方案的规范和推广都是存在的问题。

如何解决中医、中西医结合治疗慢性乙肝存在的问题和难点，要做很多的工作，需付出很大的努力。首先要对中医、西医治疗本病的优点和不足，有客观和全面的认识与评价。如前所述，中医药在抗病毒疗效方面确实不能与西药相比，但其他治疗关键方面则明显优于西药。而中医、中西医结合的优势集中体现在“能为西医之所为，善为西医之已为，敢为西医之不为”，加之慢性乙肝的治疗并非只局限于抗病毒而需要综合治疗，才能达到理想的结果，因之，在策略上应该中西医结合，取长补短，达到殊途同归。实践中要以科学的、实事求是的态度制订和优化方案，不断提高临床疗效。

选好中医和中西医结合治疗慢性乙肝的切入点和突破口，是重要的战术问题，根据现状，可以选择以下作为重点。① 治疗免疫耐受期的慢性乙型肝炎；② 不能接受西医治疗或西医治疗无效患者；③ 发生 HBV 变异和耐药；④ 减少西医治疗的不良反应；⑤ 提高慢性乙型肝炎的远期疗效，防止复发等。实践将会证明，中医和中西医结合都可以有所作为，或者说可以弥补西医的不足。对慢性乙肝病毒携带者的治疗，也可以进行大胆的探索和尝试。当然这些工作应该在科学可信的试验或研究的结果之后才能得出结论。例如国内已有报道抗病毒药[干扰素/核苷(酸)类似物]联合中医药治疗可以使 HBV 变异率明显下降，但是我认为还要有更多更有说服力的证据来证实这一结果。

除了坚持临床实践外，开展慢性乙型肝炎的科学研究仍需加强和深化。这方面，在国内已有了很好的基础，也取得了某些令人鼓舞的成果，但是还要更好地解决临床与基础、理论与应用方面存在的问题。必须树立“解决临床难题是科研之源，提高临床疗效是科研之本”的观念。在现阶段一定要正确和妥善处理好“本”和“源”的关系，真正做到科研为临床服务，特别重要的是必须强调创新，要用新的思路和方法研究慢性乙肝的防治，不要急功近利，也不要换药不换汤，搞低水平重复。这就要求在选题、目标、方法和应用推广等环节有全面和远期的考虑和抉择。制订慢性乙肝治疗方案是提高临床疗效的关键。前期的临床实践已经证明，慢性乙肝治疗应该建立在免疫调整和抗病毒综合治疗的基础之上，而且必须强调个体化。根据上述思路，我们目前正在应用中西医结合的“1+1”方案，即凡需要进行抗病毒治疗的慢性乙肝患者，可采用一种抗病毒西药和根据辨证论治确定的中药复方联合治疗。已有报道表明中西医结合治疗在改善症状、肝功能，调节免疫，抑制 HBV 等方面能取得较快和较持久的疗效，这种方案可以进行深入的验证和研究，不断优化和完善。

中西医结合防治慢性肝炎必须坚持遵循中医理论为指导，正确掌握辨证论治；借鉴、运用循证医学的原则和方法；中西医优势互补；规范化和个体化有机结合的治疗，不断优化治疗方案，有的放矢地开展慢性乙肝演变规律和疗效机制的临床和基础研究，组织多学科联合攻关。我们认为，在这一重大和艰巨的工程中一定要有尊重中医、尊重西医、尊重科学的共识和态度，而中西医结合正是实现上述设想的关键和捷径。

2008 年，国家已正式启动“十一五”重大传染病防治，包括乙型、丙型病毒性肝炎的研究项目，投入大量财力和人力，期望在慢性乙肝的防治方面有所突破，并提出以中医辨证论治和抗病毒治疗相结合的方案，将能提高临床疗效和部分解决目前慢性乙肝防治领域中的难题。虽然攻克慢性乙肝还要做很多的工作和走漫长的道路，但只要坚持实践，加强科研，就一定能实现尽早摘掉“肝炎大国”帽子的既定目标。

（中国中西医结合杂志，2009 年 7 月，第 29 卷，第 7 期）

中西医结合治疗非酒精性脂肪肝现状的思考

慢性病毒性肝炎是迄今尚未解决的难题，但随着社会、经济、行为方式的不断变化，脂肪性肝病已经成为人类面临的又一个挑战。据报道，目前全球普通人群中非酒精性脂肪性肝病(non-alcoholic fatty liver disease，NAFLD)的患病率为20%～30%，亚洲地区本病的发病率为12%～24%，且有上升趋势，甚至预测未来10年将有50%的人有发生NAFLD的危险。和慢性病毒性肝炎一样，本病已成为严重威胁健康的全球性问题之一。近年在国内外的肝病学术活动中，脂肪性肝病都是引起众多关注的热点议题，并且是缺乏特效治疗方法的常见病和多发病。尽管目前中西医结合治疗NAFLD的科研和临床均取得了一定的进展，但是还有不少需要解决的问题。本文就中西医防治NAFLD的现状和展望进行客观评价并提出几点建议。

1 NAFLD的发病机制

以前认为，NAFLD的发病机制为“二次打击”学说，即机体的胰岛素抵抗导致肝细胞的脂肪变，形成单纯性脂肪肝，而在诸多因素包括乙醇(酒精)、肥胖、糖尿病、药物及其他代谢异常等作用下导致脂肪变的肝脏发生炎症、坏死和纤维化。但“二次打击”学说只是基本概念，就理论体系和客观指标方面还不够完整。此外，还有脂肪肝发病的“四步骤学说”也从肝细胞脂肪变、细胞内脂质毒性、脂质过氧化导致肝细胞坏死，坏死肝细胞内大量游离脂肪酸释放至间质组织，损伤肝静脉，最后因静脉受损导致肝细胞坏死及间质纤维化。该理论部分解释了NAFLD的发病机制，但是还有许多未知的因素和机制在NAFLD的发生、发展中的作用尚未阐明。近年来，国外报道许多有关NAFLD发病机制的新发现，如Fujita N等报道在NAFLD患者的肝组织中8 - oxodG免疫组化染色表达增强，提示铁超负荷可能导致肝细胞DNA损伤，促使疾病或肝癌的发生；Big - orgne等发现脂肪变的肝内淋巴细胞对炎症趋化因子反应性增高，及胆汁酸转运蛋白功能失调参与 NAFLD 的发生；Ⅰ型纤溶酶原激活物抑制物(PAI－1)可介导果糖诱导的肝脂肪变；骨桥蛋白可能促进巨噬细胞在肝脂肪组织中的聚集和肝细胞损伤等。胰岛素抵抗(IR)是 NAFLD 发病的重要因素，几乎所有的患者都存在 IR 且与脂肪性肝炎的严重度有关。较早的研究报道发现，在酒精性肝病发生之前，脂联素水平明显降低；肝细胞的脂肪尤其是 VLDL 的分泌途径受到抑制，从而使沉积的脂类化合物对肝细胞产生毒性；主要影响肝脏、骨骼肌和胰岛 β 细胞，从而导致病情加重。其他有关影响脂肪性肝病的肿瘤坏死因子(TNF－α)、白细胞介素－6(IL－6)、核因子(NF－κB)和 API－1 等均有报道。但是这些相关或无关的因素或因子的相互关系以及在脂肪性肝病发病过程中的确切作用尚未阐明。尤其是临床意义或应用价值尚未证实。

2 NAFLD 与病毒性肝炎的关系

虽然这是两种不同的肝脏疾病，但是近几年来，慢性病毒性肝炎合并脂肪肝的患者逐年增多，也为治疗带来了更多的困难。现有的研究资料表明，NAFLD 在慢性丙型肝炎进展成肝纤维化的过程中起了重要的作用，而肝组织的脂肪变性也是慢性丙型肝炎的病理学特征之一。Lok AS 报道 72％的丙肝患者肝活检可见脂肪肝，39％患者有肝硬化，纤维化病变占 61％。但随着病情的发展，肝脂肪变程度减低。提示在 HCV 的患者中，NAFLD 的发展随着病情进展而降低，其机制有待研究。

治疗脂肪肝有助于抗 HCV 的治疗。但多数报道认为 NAFLD 与慢性乙型肝炎的关系尚不能肯定。Bleibel W 报道 220 例慢性乙型肝炎中 34％患者有 NAFLD。澳大利亚学者也认为肝细胞脂肪变与 HBV 感染的肝纤维化不相关。我们的临床观察发现约有 1/3 的慢性乙型肝炎患者合并脂肪性肝病，在治疗中无论是肝功能的改善或抗－HBV 的应答情况都不如无脂肪肝的患者。

3 中医药治疗 NAFLD 的临床与科研工作的评价

中医药无论是酒精性或非酒精性脂肪肝的记载早已有之，多属“湿阻”、“痰饮”、“痞满”、“胀满”及“积聚”诸证。其病因可由痰湿之体，脾、肝、肾失养或虚损，气血亏虚为内因，以及过食肥甘、膏粱、感受湿毒或情志失调等外因而致本病。其病机亦较复杂，但多种因素导致湿、痰、瘀阻互结发为本病已达成共识。又久病气虚络阻可加重病情。“十一五”国家中医药管理局中医肝病重点专科协作组将NAFLD的中医病名定为“肝癖”。临床所见证型颇多，至今尚无统一的标准，但均以本病之主要病因病机为依据。大致归属为痰湿、瘀血、肝郁、脾虚，初步提出辨证分型为：肝郁脾虚、痰湿阻滞证；痰阻血瘀、湿郁化热证；湿郁血瘀、肝阴不足证，并据此拟定多种组方用于临床治疗。综观各种治法及组方，不外健脾化湿、祛痰泄浊、化瘀通络、补益肝肾、益气养阴等。再辅以现代药理证明具有降脂作用的中药如人参、绞股蓝、决明子、丹参、制首乌、泽泻、生山楂、枸杞子、茵陈、郁金、黄芩、生大黄、黄精、绿茶、薄荷等。所以，概括起来是处于雷同的治法、不同的药味、不同的剂量、不同的疗效的状态。

4 中医药治疗NAFLD的现状主要存在以下几个方面的问题或不足

4.1 中医证型的规范化和客观化 迄今，本病的辨证分型尚缺乏统一的标准。虽以病因病机为主要依据，但还缺乏较全面和客观的分型依据。如从中医证候、实验室指标、影像学、组织学等角度探索本病的辨证分型报道不少，但病例样本较少，各项指标的特异性、敏感性和相关性尚不清楚。临床报道重复、缺乏权威性结论，使治疗方案的验证发生困难。

4.2 临床研究水平和疗效 关键是NAFLD的诊断(包括中、西医诊断)应严格准确。部分中医药治疗本病的报道不符合药物临床试验管理规范(GCP)的要求，如缺少对照组、诊断不可靠，疗效判定不合理，未排除可能干扰因素，无随访资料等，因此结论和疗效难以重复和认可。所谓中西医结合的研究或报道，大多数是选用自拟复方加上水飞蓟素、易善复、维生素E、熊去氧胆酸或他汀类药物作为治疗组与西药比较，其疗效的差异较大，而选用的客观指标亦不够先进，总体评价临床研究水平不高。

4.3 治疗方案或制剂大同小异，缺少新的思路与方法 主治本病的新中成药研发工作相对滞后，与慢性乙型肝炎相比，治疗非酒精性脂肪肝和酒精性脂肪肝的新药屈指可数。壳脂胶囊由壳聚糖配伍何首乌、茵陈、丹参、牛膝等中药组成，主治湿浊内蕴、气滞血瘀兼有肝肾不足的NAFLD。能降低血脂、转氨酶、提高高密度脂蛋白的水平，改善患者的症状，少数患者的组织学检查显示能减轻肝组织的炎症、脂肪变性和肝纤维化。但多数报道只是暂时改善肝功能(ALT/AST)和血脂(TC/TG)等指标，整体疗效还不够满意。又许多临床报道的疗效有所差异，难以得出肯定的结论。因此临床无法推广应用。

4.4 实验研究和药理研究 脂肪性肝病的发病机制涉及诸多方面，无论从中医学或者现代医学角度，尚有许多不明之处。加之中医文献中也较缺乏“肝癖”有关的内容，除痰、湿、瘀、虚证，是否还有其他病理因素参与。现代医学虽然进展较快，“二次打击”学说和“四步骤”的假设也有相应的证据，但是仍有临床尚未解决的问题。而且除少数药物（水飞蓟素、熊去氧胆酸、多烯磷脂酰胆碱、维生素 E 等）外，缺少治疗本病的特效制剂。不同的动物实验，从造模和药物干预及疗效判定，也存在不同的观点。鉴于上述问题，中医药防治 NAFLD 还有很大的空间可以进一步深入地探索。

5 中医药防治 NAFLD 的几点建议

5.1 通过大样本和严格的回顾性或前瞻性调查，有可能制定 NAFLD 的辨证分型 有条件的可以把证候、体征、实验室指标、影像学和组织学多要素进行深入观察和科学的数据处理，以提供客观、规范并能在临床推行的辨证分型。不久前，全国重点中医肝病学科协作组提出的“肝癖”的辨证分型，虽然只是归纳成 3 个证型，但是基本上能反映大多数专家的观点并可满足临证的需要，建议可在临床验证。

5.2 坚持临床为主，提高科研水平 中华医学会肝脏病分会脂肪肝和酒精性肝病学组于 2006 年 3 月公布的诊疗指南应作为参考借鉴，严格按照 GCP 要求或临床新药研究原则开展科研和临床试验，积极拓宽思路寻找新的方法。不要把精力过多地集中在降酶、降脂、改善症状等“治标”方面，而要在“治本”上寻找突破口。例如可以根据脂肪肝不同阶段的主要矛盾，采取重点突破的治法：或以祛痰化湿为主；或以活血通络为主；或以补益肝肾为主；或以益气养阴为主，再加上适当的降脂药物，而不必要求面面俱到，或走“换药不换汤”的老路，这样或许可能取得较好的效果。在选用药物时尽可能用既符合中药理论又有药理实验证实的对脂肪肝有效的中药。此外，除了内服之外，积极探索非药物疗法，如针灸、穴位注射、外敷、保健品（调脂茶）等。无论中、西医脂肪肝的治疗必须重视生活行为方式的干预，控制体重、合理饮食、适当运动、心理调节等都是影响疗效的因素。中西医结合治疗脂肪肝还处于起步阶段，与慢性肝炎相比还有不小的差距，确定和优化合理的中西医结合治疗方案，是提高疗效的关键，亦是今后值得探索的一条途径。不论何种临床科研或试验，最重要的是能够提供有说服力的证据或者提高现有证据的级别。

5.3 加强实验研究和药理研究，开发新的安全有效的药物 目前主治脂肪肝的中成药仅有一种，据SFDA提供的资料，从2005～2007年申报的治疗脂肪肝的新药共21种，其中19种为中药复方制剂，有80%的品种的功能主治为活血化瘀、利湿化痰、疏肝理气、清热解毒、益气健脾、补益肝肾等。中医的证型大多为痰瘀互结、湿热内蕴及肝郁脾虚等。目前治疗慢性肝炎的药物有数百种之多，所以治疗脂肪肝的中药研制要抓住本病的特点，不能与治疗慢性肝炎的治法和组方相仿，而宜在“痰”、“瘀”上多做文章。在有临床疗效的基础上，进行实验和药理研究，从多方位、多靶点进行探索，包括中药对胰岛素抵抗、脂毒性、脂质代谢和运转以及多种细胞因子、介质（炎症趋化因子、骨桥蛋白、脂联素、瘦素、chemerin、apelin等）的影响，进而部分阐明中医药治疗脂肪肝的作用机制，加快新药研发，提高临床疗效。此外，开展防治与脂肪性肝病有密切关系的代谢综合征（MDS）的研究，亦是一项重要和有难度的课题。

5.4 开展科普宣教，提高对NAFLD的认知度 由于脂肪肝的发病率逐年上升且目前脂肪肝的治疗方法有限，因此加强宣教使人群包括脂肪肝患者尽可能地了解本病的防治知识，既不要谈“脂”色变，也不要漠视大意。形成“医患互动、积极配合”的局面，是一项重要和有实效的工作。总之，NAFLD是目前防治“肝病”领域研究的热点之一。中医药在防治这一疾病中是有效的，并具有很大的空间。我们对此寄予希望，当然像慢性病毒性肝炎一样，还需要做很多的工作，但是提高中医药治疗脂肪性肝病，包括NAFLD的疗效水平，是我们共同需要承担的任务。

（中国中西医结合杂志，2009年12月，第29卷，第12期）

慢性乙型肝炎中医诊疗专家共识

中医药治疗各种慢性肝病，具有悠久的历史和确切的疗效，在长期的临床实践和科学研究中积累了丰富的资料和经验，引起国内外专业工作者的关注。中医（含中西医结合）治疗慢性肝炎的标准化工作虽然取得某些进展，但尚未形成规范的诊疗常规或指南，因此，在临床研究工作中遇到了某些工作难题。纵观国外肝病领域，自20世纪90年代已形成慢性乙型肝炎的诊疗指南，并且不断更新和完善，在指导临床和提高疗效方面发挥了重要作用。在实际工作中，不少临床医师十分希望制订符合我国实况、有效和可行的诊疗方案。在充分征求和听取有关专家意见的基础上，由中华中医药学会内科肝胆病学组、世界中医药联合学会肝病专业委员会和中国中西医结合学会肝病分组三个肝病专业学术团体联合，本着中医为主、集思广益、逐步完善、有利推广的原则，经反复讨论修改，听取了中医、中西医结合相关专家的意见，初步制订了《慢性乙型肝炎中医诊疗专家共识》，目的在抛砖引玉，我们认为是一种有益的尝试，期望在推进中医药标准化、规范化工作方面，积累经验，为提高慢性乙型肝炎的疗效和学术水平发挥积极的作用。

中医药在我国慢性乙型肝炎诊治中发挥着十分重要的作用。自20世纪"六五"以来，中医药诊治慢性乙型肝炎一直被列为我国科技攻关的重点之一，并已取得诸多研究成果。初步形成了慢性乙型肝炎辨证分型和治疗方案，研究开发了诸多中成药，对针灸、穴位贴敷、中药灌肠等非药物治疗技术进行了有益探索，在抗肝脏炎症、抗肝纤维化及免疫调控等方面确定了中医药治疗慢性乙型肝炎的优势。

为进一步规范慢性乙型肝炎的诊疗方案，提高中医药治疗慢性乙型肝炎的疗效，在原有的基础上，经多次论证和协商，中华中医药学会内科肝胆病专业委员会、中国中西医结合学会肝病专业委员会、世界中医药联合会肝病专业委员会共同组织专家编写了慢性乙型肝炎中医药诊疗专家共识。本共识在系统文献荟萃的基础上，基于目前中医药治疗慢性乙型肝炎的临床实践，遵照循证医学的原则编写，供临床医师参考。共识的循证医学证据等级见表1。

表1 数据类型相应的循证医学证据等级

证据等级	定义
Ⅰ-1	META分析或多项随机试验的结果
Ⅰ-2	单项随机对照试验的结果
Ⅱ-1	非随机对照试验的结果
Ⅱ-2	分组或病例对照分析研究的结果
Ⅱ-3	多时间系列、明显非对照试验的结果
Ⅲ	专家、权威的意见和经验，流行病学描述

中医学认为慢性乙型肝炎由湿热疫毒之邪内侵，当人体正气不足、无力抗邪时，常因外感、情志、饮食、劳倦而诱发本病。病机特点是湿热疫毒隐伏血分，时常可以引发“湿热蕴结证”；因“肝主疏泄”喜条达，如若情志不畅即可引发“肝郁气滞证”；因“肝病传脾”，或湿疫伤脾，即可导致“肝郁脾虚证”；因“肝肾同源”，或热毒伤阴，或郁久化火伤阴皆可导致“肝肾阴虚证”；因“肝体阴用阳”，久病“阴损及阳”而克脾伤肾，即可导致“脾肾阳虚证”；因气血失调，久病致瘀，入络即可导致“瘀血阻络证”。本病的病位主要在肝，常多涉及脾、肾两脏及胆、胃、三焦等腑。病性属本虚标实，虚实夹杂。由于本病的病因、病机、病位、病性复杂多变，病情交错难愈，故应辨明“湿、热、瘀、毒之邪实与肝、脾、肾之正虚”两者之间的关系。由于慢性乙型肝炎可以迁延数年甚或数十年，治疗时应注意以人为本，正确处理扶正祛邪，调整阴阳、气血、脏腑功能。

1 疾病诊断

参照2010年中华医学会肝病分会、感染病分会发布的《慢性乙型肝炎防治指南》执行。

2 证候诊断

荟萃分析1984～2008年国内生物医学期刊发表的有关中医药及中西医结合治疗慢性乙型肝炎的临床研究文献，通过出现频数和应用病例统计中医证型诊断标准(Ⅰ-1),参照2002年中华中医药学会内科肝胆病专业委员会修订的慢性病毒性肝炎中医证候诊断标准(Ⅲ)。

2.1 湿热蕴结证

主症:① 身目黄染,黄色鲜明;② 小便黄赤;③ 口干苦或口臭;④ 舌苔黄腻。

次症:① 脘闷,或纳呆,或腹胀;② 恶心或呕吐;③ 大便秘结或黏滞不畅;④ 胸胁胀;⑤ 脉弦滑或滑数。

凡具备主症中2项加次症2项,可定为本证。

2.2 肝郁气滞证

主症:① 两胁胀痛;② 善太息,嗳气稍舒;③ 情志抑郁。

次症:① 胸闷;② 腹胀;③ 嗳气;④ 乳房胀痛或结块;⑤ 舌质淡红,苔薄白或薄黄,脉弦。

凡具备主症中2项加次症2项,可定为本证。

2.3 肝郁脾虚证

主症:① 胁肋胀痛;② 情绪抑郁;③ 纳差或食后胃脘胀满;④ 倦怠乏力。

次症:① 口淡乏味;② 便溏不爽;③ 嗳气;④ 乳房胀痛或结块;⑤ 舌质淡红,苔薄白或薄黄,脉弦缓。

凡具备主症①②任一项加③④任一项,加次症2项,可定为本证。

2.4 肝肾阴虚证

主症:① 头晕耳鸣;② 腰痛或腰酸腿软;③ 五心烦热;④ 寐艰多梦。

次症:① 胁肋隐痛,劳累加重;② 口干咽燥;③ 时有低热;④ 舌红少苔;⑤ 脉细或细数。

凡具备主症中2项加次症2项,可定为本证。

2.5 脾肾阳虚证

主症:① 食少便溏或五更泻;② 腰痛或腰酸腿软;③ 形寒肢冷;④ 下肢水肿。

次症:① 面色㿠白;② 性欲减退;③ 小便清长或夜尿频数;④ 舌胖质淡,苔润;⑤ 脉沉细或迟。

凡具备主症中2项加次症2项,可定为本证。

2.6 瘀血阻络证

主症:① 胁痛如刺,痛处不移;② 朱砂掌,或蜘蛛痣,或毛细血管扩张;

③ 胁下积块；④ 舌质紫暗，或有瘀斑瘀点，或舌下脉络增粗、迂曲。

次症：① 胁肋久痛；② 面色晦暗、唇黑；③ 出血倾向，齿衄、鼻衄；④ 脉细涩。

凡具备主症中 2 项加次症 2 项，可定为本证。

3 慢性乙型肝炎治疗的总体目标

最大限度地恢复或改善肝的生理功能和生化、病毒或组织学等客观指标，改善证候，阻断肝病的传变和演变为鼓胀（肝硬化）或癥瘕积聚（肝癌），从而提高生活质量和延长存活时间。

4 慢性乙型肝炎的治疗

4.1 凡符合《慢性乙型肝炎防治指南》中需要抗病毒的慢性乙型肝炎患者，可加用抗病毒药物[干扰素/核苷(酸)类似物]，具体方案可参照 2010 年 12 月公布的《慢性乙型肝炎防治指南》执行

4.2 基本方药 慢性乙型肝炎的主要病机为正虚邪恋，虚实夹杂，气血脏腑功能失调。基本治法为益气养阴、清热解毒、健脾补肾、活血通络。推荐常用方药：生黄芪 15 g、全当归 15 g、炒白术 15 g、川石斛 15 g、炙鳖甲 15 g、仙灵脾 15 g、干地黄 15 g、叶下株 30 g，可随症加减。

4.3 辨证论治方案 荟萃分析 1988～2009 年国内生物医学期刊发表的有关中医药及中西医结合治疗慢性乙型肝炎的临床研究文献（Ⅰ-1），参照 1991 年中华中医药学会内科肝胆病专业委员会天津会议修订的病毒性肝炎诊治标准（Ⅲ）。

4.3.1 湿热蕴结证

治法：清热利湿。

推荐方药：茵陈蒿汤合甘露消毒丹加减。茵陈、栀子、大黄、滑石、黄芩、虎杖、连翘等。

4.3.2 肝郁气滞证

治法：疏肝理气。

推荐方药：柴胡疏肝散加减。北柴胡、香附、枳壳、陈皮、白芍、苏梗、八月札等。

4.3.3 肝郁脾虚证

治法：疏肝健脾。

推荐方药：逍遥散加减。北柴胡、当归、白芍、白术、茯苓、薄荷、甘草等。

4.3.4　肝肾阴虚证

治法：滋补肝肾。

推荐方药：一贯煎加减。北沙参、麦冬、生地、枸杞子、当归、玄参、石斛、女贞子等。

4.3.5　脾肾阳虚证

治法：温补脾肾。

推荐方药：附子理中汤合金匮肾气丸加减。党参、白术、制附子、桂枝、干姜、菟丝子、肉苁蓉等。

4.3.6　瘀血阻络证

治法：活血通络。

推荐方药：膈下逐瘀汤加减。当归、桃仁、红花、川芎、赤芍、丹参、泽兰等。

临床既可见一证，也可见两证相兼或多证并现，建议治疗时可多法联用，处方选药精准，剂量适当，防止过度治疗。

4.4　中成药治疗　应以中医证候为主治功效，也可以保肝抗炎、抑制病毒复制、抗肝纤维化、调控免疫为治疗功效。本共识选择依据为临床常用、疗效明确。所列中成药可单独应用也可联合应用。

4.4.1　根据辨证推荐用药　湿热蕴结证：茵栀黄颗粒等；肝郁脾虚证：逍遥丸等；肝肾阴虚证：杞菊地黄丸等；脾肾阳虚证：金匮肾气丸等；瘀血阻络证：大黄䗪虫丸等。

4.4.2　抗病毒　① 苦味叶下珠制剂：多项 RCT 研究证实，苦味叶下珠对慢性乙型肝炎患者 HBeAg 阴转率在 20%～50%，HBV－DNA 阴转率为35%～60%（Ⅰ－1）。② 苦参素制剂：一项多中心、随机双盲对照试验证实，对于 ALT 超过正常上限 1.2 倍的慢性乙型肝炎患者，苦参素胶囊治疗 24 周，HBV－DNA 阴转率为 38.61%，HBeAg 阴转率为 31.91%；苦参素针剂肌注治疗 24 周，HBV－DNA 阴转率为 43.33%，HBeAg 阴转率为 39.29%（Ⅰ－2）。

4.4.3　抗肝脏炎症　① 五味子制剂（联苯双酯、双环醇、五灵丸等），主要成分为五味子乙素、丙素等，能够可逆性地抑制肝细胞内的转氨酶活性，修复肝组织，增强肝细胞的解毒功能。五灵丸治疗慢性乙型肝炎患者，2～3 个月 ALT 复常率为 90.6%，AST 复常率为 81.1%（Ⅰ－2）。② 甘草制剂（甘平、美能、甘利欣等），对肝脏类固醇代谢酶有较强的亲和力，阻碍皮质醇与醛固酮的灭活，具有皮质激素样效应，起到抗炎、抗过敏及保护肝细胞膜等作用。甘草制剂治疗慢性乙型肝炎，肝功能复常率为70%～90%（Ⅰ-1）。③ 垂盆草制剂：治疗慢性乙型肝炎，1个月疗程ALT复常率为40%，3个月疗程达到90%（Ⅰ-2）。④ 山豆根制剂：肝炎灵注射液治疗慢性乙型肝炎，肌注2～3个月，ALT复常率达到85.6%，肝脏组织炎症程度也有一定程度下降（Ⅱ-1）。上述中成药均有抗肝细胞损伤、减轻肝细胞变性坏死、促进肝细胞再生的功效。

4.4.4　调控免疫　① 猪苓多糖：治疗3个月，ALT复常率为52.17%，HBeAg阴转率为48%，HBV-DNA阴转率为40%（Ⅰ-2）。② 冬虫夏草多糖、黄芪多糖、灵芝多糖等大多可以提高巨噬细胞吞噬功能，促进T淋巴细胞E玫瑰花结形成和转化，激发多种与免疫和抗炎反应有关的生物活性因子的产生，诱导干扰素产生。但在临床上，这类中药制剂适用于作为抗病毒及保肝护肝的辅助治疗，单独使用疗效较差。

4.4.5　抗肝纤维化　对延缓或逆转肝纤维化有肯定的疗效，临床用药参照中国中西医结合学会肝病专业委员会发布的《肝纤维化中西医结合诊疗指南》执行。

5　疗效评价

5.1　疾病疗效　参照中华医学会肝病分会、感染病分会发布的《慢性乙型肝炎防治指南》执行。

5.1.1　生化学应答　血清ALT、AST、TBil恢复正常。

5.1.2　病毒学应答　血清HBV-DNA检测不到（PCR法）或低于检测下限，或较基线下降≥$2\log_{10}$。

5.1.3　血清学应答　血清HBeAg转阴，或HBeAg血清学转换，或HBsAg转阴，或HBsAg血清学转换。

5.1.4　组织学应答　肝脏组织学炎症坏死或纤维化程度改善达到某一规定值。

5.2　中医证候疗效　显效：临床症状、体征明显改善，中医证候积分减少≥70%。有效：临床症状、体征均有好转，中医证候积分减少≥30%。无效：临床症状、体征无明显改善，甚或加重，中医证候积分减少<30%。

（临床肝胆病杂志，2012年3月，第28卷，第3期）

高月求执笔

中西医结合肝病科研的思路和方法

1　目前存在的问题

1.1　慢性病毒性肝炎及肝纤维化的病理机制尚未彻底阐明，其病因、病理、生化、免疫、组织等方面存在较复杂的关系和诸多的差异性，以及治则、治法、药物等原因导致临床疗效出现不同结果。因此，从某种意义上来说，诊疗存在一定的“随意性”和“偶然性”，也增加了研究难度。

1.2　诊断手段的局限性，影响了研究的深入开展。在肝炎尤其是肝纤维化的早期，特异的、敏感的诊断方法尚存在不少问题，如试剂质量、检测技术、实验室条件等可造成假阳性或假阴性的结果，肝活检在国内很难被患者接受，中医的辨证分型尚未建立客观、规范的标准，因而造成诊断、疗效判别及临床验证等方面的困难和差异，在一定程度上影响了临床疗效或研究结论的可信性。

1.3　慢性病毒性肝炎的治疗关键是抑制和清除病毒、调整机体免疫、保护肝细胞、阻断慢性化（肝纤维化），但迄今尚无理想药物，企望一举解决上述矛盾在理论和实践上都有困难。因此，如何寻求疗效可靠的药物和治疗方案仍是临床医师急盼解决的难题。

1.4　目前有不少科研仍存在低水平重复的情况，思路不够开阔，部分工作或报道还未按照科研要求进行设计和观察，所用的方法缺乏新意，疗效难以突破。中医传统治疗如针灸、推拿、外治、气功等方法治疗肝病研究甚少，也影响了本领域的进展。随着新药审批要求的不断提高，研制和开发治疗肝病新药的难度也越来越大。

除此之外，由于肝炎动物模型欠缺、中药复方研究难度大，以及科研经费少等，也使中西医结合肝病研究遇到了困难。经过近 20 年的努力，这方面的工作取得了不少成绩，也逐渐引起了国外的关注，但是深入研究仍是今后的重要任务。

2 中西医结合肝病研究的思路

2.1 开拓视野，明确目标 慢性肝病(肝炎、肝纤维化等)的防治必须遵循中医辨证论治和现代医学进展相结合的原则，即强调辨证辨病结合，不能拘泥一方、偏废一方，要尽可能找到两者可能的结合点，如扶正与免疫调控、清热解毒与抑制病毒、活血化瘀与改善微循环等。从理论和实践上扎扎实实地提高临床疗效，进而提高防治水平。在过去的实践中，中医治疗肝病的一法为主、多法联用的中西医结合已取得较好的疗效，探索外治法、针灸治疗肝病的疗效和机理也是一个很有前途的领域。

2.2 推陈出新，重点突破 根治慢性肝病不可能毕功于一役，应选择能够有效解决某个环节的方法或药物作为突破口，如改善肝功能、防止肝纤维化、抑制肝炎病毒复制和调控机体免疫，都有助于最终治愈慢性肝病，不断摸索最佳的用药时机和药物，在肯定疗效的前提下加强药理研究，阐明其机理或有效成分。在科研的开始即有意识地与新药开发工作挂钩，根据新药审评的要求合理设计方案，避免纯学术观点，促使科研成果转化成生产力。

2.3 统一标准，实施规范 准确的诊断、辨证分型和疗效判定是关系到肝炎防治水平的关键因素。应根据全国或权威组织制订的金标准进行相关研究，并在各个环节严格执行。当前和今后要着重在中医辨证分型的客观化、检测方法和试剂标准化、临床试验规范化等方面做好工作，认真执行卫生部颁发的“新药临床研究指导原则”等有关文件。为了加快防治肝纤维化的研究步伐，应大力开展非创伤性诊断肝纤维化标准的研究，通过症状、体征、生化、免疫、影像、病理及中医证候等各种资料的综合分析，及早建立较为科学的诊断体系，填补国内外的空白。

2.4 沟通信息，协作攻关 肝病研究需要多学科的联合作战。由于其涉及临床、生理、生化、病理、微生物、免疫、组织、药理等多种学科，在追求疗效及机制研究方面必须要有上述相关学科的配合。任何治疗药物必须通过多中心的交叉试验才能确定其疗效；研究中所需的高精仪器设备或实验动物不可能每个单位都具备，可以开展协作。研究信息的沟通，特别是进行中的研究(On going reaserch)，是避免低水平重复的重要保证，查新工作也有待进一步加强。

3 中西医结合肝病研究的方法

3.1 科研选题 从临床角度上讲，肝病防治研究的选题既“大”又“小”。由于研究疾病及对象较明确，如肝炎、肝纤维化、肝硬变、脂肪肝、酒精性肝病及肝病相关性疾病等，但涉及面广，可以研究的具体内容很多，包括中医、中西医结合、中药及传统医药等。从目前而言，慢性乙型肝炎、慢性丙型肝炎及肝纤维化是比较急需研究的课题，治法和方药又较集中在抑制病毒复制、调控机体免疫和阻断肝纤维化三大方面。要根据国内外研究现状，选择具体课题，原则还是目标明确、重点突出、有创新、有发展。

3.2 科研设计

3.2.1 对照组的设立：对照药的选用必须合理确定，最好采用随机双盲的方案以保证研究结论的科学性。对照药物必须是经国家批准生产的治疗药物，而且注意到功能主治与研究方药的可比性(包括中医证候及适应证)。

3.2.2 处方(复方)：考虑到新药开发和推广应用的前景，除单味药之外，组方最好不超过3～4味，因为进行药理药效研究比较有利，也有助于制剂的质量控制和新药开发。但药味虽少也要遵循和体现中药复方的基本理论。

3.2.3 观察指标：总体要求是新颖、特异、敏感，不宜搞“拉网”式，如病毒标志(HBV－DNA，HCV－RNA定量法及变异株检测、基因分型等)、免疫指标(CD3、CD4、CD8、NK、Th_1/Th_2、CIC、INF、IL等)、肝纤指标(HA、LN、PⅢP，ⅣC)、影像学检查(B超、CT、MRI等)。指标的研究要考虑到实用和可行，不要盲目贪“新”求“全”，部分可以通过协作单位检测。鉴于肝组织学对肝纤维化和某些肝病有确诊价值，应提倡开展这项检查，以提高肝病的研究水平。

3.2.4 实验研究：主要用于疗效作用机制的研究，具体方法包括细胞学(体内、体外)和实验动物学(大鼠、鸭、旱獭、猩猩等)，观察指标应与临床大致相同，如组织、生化、免疫、病毒等，可以根据研究目的选用合适的指标，要注意所用的药物与临床用药相同，在体外实验中，按照药理学要求应该采用药物血清进行实验。

3.2.5 药物研究：主要包括方解、药材及制剂工艺流程、药效学、药理学、毒理学(急性毒性、慢性毒性)及质控标准等项内容，新药审批办法都有明确和详细的规定和要求。一般可委托经国家批准的药物测试中心或药理基地完成，既省时间又可获得可靠的资料。

(中西医结合肝病杂志，1999年，第9卷，第3期)

关于慢性乙型肝炎抗病毒治疗的应答结局分级的建议

抗病毒治疗是慢性乙型肝炎(CHB)和慢性丙型肝炎(CHC)治疗中基础和重要的措施,通过有效合理的抗病毒治疗达到或实现持久抑制乙肝病毒(HBV)的复制已经成为共识。国内外对慢性乙型肝炎抗病毒治疗的应答情况制定了相应的标准,目前认为有“理想的”、“满意的”和“基本的”3 种结局,而且明确了客观的指标。根据多数临床报道,理想的结局或不应答的治疗对象的比例相对都较少,随着欧洲肝病学会(ESAL)、美国肝病研究学会(AASLD)和亚太肝病研究学会(APASL)公布的慢性乙型肝炎的防治指南的更新,似乎有抗病毒治疗的“门槛越来越低”和“门框越来越高”的趋势,就是说抗病毒治疗的适应证有所放宽,但治疗结局,特别是理想结局的要求更加提高。从理论上说,无论 HBeAg 阳性或阴性的慢性乙型肝炎抗病毒治疗的结局都以 HBsAg 阴转或血清学转换作为标志是科学的,因为这样才能认为慢性乙型肝炎已经临床治愈。

实际上在临床上碰到更多的是病毒学应答指标各不相同的情况,以至很难对其疗效作出客观的评价。参照现有国内外抗病毒治疗的结局指标和原则,提出慢性乙型肝炎抗病毒治疗应答结局分级的建议(见表 1),目的在于使疗效判定更加符合临床实际并能指导治疗。

表 1　慢性乙型肝炎抗病毒治疗应答结局的分级

结局*	HBsAg	HBsAb	HBeAg	HBeAb	HBV - DNA
A1	−	+	−	+/−	−
A2	−	−	−	+/−	−
B1	+/↓	−	−	+	−
B2	+/↓	−	−	−	−
C	+	−	+/↓	−	−
D	+	−	+	−	+

注: * A1、A2 为理想结局,B1、B2 为满意结局,C 为基本结局,D 为不应答

结合上述分级表，显而易见达到 A1 级或 D 级的治疗对象相对较少，如应用长效干扰素治疗达到 A1 级、A2 级的比例为 20%～30%，而应用核苷类药物治疗的对象达到 A1 级的仅在 5%以下。问题是对于经过正规治疗后，达到 A2 级、B1 级、B2 级、C 级的大多数治疗对象应该有所对策，要使疗效尽可能向上一级靠拢，最好达到 A1 级。好在国内外已有很多报道通过选择病例、药物、治疗方案（包括序贯、联合用药等）的优化，以及中西医结合的治疗都能取得一定的效果。

笔者认为，中国防治慢性乙型肝炎或慢性丙型肝炎的思路和方法应当切合国情，抗病毒药物的选择和中西医结合的方法肯定不同于国外的“指南”。我们要向国外学习经验，但不能老是跟着国外走，要有中国的资料和证据，要独立思考和勇于实践，在防治慢性乙型肝炎工作中有更多的发言权，勇于承担起摘掉“肝炎大国”帽子的重大使命。

（中西医结合肝病杂志，2013 年，第 23 卷，第 3 期）

病毒性肝炎治疗的新进展和建议

人类与病毒性肝炎的斗争已经经历了几十年，虽然不断取得进展，但是仍然未获得理想的效果，归根结底在于尚未能实现治愈疾病的目标。国外对慢性乙型肝炎和慢性丙型肝炎的治疗每年均有新的报道，美国、欧洲、亚太地区肝病研究机构几乎每年都有关于“病毒性肝炎防治指南”的新内容。

一、关于抗病毒治疗的终点

从总的趋势分析，似乎是抗病毒治疗的门槛降低，疗效标准(目的)的门槛提高，体现在达到治疗终点的要求不断更新，从 HBV - DNA 水平、HBeAg 的血清转换、HBsAg 的血清转换/消失，尤其是到 2012 年，EASL 提出理想的满意的治疗终点在原有的基础上都增加了“停药后”的评价指标，而这恰恰是当前抗病毒治疗最困难和尚未解决的难点。由于干扰素具有抑制 HBV 和免疫调节的作用，从追求理想治疗角度出发，PEG - INF 在抗病毒治疗中再次引起重视和推荐。

理想终点：对 HBeAg 阳性和阴性患者，理想终点是获得停药后的 HBsAg 持续消失，伴或不伴抗- HBs 的血清学转换。满意的终点：HBeAg 阴性患者，包括基线为 HBcAg 阳性但发生抗- HBe 持续血清学转换的患者和基线 HBeAg 阴性的患者，满意的终点是指获得停药后的持续病毒学应答，HBeAg 血清转换或生化学应答。

二、关于治疗应答结局的预测

实际上，kiffe 的路线图提供了如何预测和决定抗病毒治疗的应答及应对方法，因为这种预测有助于稳定提高应答效果，缩短疗程和降低费用，因此引起广泛重视。归纳起来，应用抗病毒治疗(包括 IFN 和 NAS)后，根据 HBV - DNA、HBeAg、HBsAg 等指标，在一定时间内(绝大多数认为是 24 周)的变化情况，可预测达到理想的满意的治疗终点的概率，甚或包括停药后复发的比例，病毒学指标的早期应答(12～24 周)，即 DNA、HBeAg 和 HBsAg 的水平下降程度是重要的基础。根据不同的应答状况采取相应的措施（换药、加药或停药）有助于取得较好的结局。自2010年以来的文献报道表明，患者的年龄、经治或初治，巩固治疗的时间和停药是HBsAg的水平（＜10～1 500 IU/ml）可预测NAS停药后复发的风险。以PEG-INF为例，有报道如治疗48周后HBsAg＜10 IU/ml，则停药后3年HBsAg消失率为52%，反之如HBsAg＞10 IU/ml，其消失率仅为2%。

三、关于联合用药

众所周知，核苷类药抗病毒治疗的难点之一是可能产生的病毒变异和耐药，尤以LAM、ADV、LdT发生率较高，ETV的发生率低，而TDF至今尚未发现耐药，尤其是为了能达到治愈和持续的应答，单药序贯效果较差。因此，近几年来联合用药抗病毒治疗的研究和报道日渐增多，包括不同耐药位点的核苷类药的联合、干扰素和核苷类药物的联合（同用或序贯），多数结果表明联合用药有助于提升抗病毒治疗的效果，降低耐药，尤其是增加HBsAg阴转/转换的概率。在2011年AASLD会议上，宁琴教授报道一项研究结果称：53例HBeAg阳性患者服用ETV 1～3年后，HBV-DNA＜10^3和HBeAg＜100PEIU/ml后，换用PEG-INFα-2a治疗48周，HBeAg阴转率为15%，而ETV组为6%，换用INF组中13%出现HBsAg阴转，但ETV组为0%。

据笔者初步印象，凡属母婴传播的慢性乙型肝炎（CHB）、有明确的乙型肝炎家族史、经治患者、肝硬化患者、复发者等对象联合用药可能取得较好的疗效，尚需进行深入的研究。

四、关于替比夫定的发现

今年3月份在深圳召开的替比夫定专家峰会上，不少专家对LdT的抗病毒效果作了报道，慢性乙型肝炎52周LdT与ETV的HBeAg血清转换率分别为27.8%和14.4%（$P<0.05$），且对PEG-INF疗效不佳患者换用LdT和ETV，2年后HBeAg转化率分别为36%和15.38%（$P<0.05$）。

同时，早有报道LdT具有调控免疫功能，假设又有了部分证据，这也可以部分解释LdT为何有较好的抗病毒作用。

另有报道LdT可以改善乙型肝炎患者（包括肝硬化）的肾功能。约有22% HBsAg阳性但未经治疗的慢性乙型肝炎患者，其eGFR（肾小球滤过率）＜90 ml/min，美国医师报道，患者经LdT治疗6年后，95%的患者的eGFR回到正常水平，而ETV联合TDF及LAM联合TDF组的患者eGFR无明显升高反有降低，虽然这是很有兴趣的发现，但有人主张此项研究尚有不少疑问，或需进一步观察和验证。

五、关于慢性丙型肝炎(CHC)治疗的新方案

目前推荐的干扰素联合利巴韦林仍被认为是慢性丙型肝炎的标准治疗方案，对于非Ⅰ型慢性丙型肝炎，其临床有效率已经超过90%。自国外推出DAAS以来，慢性丙型肝炎的治疗疗效进一步提高，尤其是Ⅰ型患者受益更多。综观慢性丙型肝炎的治疗进展，可以分成标准治疗、三联治疗(即PEG-INF+RBV+DAAS)。其中博赛泼维(BOC)及特拉泼维(TVR)是已经获准使用的DAA制剂，而第三阶段的方案是去干扰素(INF-free)，这将会大大扩大慢性丙型肝炎的治疗对象，减少治疗药物的不良反应。在2013年的EASL上已有报道，中国与罗氏公司正在合作开发新的DAA药物Danoprevir。笔者认为在中国推广去干扰素方案的可能性较小，理由是：① 中国的慢性丙型肝炎患者80%以上都是IL28B型，对标准治疗方案应答很好；② 新方案的医疗费用很高，多数患者难以负担；③ DAAS和去干扰素方案在国内尚缺乏更多的临床资料，因此估计2016年实现“慢性丙型肝炎告别干扰素”的可能性不大。

六、关于慢性乙型肝炎治疗疗效评价的新建议

1. 从临床角度考虑，希望把慢性乙型肝炎治疗终点具体化，因此建议应用“CHB”抗病毒治疗终点分级表。表中的A、B、C、D分别代表抗病毒治疗的理想、治愈、基本和应答不佳的不同结局，某些内容可在今后加以补充或更新。

2. 目前国内外所报道的资料绝大部分是以治疗若干时间后，治疗对象的HBV-DNA、HBeAg、HBsAg以及肝功能(或者组织学)的情况进行疗效评价，但是实际上临床所碰到的情况比较复杂，有效指标的变化不完全一致，更加重要的是其停药后持久应答的数据极为缺乏。因此，为了正确、全面地评价抗病毒治疗的效果，建议分类统计不同病种和病情的治疗结果。同时增加两个指标，包括依据国外指南新提出的要求统计，每年达到停药标准的病例数和比例；停药后每年复发的病例数和比例。这样，无论采用何种药物或新方案，评价它的远期疗效就更加实用和公平。

3. 把免疫指标作为停药的参考指标。尽管是非特异性的指标(Th1、Th2、NK等)，凡已达到《指南》规定的停药标准，这些指标有利于增加持久应答和减少疾病的复发。

然而上述建议仅是初步的设想，是否正确，尚待商榷和验证。

七、关于中医药治疗慢性肝炎

过去和目前的研究和临床都证明了中医药和中西医结合对慢性乙型肝炎、慢性丙型肝炎患者的病毒学、生化学和组织学都有肯定的效果，但问题的根源仍是辨证分型、治法治方、诊断依据、疗效评价等重要内容的规范化、标准化还存在需要解决的问题并达成共识，从而能够实现有效的推广。

可喜的是，在国外肝病专题会议上，中国学者的论文和报告逐年增加，中医药学和中西医结合治疗慢性肝病的工作成果引起了国外学者的关注和兴趣。1999～2012 年发表的相关文献平均近百篇，自 2004 年 1 月至 2013 年 1 月，网站(clin. tuails. gov)已登记 29 项中医药治疗慢性肝炎的相关研究。据统计，近几年中医学所发表的相关论文约有 80～100 种中草药被用于治疗慢性肝炎并在各方面显示出疗效。但对上述资料进行分析，这些论文的质量尚不够满意，如评分为 jadad3 的 RCT 论文仅占 30%。同时国外专家评价中国学者发表的实验研究类文章较多，而高水平的临床研究尚少，所以开展中医药治疗慢性肝炎的深层次研究和学术交流仍是我们一项重要的任务。

八、小结

1. 病毒性肝炎(CHB 和 CHC)的治疗原则是取得最理想的结局乃至临床痊愈，而在临床实践中要在患者获益、医疗费用和推广应用等方面综合考虑，取得平衡。

2. Guide→BGT→RGT 的治疗方案始终体现和运用个体化治疗的原则，这是达到更佳目标的有效途径。

3. 重视和关注 CHB 治疗的预测指标，用于指导临床用药。

4. 联合治疗具有很多优势，是今后研究的重要课题。

5. 应用中西医结合治疗慢性病毒性肝炎，仍是一项有发展前途和实际价值的途径，要加快和加深这方面的工作。

6. 建议从新角度、新思路去思考和实践，解决慢性肝炎防治中的“老大难”，不断提高病毒性肝炎的防治水平。

再谈慢性乙型肝炎治疗的几个认识问题

慢性病毒性肝炎仍然是21世纪人类面临的挑战和难题。经过艰苦的努力,我国在慢性乙型肝炎防治方面的工作取得了明显的成就,初步脱掉了肝炎大国的帽子,乙型肝炎病毒表面抗原(HBsAg)携带者已从9.75%下降至7.18%。据乐观估计,到2020年我国HBsAg携带者将降至3%。2011年世界肝炎日以"认识肝炎,科学防治"为主题,提出了认识肝炎和科学防治的目标和任务。2012年6月第14届国际病毒性肝炎和肝病大会将在我国上海召开,这是第一次在发展中国家召开肝病国际会议。尽管如此,慢性肝炎的防治仍然有许多没有搞清楚而又必须解决的问题。

什么是慢性乙型肝炎

慢性乙型肝炎是乙型肝炎病毒(HBV)感染及机体异常免疫反应导致的以肝脏为主并涉及其他组织/器官产生器质和功能性病变并具有传染性的慢性病。

慢性病毒性肝炎(乙肝、丙肝)的中医病名仍有争议,现暂定为"肝着"。

慢性肝炎是以温病为主要特征的但超越温病范畴的病因、病机和病变,称为错综复杂、多变的杂病。

攻克慢性乙型肝炎之路

目前,"快速抑制HBV复制—免疫控制—长治久安"是解决慢性乙型肝炎的最终途径,这已经成为共识和防治慢性乙型肝炎的诊疗指南的基础。但是,迄今国内包括部分国外治疗慢性乙型肝炎的研究还有待深入,临床研究报告还需要进行反复科学的分析、验证、纠正和补充。我们需要结合自己的实践,独立思考,探明事实,从而得出科学的结论。

抗HBV治疗的瓶颈

影响抗病毒治疗疗效的因素很多,主要是药物因素和非药物因素。目前抗病毒治疗的难题是应答不全、耐药发生和停药复发。非药物因素包括慢性乙型肝炎合并症(糖尿病、肝硬化失代偿)、妊娠、肝炎重叠感染及肝移植后的抗病毒治疗等。慢性乙型肝炎的疗程较长,治疗费用过高,使慢性乙型肝炎的合理治疗受到一定限制,慢性乙型肝炎患者的依从性对慢性乙型肝炎治疗指南的实施也产生了一定影响。近年来,对 HBV 基因型与抗病毒治疗的关系有了新的发现,如白细胞介素-28B 基因 CC 型慢性乙型肝炎有较高的 HBeAg 转换率,有可能作为 CH 抗病毒治疗的参考依据。

对现有抗病毒治疗的评价

事实上,现有核苷(酸)类抗病毒药物的效果并不太理想,24 周应答不佳的比例均超过 50%,且对药物的选择也有不同的意见。2012 年发布的《亚太地区慢性乙型肝炎管理共识》中明确指出,现有的 5 种核苷(酸)类似物都可以作为慢性乙型肝炎初治的选择,有条件的可优先应用恩替卡韦和替诺福韦。实际上各种核苷(酸)类似物都有其优缺点,可谓无一是"十全十美"的,临床上应该强调个体化治疗、实事求是和取长避短。国内外专家一致认为抗病毒治疗的目标是寻求持久免疫控制的方法。越来越多的研究关注和追求 HBsAg 的阴转或血清学转换,这也是慢性乙型肝炎治疗的理想目标。实现目标的关键和难点是用什么办法可以有效地使 HBsAg 阴转或血清学转换。近年来,树突状细胞(dendritic, DC)的免疫治疗引起了广泛关注,国外专家提出的以 DC 为治疗靶点和 DC 负载抗原的细胞治疗方案,可使患者 ALT 复常,HBV 水平降至 300 copies/ml。另有报道,微小 RNA(microRNA, miRNA)在乙肝发生发展中起了一定作用,故应开展寻找影响慢性乙型肝炎转归的关键 miRNA,并研制相关的基因工程药物。抗病毒治疗的另一个热点是联合治疗,这方面的报道很多,评价不一。笔者几年前就是联合治疗的支持者,从最近的资料分析,不少专家认为从循证医学角度评价联合治疗在提高病毒学应答率、HBeAg 转换率和 HBsAg 阴转率,以及减少病毒学突破、耐药风险及组织学改变方面具有优势。2011 年《核苷(酸)类药物联合治疗慢性乙型肝炎专家建议》指出,对 24 周应答不佳的患者建议用无交叉耐药位点的药物联合治疗。在制订联合治疗方案时应强调个体化,并且考虑防止多重耐药和降低医疗成本等问题,这方面还需要更多的临床资料和证据。

在中医药治疗慢性乙型肝炎领域,存在的瓶颈主要表现在以下几点:① 中医辨证分型的标准化、规范化;② 慢性肝炎防治方案的规范化及科学验证、推广；③ 基础和临床研究的质量低下；④ 中医药治疗的疗效机制研究滞后；⑤ 缺乏防治慢性乙型肝炎的新思路和方法。

抗病毒治疗的体会

影响抗病毒治疗效果的因素很多，临床实践需要掌握几个原则，合理运用。笔者曾提出"规范化、个体化、更优化"的原则。规范化是要求充分参照现有的各种慢性肝炎诊疗指南（美国、欧洲、亚太和中国肝病指南），尤其是适应证、药物、疗程、剂量、监测等，不允许在缺乏依据的情况下把患者作为临床试验对象。个体化是要充分考虑患者因素（年龄、性别、家族史、肝功能、免疫状态、合并症等）、病毒因素（HBV 基因、HBsAg 水平、HBV－DNA 水平、病毒变异等）、药物因素（抑制 HBV 的强度、血清学疗效、耐药性、不良反应、医疗费用等）及其他有关因素（饮酒、吸烟、认知度、依从性等）。更优化即优化治疗方案的探索（主要是初治或经治患者抗病毒药物的选择、应答监测、更换药物、停药观察），以达到理想的治疗目标。初步总结抗病毒治疗的几点经验和体会，对于干扰素治疗，简而言之是不要"错失时机"，不要"轻易放弃"，不要"疏于风险"，而对于核苷类药物，则是不要"三心二意"，不要"一成不变"，不要"半途而废"。

抗病毒治疗与抗肝纤维化

慢性肝炎与肝纤维化是慢性乙型肝炎共同的病理学改变，两者有密切的因果关系，但又不是一回事，不能互相替代。从疾病演变的角度分析，抗病毒的目的在于预防或减少肝纤维化的发生、发展，其作用是间接的；而抗肝纤维化治疗则是逆转和阻断纤维化，属于治疗手段，其作用是直接的，且机制尚未完全阐明。因此，两者应用的指征和时机应有所不同，一般而言，对于病程较长、肝功能改变较明显或已有肝纤维化迹象的慢性乙型肝炎患者，在抗病毒治疗的同时进行抗肝纤维化治疗，可能有助于改善疾病的结局。

解决慢性乙型肝炎治疗瓶颈的探索之路

认真总结过去的经验和教训，坚持以抗病毒、调免疫为主要手段，不断提高抗病毒治疗的应答率，降低耐药率，充分运用"基线指导治疗"和"应答指导治疗"的临床途径，修改和完善现有的抗病毒方案，对各种治疗方案进行有益的探索。要树立"大优化"方案的思路，对患者的年龄、性别、体质、感染方式、生活习惯、病情程度、合并症、家族史、药物选择和治疗史等可能影响疗效或转归的因素进行合理评估，探索一套既有普遍指导性又可根据个体特征适当调整的治疗方案，尽管有很大的难度，但应是今后努力的方向之一。中西医结合治疗的优越性和疗效已经得到证实，在今后工作中应秉着提高疗效的目的，解决现代医学还没有解决的难题。

新的抗病毒核苷类药物的研究进展并不乐观，有专家估计近3～5年将无新的抗病毒药问世，即使有新药问世，能否最终解决目前抗病毒治疗所面临的问题仍是一个谜团。

慢性乙型肝炎防治的未来趋势

回顾慢性乙型肝炎治疗的发展史及现况，可以归纳为“跟着老外走路，摸着石头过河”，无论是现代医学还是中医中药，除疫苗预防乙肝感染之外，都处于“有进展、少创新、无突破”的局面，所以仍在进行不断地研究和实践。

今后在肝病的防治上将出现一些新情况，如难治性肝炎(重型肝炎、肝硬化)患者将增多；医疗费用将上升；持续免疫调控将成为治疗慢性乙型肝炎最重要的手段；中医、中西医结合将成为治疗慢性肝炎的重要方法，并有望在某些方面(如HBV携带者、慢性重型肝炎等)发挥独特作用；中西医结合治疗慢性肝炎的基础研究将有所突破，从而进一步提高慢性肝炎的防治水平。在中医药治未病理念的指导下，可以开展更多的探索，包括用扶正透邪法治疗慢性HBV携带者和免疫耐受者(未病防发)，用辨证施治治疗肝纤维化、肝硬化、早期肝癌(已病防变)，用扶正固本法防止病毒变异/耐药和停药后复发(病后防复)，在这方面国内诸多单位已经作了有益的尝试，并取得了初步的成效。

“十二五”期间防治慢性乙型肝炎的研究重点

根据国务院有关部门的部署和肝病防治工作专家意见，“十二五”、“十三五”期间肝病的研究重点已基本明确，主要包括：HBV疫苗免疫策略和新型疫苗的研究，乙肝临床治疗方案的研究和优化，预测疗效、判断预后相关的诊断及监测方法的研究，建立乙肝实验室监测和研究的技术平台，建立乙肝诊治的示范区和示范点，优化中医药治疗慢性乙型肝炎的方案，抗肝纤维化及早期原发性肝癌的干预方案研究等方面。其目标十分明确，即降低慢性乙型肝炎的发病率、改善慢性乙型肝炎及其相关疾病的预后和降低病死率。为了达到上述目标，要开拓新的思路和方法，充分运用循证医学、转化医学、数字医学、再生医学、结合医学等多学科的新理念和技术，不断提高慢性乙型肝炎的临床疗效和理论水平。另外，希望国内加快和加强治疗慢性丙型肝炎的研究和实践。随着国外小分子药物的问世，慢性丙型肝炎的治疗可能进入无干扰素时代，其适应证患者可能增加3～5倍，所谓难治性丙型肝炎的患者也可能有所减少，这既为我国慢性丙型肝炎防治提供了机遇，但也提出了挑战，同时中医药治疗慢性丙型肝炎的重点和方法也应进行相应调整。

防治慢性乙型肝炎的几点认识

综观长期的临床及研究经历，有必要明确和达成若干共识：① 慢性乙型肝炎的治疗策略应是建立在持久免疫调控基础上的抗病毒治疗；② 治疗慢性乙型肝炎的重点和影响疗效的关键是掌握疾病的时限，在有效抗病毒的基础上实现持久调控患者免疫状态的目的；③ 迄今没有一种适用于所有慢性乙型肝炎患者的治疗方案；④ 规范化、个体化、更优化是提高疗效的关键；⑤ 中西医结合是治疗慢性乙型肝炎的有效途径和主要手段，要坚定地开展这方面的工作；⑥ 客观评价肝炎防治现状，加强临床疗效评价体系和有效方案的验证推广，逐步使之规范化，坚持把提高临床疗效作为防治肝炎工作的落脚点，在确保提高疗效的前提下，开展相关研究。我们的战略方针应是力争"一点突破，立竿见影"，不求"一步到位，全面开花"。

现代医学与病毒性肝炎的斗争已近半个世纪，可谓"苦斗顽疾数十载，惜乎峰回路未转"。在慢性肝炎防治中还有许多"怎么办"需要我们解决。除了自身努力外，还要借鉴国外的有益经验，如韩国和泰国通过普遍疫苗接种、政府补助和强化卫生管理等措施，使HBsAg携带率已分别降至2%～3%和0.7%。总之，无论有多大困难，只要持之以恒、坚持不懈，在加强临床实践和实验研究的基础上，开展多学科合作，就能不断提高慢性乙型肝炎的防治水平，共同为实现"健康肝脏，美好生活"的目标而努力。

以病人为中心　争创“百佳医院”

上海中医药大学附属曙光医院已有 75 年历史，作为市级综合性中医院，曾两度获“全国卫生先进集体”，被首批认定为三级甲等中医院、全国示范中医院，连续 12 年获“上海市文明单位”称号。

一年来，我院在开展“以病人为中心，优质服务百佳医院”的创建活动中，围绕全国“百佳”医院的 24 项标准，不断优化服务意识、提高服务质量、改进服务方式、改善服务环境，取得了一定的成绩，荣获上海市综合性医院医疗质量检查第一名；被授予上海市卫生系统文明建设的最高集体荣誉——“规范服务、行风建设红旗单位”。“百佳”医院的创建为现代化医院管理提供了新的思路，为医院的改革注入了新的活力，也为医院的发展带来了新的变化。

提高医疗质量

良好的医疗质量是为病人优质服务的核心。全院坚持安全行医教育，几年来医疗责任事故的发生率始终保持为零。由于重视中医病史质量的动态监控，使甲级病史率达 99%以上。为了提高医疗质量，恢复了住院医师 24 小时住院制，建立由临床副主任医师组成的内科独立三班制，实行了副主任医师急诊轮转制度，使急诊每班都有擅长中西医治疗的专家，加强了夜间的医疗力量，提高了危急重症患者的首诊确诊率。同时，开通“急诊绿色通道”，危急重症病人的取药、检查由专门的工作人员联络、陪同。全院 33%的病区开展整体护理，针对不同患者进行心理护理及健康宣传。由于重视医疗质量，强调全程优质服务，各科密切配合，曾使多例心跳呼吸停止达 10 分钟以上的患者得以救治，检验科保持检验 430 万次无差错，荣获“百次质量优胜奖”。这些措施和成绩赢得了患者的信任。

注重发挥中医特色

为发挥中医中药的特色与优势，加强我院专病专科建设，提高中医治疗率，已建成全国或市级医疗协作中心 14 个，包括中医急症等全国中医医疗协作中心 3 个。中医肝病亦被列入上海市医学领先学科。我院自行研制生产中药制剂共 350 种，其中治疗脂肪肝、丙型肝炎、银屑病、小儿多动症及性早熟等中医中药特色诊治相继成为我院新的增长点；开展中药治疗癌性胸腔积液、激光治疗肛肠疾病等新技术；急诊科在全国中医系统率先开通了中医远程会诊，据统计，来我院就诊患者中，危急重症占 76%，由于注重发挥中医特色，中医治疗率已达 65%以上。全院的 6 个病区成为中医特色样板病区建设单位，8 个专科被评为上海中医药大学 A 级专科。

塑造良好的“窗口”形象

在创建活动中，我们坚持以窗口岗位为突破口，推行全程优质服务，带动全院服务水平的提高。为消除“三长一短”现象（挂号、收费、取药排队长，诊病时间短），实行了全院范围的电脑收费联网，在一些楼面增加了便民收费窗口。在门诊和急诊大厅内增设导医 5 名，以解答患者疑问。为使病人免受重复抽血之苦，检验窗口承担了全院的标本采集工作。全院开展特色便民措施共 189 项，如增设各科夜门诊、为外地患者邮寄报告单、为 70 岁以上老人免费送药上门、开设 X 线片复制业务、预检服务台为病人代挂号、代付费、代取药等。青年志愿服务队每月深入社区义诊，发放社区服务卡 800 张，使“以病人为中心”的服务延伸至社区各个角落，全院涌现了一批良好的“窗口”形象。

营建舒适的就医氛围

建成全市第一幢全空调的门诊大楼，各楼面设立开放的候诊区。在门急诊及病房的大楼前，设置供残疾人专用轮椅通道。投资 380 万元改建病房，使病区实现“冬暖夏凉”，病员洗浴不出楼层。实施垂直绿化工程，增加医院绿地面积，在主要通道上摆放盆花，使院容院貌得以改观。投资 17 万元更新病人用的衣、裤及床单。同时，以完善住院包伙制为基础，增加花色品种，推出点菜制，使病人院内的就餐率达 100%。

公开接受社会监督

全院职工郑重向社会作出不收“红包”、不搭车开药、不推诿病人等“七不”承诺，在门急诊大厅内张榜公布。同时，制定违反承诺的有关规定，公开接受社会监督。率先推行床位医师与病人签订《精神文明共建协议书》，向社会表明医务人员规范、廉洁、文明行医的决心。将100项常规收费项目明码标价，实行财务公开。设立院长联系箱，并派专人做好信息反馈工作，聘请由人大代表、行风监督员、劳保单位负责人组成的行风督查队，不定期进行明察暗访。由于上述举措与患者利益紧密相连，透明度高，监督检查行之有效，故深受欢迎。

创建现代化综合性中医院

在创建“百佳”医院的过程中，我院根据国家中医药管理局“一体两翼、三个重点”的总体要求和上海中医“杏林工程”的目标、任务，制定了《曙光医院创建现代化综合性中医院规划》。提出了“一个中心、二个优势、三个能力”，即建设与国际大都市地位相适应的中医医疗保健中心；形成中医特色与中医人才优势；增强危急重症诊治能力、高科技研究能力、现代化管理能力作为创建的总体目标。同时，确立具体的5方面措施、32项指标，如：三年内力争再建成全国医疗中心1～2个、上海市协作中心3～5个；主动适应生物—心理—社会的医学模式，为患者提供优质、方便、价廉的服务；规范服务普及率、医疗质量合格率、病人满意率均达95%以上；开设短期病房，使平均住院天数每年缩短1～2天等。该规划已成为我院的跨世纪发展纲要。

通过全方位开展“百佳”医院争创活动，我院门诊基本消除了病人就诊“三长一短”现象，平均住院日较上一年缩短3天，成为市级中医院住院天数最短的医院。经调查表明：医疗质量满意率为95.9%，服务态度满意率为97.3%，一年来受到新闻媒体正面报道50余次。全年总收入达14 310万元。我们体会到：

1. “百佳”医院的创建是“为人民服务、树行业新风”的有效载体，通过创建活动，全院医务人员“病人至上、质量第一”的意识得到增强，当代白衣天使的形象得到展示，促进了职工整体素质的提高。

2. “百佳”医院的创建着眼于解决医院工作中的难点、热点，重视改善服务态度、保障医疗质量、提高工作效率，给广大患者带来了真正的实惠，使“以病人为中心”的要求落到实处。

3. “百佳”医院的创建增强了医疗机构之间的竞争与争优意识，许多医院通过深挖潜力、发挥优势，真正赢得了病人的满意，带来了良好的社会效益及经济效益，客观上促进了医院的可持续发展。

4. “百佳”医院的创建取得了社会各界对医院工作的支持，通过创建、宣传、评比提高了医院的社会知名度，树立了良好的社会形象，构建起良好的社会主义医患关系。

（中医药管理杂志，1998年，第8卷，第3期）

中医药科技工作的现状与对策

随着现代科学技术的进步，中医药得以不断发展。由于历史和客观的原因，中医药的发展与西医比较还存在着相当的差距。科技发展的历史已经证明，时代、社会、国家，包括医学的发展必须依靠科学技术的进步。邓小平同志早已提出"科技是第一生产力"的英明论断。目前，中医药科技研究相对滞后是影响中医药发展的重要因素。在迈向新世纪的年代，这是一个值得关注的问题。

现　　状

构成自然科学研究工作的要素包括人才、经费、仪器设备、信息和科学管理。从整体或局部的现状剖析中医科技工作，还存在不少问题。主要表现在：

1. 中医人才

随着岁月的推移，一批学术造诣颇深的老中医专家已经不能亲临医教研一线工作，而年轻一代的中医无论在基础理论、临床经验和科研能力方面都存在不足之处；更有一部分青年中医师不专心本职工作，缺少刻苦学习、力求上进的精神；有些人才外流，加上现代科技的迅猛发展，使这些青年中医师的知识结构和专业技能较难适应学科发展需要，如果不采取有效的措施，再过若干年中医药有可能会出现停滞，甚至滑坡。

最近几年来大量高学历的中医人才充实到各级各类中医机构，对于提高中医药的科研能力和水平无疑会起到积极作用，但是形成一支强大的科技队伍还需要一个较长的过程。

2. 科研经费与仪器设备

长期以来国家为中医药科技研究投入了相当的财力和物力。以上海中医药大学和上海市中医药研究院为例，近几年年均获得科研经费 830 万元。曙光医院平均每年投入的科研经费约 60 余万元，由于用于科学研究的物品和材料费用不断增长，使本已拮据的经费更显不足，直接影响了科研工作的开展，部分课题不能上马或半途而废。由于经费投入不足,科研的仪器设备也不能满足需要,难以开展高水平的研究。

3. 科技信息沟通

现代科技发展必须借助科技情报和信息。高等中医院校大多数在70年代后才设立情报室。由于中医药学科的特殊性,很多中医药文献年代悠久、资料繁多,零星分散,使其整理查询和运用存在一定的困难。在某些地区一方面科技成果不能及时推广应用,另一方面又在进行低水平重复研究,不但浪费了精力和财力,也阻碍了中医药学术水平的提高。

4. 科技管理

在科技迅速发展的年代,管理已经成为不可缺少的部分,在社会和经济的发展中起着主导作用。但是真正对中医药科技进行管理和作为一门学科加以研究只是近十多年的事情。国家中医药管理局成立以来,制定了一系列法规性文件,如《中医科研课题管理办法》、《中医科技科研工作条例》及《中医科技成果试行办法》等,明确了中医药研究工作的方向,并在物质条件方面给予有力的支持,先后建立了有一定规模的中医科研机构和管理部门。但是由于缺乏实际的经验,各地各单位具体情况不同,而且中医药科技管理涉及范围较广,因此难免有疏漏和不足之处,尤其是基层中医机构负责人大多数并非管理专业专家,在实践中逐步积累的管理经验与现代科学管理还有一定的差距。

5. 政策导向

中医药科技的发展必须依靠政策的扶助和引导。目前还有一些尚未明确或落实的政策影响了中医药科技人员尤其是中青年的积极性。如科研课题立项、科研成果转让与利益的分配方法、科研合作项目中知识专利和利益的保障,以及相关条例难以执行的情况等。在高层次的科研课题招标中,比较偏重于应用和开发研究,基础研究相对受"冷落",从长远观点看将对中医药学术发展产生某些消极的影响。正是由于内部和外部各种因素的综合作用,直接或间接造成了中医药科技工作滞后的现状。

对 策

1. 加强宏观管理,发挥政策导向

要根据我国科技工作的方针,加强对中医药科技的宏观管理,制定有关的方针政策。中医药科技政策必须以继承为基础,以创新和发展为目的,并坚持中西医结合。这一原则有利于正确把握中医药科技的方向,有利于调动中医、西医和中西医结合三支队伍的积极性,有利于医和药的同步发展。随着我国经济体制的转变,中医药事业不能单纯依赖政策,但应该在有利于中医药事业发展的前提下制定和完善中医药科技工作的政策,如在重点科研课题立项、经费投入、成果评审、技术转让等方面,要在扶助的基础上为中医药提供平等的竞争机会,适当增加投入。如果放任“自由”竞争,将会对中医的医疗、教学、科研带来某些消极的后果。

2. 加强内涵建设,提高科研水平

中医药院(校)、中医药研究院(所)及中医医院等可在国家政策方针指导下,结合本地区本单位的实际情况,本着改革的精神,制订有关的规定。我院于1990年以来,先后设立了院级科研基金、医院发展奖励基金、光华科研基金;实行科研津贴,建立精干的科研专职队伍等,调动了临床医师和研究人员的积极性。自1990年至今,我院共承担和完成了国家级、部级、市级和局级科研项目计93项,获得42项科技成果奖,部分科技成果已达到国内外先进水平。如中医肝病已经成为上海市医学领先专业,为本学科发展和推动其他学科建设方面起到了很好的作用。此外,中医药机构的领导要不断地更新知识和借鉴国内外先进经验,学习和研究国内外科研管理知识,以提高科技管理水平。

3. 重视人才培养和学术梯队建设

科技是第一生产力。鉴于中医药科技人才的流失和缺乏,从现在起培养和建设一支素质好、能力强、水平高的科技队伍以及学科带头人是一项刻不容缓的战略任务。笔者认为应充分发挥老一辈专家的指导作用,继承他们丰富的临床和科研的经验;进一步发挥中青年技术骨干的作用,加强青年医师和科研人员基本功训练;体现知识价值,合理提高科技人员的待遇是三项有效的举措。要重视和加快硕士、博士研究生的培养,在提高他们理论知识的同时,强化临床实践能力,使之较快地成为学科带头人或技术骨干。为妥善解决“人才断层”的矛盾,要在现有的基础上根据科研人员的知识才能、工作业绩和政治素质,让更多的中年或青年科技骨干接好老一辈的班。对于确有真才实学、体力充沛的老年专家可适当延长他们退休的时间或返聘工作,使他们能够继续发挥传、帮、带的作用。此外,还要培养一批中青年的科技管理专家,特别要注意选拔和培养既有较高科技专业水平又有较强管理能力的“管理—业务型”人才。采取国家和地方举办的管理干部培训班是一个很好的形式。

4. 坚持中西医结合，抓好科研选题

中医药科研的内容十分庞大、复杂，许多涉及中医本质的课题如“阴阳五行”、“脏象学说”、“针灸经络”等，限于目前客观条件，还难以得出明确的结论，因此要抓住重点，选准突破口。中医药科研选题应能体现以下几个原则：① 选题应符合国家科技总方针并适应经济建设的需要，如中医中药防治肿瘤、心血管、肝炎、中风等项目。② 必须体现和发挥中医特色，要遵循中医理论体系，运用传统医学和现代科技方法开展多学科的研究，取长补短。要正确处理好中医与西医、继承与创新、临床与基础研究的关系。当前重点应该放在临床科研方面，研制更多的新中药，同时在肯定疗效的前提下开展基础理论研究，以提高中医药科研和学术水平。③ 掌握科技情报，瞄准生命科学发展前沿，目前西医对于某些疾病如艾滋病、阿尔茨海默病、肿瘤等还缺乏特效的治疗手段，而中医药对不少难治病有肯定疗效，可以深入研究。

5. 团结协作，集中攻关

近20年来，获得重大或较高级别的中医药科研成果，绝大部分是多学科研究的产物。参加研究的包括高等学校、科研机构内基础和临床不同专业的人员。在国家或地方主管中医药工作部门的组织和协调下，组成“国家队”或“地方队”，采取确定目标、明确分工、集中投入、定期验收的方式，有计划、有组织地开展重大项目的科研。事实证明这种方式能取得较好的成果。目前我国各大行政区都有中医药科研基地，充分发挥和利用这些基地的龙头作用，推进和带动本地区乃至全国的中医药科研工作，是一条行之有效的途径。此外，各地还可以根据各自特点和条件，联合其他中医单位，共同开展中医药科研工作。通过单位、区域和国家卫生系统的组织和协作，有可能使中医药科技工作得以较快地发展。

（中医药管理杂志，1999年，第9卷，第5期）

中医院改革与发展的几点思考

全国城镇医疗卫生改革已经进行了多年，并且取得了一定的成绩和效果，为进一步深化改革积累了经验，创造了条件。实践证明并且使我们确立了这样的观念，即医疗卫生系统必须进行改革，不改革就没有出路，但是从全面和局部角度来反思和评价几年来医疗卫生体制改革工作，确实还有不少急需解决而尚未解决的难点和问题。所以，如何以新的思路、新的举措来推进这项改革，开创新的局面，仍是当前和今后卫生战线所要思考的重要议题。

医疗卫生改革的现状评估

医疗机构包括中医院在内的内部改革已经取得不小的成绩，但是随着改革的深入和社会群众观念和需求的变化，也反映了一定的问题。虽然经过了长期的探索，但是总体可以用“有成绩，有发展，但尚未突破”来加以概括。具体表现在至今尚未形成一整套完整的、科学的、可行的改革经验和方案。许多单位试点也缺乏突破性的较系统的和有普遍指导意义的方案。特别是中央提出“三医”联动改革以后，在具体的政策和方案方面存在这样或那样的不协调。以较低的费用、较高的质量为社会提供医疗服务，并且促进医疗卫生和医疗机构的发展这个目标，在许多地方尚未实现。而且由于客观的、暂时又无法解决的困难，在一定程度，或一定时间内造成社会、医院、医务人员和患者以及制药企业之间的某些矛盾。在基层医疗机构，似乎有“三医改革，动而不联，政出多门，顾此失彼”的感觉。因之在某些地方、某些单位出现了“上有政策，下有对策，不顾大局，先过难关”的消极应对的局面，从而对深入健康推进医疗卫生体制改革带来了不利的影响。就像预先估计的那样，医疗卫生体制改革是一项新的、复杂的、艰巨的系统工程，在实施过程中，肯定会遇到很多问题，所以需要我们不断地探索和研究，使之朝着既定目标不断前进。

中医院面临的新形势

改革实质上是一次革命，特别是我国加入 WTO 之后，对于社会和各行各业，国内外的形势提供了机遇和挑战。但是，从主观和客观的因素加以分析和权衡，我认为挑战仍然大于机遇，这是需要我们各级领导清醒认识的。应该说入世后，医疗卫生行业也和其他行业一样，面临来自国外和港台地区的竞争，而且从某种意义上讲，我们很可能处于不利地位。可以说，在这方面，留给我们的时间已经不多了。此外，卫生区域规划的逐步实施、医疗资源的重组、民营和私人诊疗机构的崛起以及医疗机构改革的深入，将会使目前中医院的格局和运作出现新的变化。而在这样的变革中，有些是我们已经看到和预见的，还有一些可能是我们尚未考虑到的，不管怎样，我们必须要有充分的思想准备和危机感。历史和现实已经证明，过去和今天的成功，绝不能代表明天不会失败，只有把问题和困难想得多一些、深一些、远一些，才能使我们有足够的准备，使事业持续地发展。

中医院改革的几个难题

回顾过去的历程，绝大多数医疗卫生机构的改革难以取得突破性进展，关键在于劳动人事制度和分配制度改革方面遇到极大的困难。由于历史遗留下来的制度和观念，使医疗机构的人员流动和“按劳分配，优劳优酬，拉开差距”的分配原则难以实施。由于不能从机制上解决深化改革、搞活全局的根本性问题，所以医院的内部改革就不能彻底，只能半途而止。很长时间内，很多单位基本上只能在小范围和一定程度上进行某些改良，改革之所以不能取得突破性进展，其症结也在于此。如果和近 10 年来国有企业的改革进行比较，这点更可以得到佐证。此外，中医院的改革和综合性医院还有不同，即在改革的同时还必须时时考虑中医机构的办院方向和综合服务功能，从理论上来说，中医院在切实地担负起社会服务功能的同时，还必须完成继承和发扬中医药，包括提高临床疗效和中医学术水平的任务。而目前的现实情况是，在提供患者对医疗服务广泛的选择权方面，中医院又处于一个特殊的位置。不可否认，中医特色和优势是中医药占有医疗服务市场、本身赖以生存和发展的首要条件，但是在综合服务功能方面，也确实与综合性医院有一定的差距，加上政府投入、规模、硬件、人才和管理水平等各方面的因素，使中医院在竞争中相对处于弱势。因此，有的中医机构在强化综合服务功能、提高竞争力的思想指导下，花大力气增设和强化非中医科室和技术项目，而与此同时不同程度地淡化和削弱了原有的中医特色和优势。换句话说，在改革和发展过程中，中医院还要“走出一步，回头看路”，也在客观上影响了改革的进度。

随着医保改革的不断深入和完善，“医药分开管理”、“收支两条线”、“医保支付总额核定”、“药占比例”以及部分中医服务项目的收费标准等指标和规定，对于中医机构而言，产生了更多的影响。举例而言，中医特色专科要做大做强，但是又受到医保总额的限制，已经出现了不收或少收医保患者，取消用药品种，甚至借故停诊，某些中医特色优势较明显的特色专科，如针灸、推拿、儿科、五官科等出现萎缩现象。尽管这仅是部分或少数，但是从理论上来讲，是与医疗卫生改革的初衷不相符合的，必须引起我们的关注和重视。

深化卫生改革的若干对策

虽然在中医院的改革和发展进程中存在着不少困难和问题，但是我们必须充满信心，加快改革步伐，加大改革力度，坚定不移地朝着预定的目标前进。按照“开拓新思路，争取新突破，加强新举措，开创新局面”的指导思想，不断深化卫生改革。

一、改变观念

形势发展和实践经验告诉我们，深化改革的首要关键是转变观念。要从被动改革转变为主动改革，即从要我改革变成我要改革；要把面上的改革转变成深层次的改革，也就是从体制和机制上进行改革；要把局部或某方面的改革转变成医院内部的全面改革，包括医、教、研和管理机构改革；要从医院内部改革转变成适应社会、卫生系统大环境的改革，也就是要有全局观和预见性，不求一时的轰动效应，而要着眼于长远利益和可持续发展。上面讲的四个转变，可能更多的是理论性的，但是从曙光医院近几年的改革过程来看，我们觉得这是很重要的，而且是很实在的。

二、提高各级领导的能力和水平，要掌好舵，把握方向

医院的党政领导班子既是改革的决策者，也是执行者，在一定程度上影响医院改革的成功和失败。在新的形势下，要通过各种方法不断提高领导者的决策能力。目前医院管理讨论的一个重要议题就是21世纪的医院院长，简单而言，是除了有良好的政治素质之外，还需要懂经济、懂法律、懂业务、懂管理的外“四懂”干部，勇于开拓创新，善于驾驭全局，这样才能带领群众不断前进。医院的行政职能部门要真正做到精兵简政，提高效率。

三、精心策划，重组资源

就全局而言，这是医疗行政主管部门的重要任务，但是就基层单位来说，要根据自身的实际和医疗市场的变化，通过多种形式实行卫生资源的优化和共享，并且在双赢的原则下谋求共同发展。曙光医院近年来已经托管了五家医疗机构，在取得较好的社会和经济效益的同时，也部分解决了医院人员的分流问题，得到了有关领导的肯定，并作了经验交流。从中医机构的总体布局考虑，在有条件的地区应该建成以省级或中医学院校附属医院为龙头、中医专科（病）医院为支柱、中医特色专科（病）为基础的架构，这样能更加完善中医机构的服务功能，也有利于中医机构的生存和发展。中医院追求“大而全”不现实，而“大专科，小综合”应是中医机构的主体。

近几年来，上海和其他省市组建了医疗集团，曙光医院也将正式组建曙光医疗集团，共有 10 个实体单位参加，在所有权和经营权分开的大前提下，通过各种形式实现资源共享、共同发展。当然，医疗集团的运作还会有许多具体问题，如科室设置、床位规模、人员交流、药品流通以及医保额度等，但是随着时间的推移和经验的积累，可以逐步加以克服和解决。

四、抓住突破口，在劳动人事分配制度方面迈出新的步子，走出新的路子

从理论和实践来讲，如果医院改革能够迈过这两道门槛，改革将会取得突破性的进展，很多问题也可迎刃而解。在政策许可的前提下，通过各种措施，促进和实行人才流动，如全员合同、竞争上岗、聘用聘任等，都能充分地调动和激励广大职工的积极性。除了做好必要的思想工作外，开拓人员的流动渠道是十分重要的条件，采取转岗、挂编分流、定向推荐和待岗培训等方法使部分富余人员得到合理安排，既解决了人员过剩，又能使其他单位得到需要的人才并使其在新的岗位上发挥作用。3 年来，曙光医院已有 73 名医务人员离开原有的岗位，在新的单位或岗位上工作，与此同时，医院的技术队伍结构也更趋合理，为医院的发展增添了后劲。

分配制度的改革是人事制度改革的重要保证，因此必须同步进行，坚持“效益为先，兼顾公平，优劳优酬，拉开差距”的原则，可以试行诸如年薪制、津贴制、结构工资制或其他形式的分配方式。曙光医院从 2001 年起试行结构工资制，即按照不同职务系列、岗位职务和工作业绩确定每个职工的基本工资、匹配工资和效益工资，在确保职工利益增加的前提下，确定不同报酬，同时加强民主监督和管理，做到公平、公开，试行以来效果较好。打算在总结经验基础上，进一步探索实行全员年薪制的试点。由于这是一项涉及每个职工切身利益的改革举措，因此必须做好职工的思想工作和经济测算，达成共识，逐步推进。

五、坚持中医特色，加强内涵建设

如果中医院的改革忽视了医院的内涵建设，削弱了中医特色，甚至背离了中医院的办院方向，那么就不能称之为成功的改革，这是一个重大的原则问题。虽然目前还有不同的看法和做法，但是从长远观点看问题，以削弱或牺牲中医特色为代价的发展是没有前途的，因为中医院缺乏与综合性医院全面抗衡的基础和能力。因此，必须实事求是、恰如其分地摆正中医机构的位置和确定服务功能，这样才能保证中医院能够牢固地占有自己的医疗市场，并且在强化中医特色和优势的基础上不断发展。当然在坚持和发扬中医特色的同时，提高医院的综合服务能力、开展现代医学的新技术项目也是必要和正确的。国家中医药管理局制订的“十五”重点中医专科（专病）建设项目已经正式启动，这对于中医院的建设和发展将产生积极的影响。科学管理是任何工作的关键要素，提升中医院的管理水平仍是急需解决的问题。过去，等级医院评审、分级管理、示范中医院建设都是有效的举措。曙光医院较早实行院内科室分级管理、各级人员考核制度，2001 年通过了 ISO9001：2000 的认证，为医院的规范化、现代化管理打下了基础。

六、增强经济基础，提高运管效率

医院的内部改革除了政治思想和规章制度之外，经济实力具有重要的作用。如果没有足够的经济基础，很多合理的改革举措将无法付诸实施。不管改革需要付出多少代价，必须保障和提高医院职工的既得利益，这是基本和客观的要求。目前的医保改革对于纳入医保的群体和医疗机构已经成为相对固定的制约，因此要拓宽视野和思路，在完成原有业务工作量的同时扩大特需服务。据资料分析，中医院特需服务的比重仅占 2％不到，说明这是一个大有潜力可挖的领域。此外，要加强科学研究、新药研制，加快科技成果转化，扩大与有关单位合作，争取更多的资金或收益。从某种意义上来说，经济效益的提高肯定有利于推进改革。

提高医院运营效率和效益，加强自身发展的能力十分重要。中医院的发展固然有外部和客观条件制约，但内部因素尤其是管理水平确实起着重要的作用。根据 2000～2001 年全国中医院医疗质量监测中心收集和分析的资料，应用数据包络分析法(DEA)对63个监测点中医院的运营效率进行评估，虽然大多数中医院情况良好，但也有少数中医院的运营效率不尽如人意，主要反映在卫生资源利用不足、人力资源成本过高等，这对于原来基础较差或投入不足的中医机构的发展无疑会带来更多的不利影响。今后，不论医疗机构体制或性质发生何种变化，提高医院的运营效率和效益始终是医院领导和职工需要关注的重点，务实高效是医院发展的保证。

必须强调的是，中医的发展不能依赖政策，但也不能抛开政策。由于历史和客观原因，中医院的生存、改革和发展在一定的时间或地域还需要政策的支持，希望相关领导部门能够深入基层调查研究诸如区域卫生规划、政府投入、医保支付比例、收费标准、考核指标等至关重要的若干问题，全面考虑，制定政策，为中医机构改革创造有利的氛围。

中医医疗机构改革正逐步深化，尽管困难重重，但只要我们坚持改革、坚持创新、坚持中医院的办院方向，上下齐心，各方协调，认真地解决改革中所出现的新问题，中医院的建设和改革一定会更加健康地发展，中医药事业的明天一定会更加美好。

关于中医院建设和发展的几个问题

当前我国卫生改革正在不断深入，各级医疗机构正面临着从未遇到的巨大挑战和机遇，尤其是中医机构，由于历史和客观原因，需要解决的问题很多。如何正确、合理、适时地处理和解决这些新问题，关系到中医院的生存和发展；对于已经暴露和潜在的问题进行全面客观的分析、探索和思考，是中医工作管理者一项重要课题和任务。

面临的形势

从我国经济体制转轨的大形势分析，目前和今后一段时间内中医医疗机构的机遇和挑战是并存的。中医药由于其独特的疗效和优势，正在引起全球的重视和关注，并逐步通过立法形式不断推广和被人们所接受，这对于中医药走向世界和获取广大的医疗市场都是十分有利的。中医药在国外参与的广度和深度都显现良好的态势。在国内，中医中药也确立了不可动摇的地位并发挥着不可替代的作用。同时，国外对中医药的认可或接受尚需一段时间，除了深入研究和发掘中医中药之外，有相当一部分属于商业经济利益驱动的需要。国外企业利用先进的科技和雄厚的资金积极开发中药资源，估计一定时间内在某些方面可能超过中国。随着医疗保险制度改革的深入，中医院遇到了新的困难，如就诊人数减少、医院业务收入下降，从而对中医院的生存和发展产生了一定的影响。医保改革势在必行，中医院必须面对现实，要通过本身的努力，主动去适应医药卫生体制改革，求得生存和发展。从近段时间来讲，挑战比机遇更多、更大、更实际。因此，要多一些危机感和忧患意识。

关于区域卫生规划

开展区域卫生规划，目的是合理利用卫生资源，更好地满足社会和患者的需求，并实行有效的管理。但从局部而言，区域规划对中医院带来的影响必须引起重视。在肯定和实施区域规划的前提下，问题在于如何正确、合理地考虑中医医疗机构的面点、规模及其服务功能。从理论和现实情况分析，区域规划要有利于满足人民对中医药的需要；要有利于中医院的生存和发展；更要有利于中医药事业的发展和进步。当然，还要妥善解决由于规划而被撤、并、转的中医机构的出路。事实表明，在新的历史条件和形势下，中医不能单纯依赖政策，但仍需政策的扶植和支持，至少中医医疗机构的安排不能完全或机械地模仿企业改革和处理的方式。

中医院的办院方向

发扬中医特色和优势、促进中医学术发展、提高临床疗效、为社会提供优质服务，是中医院的根本任务。坚持中医特色、利用现代科技、强化综合服务功能，是中医院赖以生存和发展的基础。长期以来，中医院在完成上述功能方面取得明显的成效，总体水平不断提高。但是从创新和高科技的角度衡量，中医药的发展和进步仍然存在不小的差距。医保改革以来，不少中医院在扩大医疗服务领域方面作了很多尝试，引进和开发新技术、新项目、新设备，确实取得不同程度的效益，但也暴露了某些值得深思的问题，如中医院的特色和优势是否真的强化了？中医加西医是否等于中西医结合？中医院与同级综合性医院是否能够真正地“抗衡”？中医和中西医结合人才是否受到更好的培养和锻炼？等等。创新是中医学术发展的灵魂，同样体现在中医院的办院方向之中。在社会和科技不断发展的今天，中医院仍然要继承和运用长期实践中积累的独特方法和技术。中医院更要立足于创新，这也是长期以来相当一部分中医院缺少或薄弱的环节。要强调新思路、新方法，开辟新局面。继承和创新是永恒的主题，要避免强调继承而忽视创新，或强调创新而否定继承的倾向。继承和创新都是手段，而发展才是最终的目的。

专科专病建设

专科专病建设工作的目的：一是要提高临床疗效，为患者提供优质、低耗、便捷的服务；二是促进中医学术发展，这是解决中医药继承与创新的有效途径。在长达一个世纪的岁月中，我国尚未形成新的、公认的中医药学说、学派，能够代表中医学术主流的名医名家亦凤毛麟角，这从一个侧面反映了中医临床和科研工作的薄弱和滞后。实践证明，专科专病建设是实现这个目标的突破口。目前全国共有60多个专科专病、中医急症和制剂中心，但是在宏观管理、组织协调、目标任务等方面还有许多需要解决的矛盾和问题，要尽可能改变目前专病专科中各自为政、重复研究、力量分散、难出成果的局面。各级中医主管部门应加强对专科专病中心建设工作的领导，严格检查督促。但笔者以为专科专病建设不宜全面铺开，一拥而上，而要根据“有所为，有所不为”的原则，集中精力抓好基础较好、实力较强、发展前途良好的专科专病中心，并以此为“龙头”带动其他学科的发展。要总结和推广专科专病建设经验，其诊疗效果一定要经得起重复验证；在这个基础上制订规范、有效、可行的措施，经过几年的努力，推出一批用得上、讲得清的中医专科专病新项目、新技术、新制剂，在提高临床疗效的同时不断地提高中医药学术水平。

加强综合服务功能

近几年来，随着医疗改革和医疗市场形势的变化，部分中医院纷纷提出了“强化中医院综合服务功能”口号，并且积极采取行动。从中医院的生存发展角度分析，有其一定道理，因为认清医疗市场需求，改变长期以来中医院的结构和运营模式是积极的措施。但是，必须坚持两个大前提，首先是坚持不背离中医院的办院方向，其次是要有利于中医院的持续发展，包括临床疗效的提高和中医学术的发展。不能强调加强综合服务功能而忽视发扬中医特色和优势，更不能以削弱或淡化中医特色作为求生存、求发展的代价。从长远和根本的眼光来看，中医院只有坚定不移地加强本身的特色，发挥特长和优势，才是生存和发展的出路。片面地理解和提倡“人有我有，人无我有，人有我精”的口号，对多数中医院而言不是万全之策。从道理上来讲，坚持和发扬中医特色必须是第一位的。因此，比较客观和现实的做法应该是在坚持中医特色的前提下，根据“取长补短”的原则，对某些科室特别是非中医科室，适当加强力量或优化组合，建立起一套有效的支撑、保障系统，在完善中医院的服务功能和发掘新的医疗服务市场方面发挥更加积极的作用。

人才培养和梯队建设

下世纪的竞争归根到底是科技和人才的竞争，因此中医院和中医药事业的未来也取决于中医药人才。但是我们不能不看到，中医药本身专业的特殊性以及国外传统医学发展的趋势对我们构成的挑战，使中医药人才培养和梯队建设面临十分繁重的任务。目前，不论是临床、科研、教学，能够把握未来中医药发展潮流的拔尖人才不是很多。中医人才应该包括业务人才和管理人才，目前，提高实践经验较丰富的中医师的理论水平和强化高学历中医师的临床实践能力是重要和可行的途径。通过这种“双向”培养方法可以造就一批动手能力强、理论水平高、发展后劲足，能够解决问题的中医队伍。认真执行规范化培养制度，强化各级医务人员技术考核、进修学习和举办各种类型的培训班都是行之有效的方法。在注重培养业务人才的同时也要加快中医管理人才的培养，今后不论是“业务—管理型”、“管理型”还是“专业型”的管理者，都必须懂得现代科学管理，有志于中医药事业和了解相关专业，能够理论联系实践。应努力培养一支高素质的复合型管理人才队伍，有了这样一支队伍，中医院才能走出新路子，中医药事业才能持续地发展。

经营模式

把“经营理论”引入中医院的管理，这是改革的必然和中医院本身的需要。近年来“负债经营”、“风险投资”、“股份制”等过去企业界的经营模式正在越来越多地引入医疗机构中。发展需要改革，改革会有风险，但是在作出这样事关医院命运和前途的重大决策时，理性、全面、前瞻地进行分析和论证是十分重要的。我们需要的是借鉴和引入现代企业的经营理念，转变过去靠政府吃皇粮的陈旧观念，要主动适应社会和经济体制改革的潮流，但并不是单纯、机械地照搬和模仿。医院是特殊行业的组成部分，有它自身的运行规律和社会职责及功能，因此应该弄清楚在转变体制和机制的过程中，应该做什么，可以做什么。事实上，市场预测、经营风险、负债力度、偿还渠道等都是决策者和经营者必须知晓和考虑的问题，要充分估计负债经营、风险投资及股份制医院等可能带来的负面效应，不能盲目从众或急功近利，不要给后来人留下隐患或麻烦，一定要在搞清楚上述有关经济学和经营学的概念和运作规则的基础上，结合医院的实际进行正确的决策。医院在经营模式的转变实际上也是一项重要的改革，因而也必须符合有利于中医药事业的发展、有利于提高中医院的整体实力和职工待遇等改革需要遵循的原则。

中医院正面临着前所未有的机遇和挑战，抓住机遇，迎接挑战是每个中医医疗机构管理者必须正视和解决的难题，在深化改革的前提应牢记邓小平同志“发展是硬道理”的指示，更多地研究中医医疗机构改革中带有共性、规律性的问题与对策，注意总结经验教训，开展专题研讨，各抒己见，达成共识，提倡联系实际、注重实践、讲究实效的"三实"作风，使中医院乘改革之东风，沿着健康的道路不断发展。

（中医药管理杂志，2000年，第10卷，第5期）

深化人事制度改革　促进医院整体发展

上海中医药大学附属曙光医院是一所三级甲等综合性中医院，设有临床和医技科室 37 个，共有职工 1 125 人，其中专业技术人员 927 人，为全国百佳医院和“九连冠”的上海市文明单位。

随着“三医”联动改革的不断深入，如何打破传统人事管理模式，建立一个适应市场经济发展，职务能上能下，待遇能高能低的新的管理机制，为促进中医事业的发展和医院卫生改革提供强有力的人才支持，是医院人事制度改革面临的新任务和要求。近年来，我院在引入竞争机制、搞活用人制度、建立分配激励新机制方面作了有益的探索，取得了初步成效。我们的做法和体会是：

1　转变观念，周密策划，稳步推进人事制度改革

面对中国入世和知识经济挑战的新形势，我院领导班子深刻认识到：要使医院在激烈的市场竞争中确立地位和持续发展，就必须加快医疗机构的改革，深化卫生事业单位人事制度改革，这不仅是社会大环境和上级部门的要求，也是我们医院自身发展和应对入世的需要。因此，我们首先更新管理理念，改变思维方式，明确人力资源是医院发展的原动力和医院管理的核心问题。把握“三医”改革的机遇，应对挑战，乘势而上。以改革用人和分配机制为突破口，冲破情面观念，敢于动真格，确定了人事改革总体目标，即：全面实行契约管理的岗位聘用合同制和结构薪金分配制，精心组织，稳步实施。

在实施过程中，我们充分关注人事和分配制度改革，政策性强，涉及面广，关系到每个职工的切身利益。深入开展调查研究，避免急躁冒进，正确处理改革、发展和稳定的关系，实事求是分析和解决改革中评聘分离、高职低聘、转岗分流、激励分配热点和难点，科学制定一系列改革配套文件和政策。在具体操作上，采取“改革无情，操作有情；区别对待，妥善安置”等措施，保障人事改革平稳进行。同时，实施改革中，行政职能科室先行，按照精简高效的原则，对行政各部门的职

能进行了重新界定,合理设置了各职能部门的岗位。行政机构由原来的17个减至为9个,人员由原来的85人减至为56人。进一步理顺了各职能部门的职责,提高了办事效率,改善了机关作风,在全院职工中引起了很大的反响,为全院人事改革、引入竞争机制做出了表率。

2 宣传教育,民主管理,营造深化改革的良好氛围

为了转变职工观念,动员和组织广大职工参与人事改革,我们充分运用各种有效的宣传教育形式,在全院各层面进行思想发动,从讲改革、讲发展、讲大局、讲实际出发,使广大职工提高人事改革的承受力。邀请市卫生局人事处负责同志来院,向全院职工宣讲人事改革的形势、任务和有关政策。同时,我们还充分强调职工民主管理、自主管理,在医院人事制度改革领导小组中有工会代表参加,每次改革方案起草和修订都由职代会各小组人员先行讨论,经过广泛征求意见和反复修改,在全院上下对改革的原则、内容、形式、程序、进程达成共识后,最后召开两次职代会审议通过了医院人事分配制度改革的实施方案和配套文件。由于思想工作到位、工作措施到位、管理程序到位,广大职工理解改革,支持改革。目前"双向选择、竞争上岗、契约管理"的观念已深入人心,大家都懂得了人事改革不是简单减人,而是改变专业技术人员只注重"身份管理",不注重工作实绩,职务只能上不能下、待遇只能高不能低的状态。建立适应市场经济,符合中医发展的人事管理新机制。

3 优化结构,评聘分离,建立契约化管理的用人模式

实行全员聘用合同制,是对传统用人制度的改革,也是市场经济条件下用工制度的内在要求。我们针对不同情况,推出四种契约的用人形式,即:岗位聘用合同、挂编流动协议、待聘待岗协议和待退休协议。根据市卫生局和市编委的有关规定,按需设岗、评聘分开、强化聘任,结合每个学科的业务性质和工作量以及科研、教学任务,合理设定专业技术职务结构的比例和岗位数,科学定岗定编,并实行动态管理。同时,制定专业技术岗位任职标准,专业技术人员实行评聘分离,坚持公开、平等、竞争、择优的用人原则,充分行使单位用人、个人择岗自主权和单位职工考察监督权,严格执行公开招聘、分级应聘、考核评议、院内公示、签订合同等程序。明确单位和职工的责、权、利。加强聘后管理,全面考核聘用人员,考核结果作为续聘、解聘、晋级、分配和奖罚的主要依据,真正建立以契约管

理为基础的人事管理模式，把卫生事业单位人事管理纳入法制化、科学化的轨道。实现了人事管理“四个转变”，即由身份管理向岗位管理转变；由单纯行政管理向法制化管理转变；由行政依附关系向平等主体转变；由国家统包用人向单位自主用人转变。

通过这次人事制度改革，我院高职低聘、安排外延性医疗机构工作及挂编流动的高、中级职称人数共计 71 名，占在编高、中级职称人数的 23%；其中：正高级 5 名，副高级 24 名，中级 42 名。同时，基本完成了医院“三转岗”人员的安置工作，合理调整了人才结构，优化了人力资源配置，给医院各项管理工作带来活力。职工把自己与医院发展紧密联系在一起，绝大多数职工由原来的“要我做”转变为“我要做”，整个医院形成了一种积极向上的氛围，医疗质量和服务态度有了明显提高。

4 按劳分配，效率优先，建立结构薪金制为主的分配机制

为巩固和完善“契约管理”的人事制度改革，我院打破计划经济体制下形成的单一和大锅饭的分配模式，试行以“结构薪金制”的自主分配方案，将档案工资与实际工资分离，搞活内部分配，加快形成符合卫生单位特点和岗位价值相符的新型分配体系。

在设计改革方案时，坚持“按劳分配、优劳优酬、效率优先、兼顾公平”的原则，向技术含量高、责任风险大的岗位倾斜，实行按岗定薪。充分发挥职代会在制订、调整和实施内部分配方案中的审议和监督作用，加强分配过程的民主监督管理，结构薪金总额（主要指效益薪金额）可随医院经济效益的高低而上下浮动，职工退休后恢复档案职务工资。结构薪金分为三部分：基本薪金、岗位薪金和效益薪金。我们着重在岗位和效益薪金上做文章，岗位薪金按现职现岗确定不同的匹配系数，最高为 0.8，最低为 0.1，并与档案工资相匹配增加“院内职务工资”，最高与最低相差 14 倍。效益薪金基本是原奖金部分，按成本管理的要求，确定各科室的效益工资，实行二级核算、一级分配，70%由院方根据不同职务岗位的系数统一分配，30%由科室微调分配，以期达到平衡和合理。

为了鼓励在医院各项工作中成绩显著的专业技术人员，我们还设立了多项奖励基金，对有特殊贡献的给予各种奖励，充分发挥辅助分配的激励作用。用有限的分配资源，最大限度调动医务人员的积极性，使优秀人才脱颖而出，力求做

到事业留人、感情留人、机制留人。

5 疏通出口，妥善安置，保证人事改革顺利进行

长期以来，如何安排和处置富余人员或未能上岗的医务人员，是使人事改革迟迟不能突破的关键。我院在这次人事改革中，实行“引渠放水，搞活流动”，一手抓思想工作和岗位聘任，一手抓开辟分流渠道，为待聘或待岗人员安排合适岗位，解决他们的后顾之忧。医院针对人事改革中涉及医生低聘、待聘较多的问题，成立了由医院相关职能处室组成的培训托管中心，具体负责待岗或待聘人员的疏导和安置工作。在安置过程中，坚持双向自主选择的做法，协商解决。通过松江分院和其他医院的合作关系以及承揽上海慈善基金会老年公寓的医疗保健任务等途径，让部分转岗或分流的专业技术人员重新上岗。16 位正高、副高职称医师安心愉快地在松江分院和众仁保健中心工作，既发挥了他们的才能，也得到了合作单位和患者的信任和好评，取得了良好的效果。

（中国医院，2002 年 7 月，第 6 卷，第 7 期）

中医医院医疗质量监测资料指导中医医院管理的价值探讨

全国中医医院医疗质量监测工作自开展至2003年已逾3年，参加监测的中医院现有100家，随着数据的逐渐积累、监测体系及工作人员的逐渐完善，监测工作已经从资料积累期开始向提供信息支持转变。为了能使广大中医院更加充分地对监测网络提供的信息加以利用，本文特对监测资料用于指导中医院管理工作时的潜在价值加以探讨。

1 中医院的生存现状和它对管理的要求

1.1 中医院的生存现状

目前，我国的“三项制度”改革已进入了关键时期。旧的医疗体制正在被逐渐打破，这既为广大中医院的发展提供了难得的机遇，同时也提出了极大的挑战。总体而言，现阶段中医院的生存环境并不乐观。由于中医院面临着管理理念、资源优化、人才构筑和公平竞争的诸多困境，有的甚至面临着生存危机。我国的许多中医院，特别是基层中医院大多为20世纪80年代初由卫生院改制而来，长期以来就一直存在着先天不足，人力、物力均较为匮乏。而在当前大卫生的环境中，国家的卫生政策必然会将重点放在如何满足广大人民群众的卫生需求，并为此如何深化卫生体制改革上，使得在规模、技术、人才和管理等方面都与同级别西医院有一定差距的中医院在市场竞争中处于不利地位。如何能在竞争中发展，并进一步发挥中医院的优势是急需解决的问题。

与此同时，随着市场经济改革的逐渐深入，我国的医疗体系最终也必然会走上市场化的道路。如何体现出中医的优势，并将该优势转化为经济效益，这一切都需要以市场经济的角度来整改和运作。而从长期来看，WTO所带来的全新的人才、资本、理念和管理模式，更将对中医院产生深远的影响。

1.2 目前中医院生存环境对管理的要求

瞬息万变的生存环境和中医目前所面临的诸多问题需要各级中医院能够主动参与竞争，充分发挥中医药特色，强化自身优势，对市场的变化迅速作出反应，这对中医院管理提出了更高的要求。随着医疗机构人事改革的不断深入，医院管理体制正在从以前的官本位管理向着现代管理转变，虽然适合中国国情的管理模式尚在不断探索之中，但现代管理的特点已经基本明确，要求实行知识化、市场化和信息化管理。所谓知识化管理，就是不能再单纯依靠经验，而是要将经验和管理艺术相结合，在专业管理人才的帮助下进行管理；市场化管理要求医院在考虑社会效益的同时也必须要考虑经济效益，这迫使管理者必须按照企业方式来管理医院，自觉地将成本核算、减员增效、聘用制等引入管理；而信息化管理则要求管理者充分掌握和利用信息资源，根据客观的数据对市场的未来变化作出预测，以充分保证效果的最大化。实际上，信息化管理同时也是前两者成功实施的基础和重要保证。21世纪是知识经济的信息化时代，医院的生存和发展需要知识型人才、高科技发展及信息管理做后盾，利用信息管理，抢占知识经济时代的制高点，已成为医院管理刻不容缓的任务。

2 监测资料用于指导中医院管理的价值

2.1 全国性监测资料的代表性

随着对管理科学认识的逐渐深入，医院管理中的各项决策越来越依赖于客观、全面的信息支持。由于近年来信息技术的普及，各级管理者所面临的困难已经从原来苦于无信息资料可用变为面对丰富繁杂的信息而不知如何取舍。各地也针对自身情况主动收集数据，或者利用相关课题收集所需资料。但是，由于数据的覆盖面太小，根据所关心的重点和具体条件，不同单位、不同地区往往收集不同类型的资料，大多没有进行细致的研究设计，结果缺乏可比性，相互间也缺少参考价值，数据内在的信息无法提升到更高层次。

而全国性的监测资料由于信息量大(迄今为止病案首页已积累40余万份)、覆盖层次广，涵盖了全国绝大多数省市的各级中医院，可得出权威的、有指导价值的信息。更为重要的是，由于是在统一的框架内进行监测，数据的采集在全国范围内统一了测量口径和评价标准，并且数据上报、入库、分析的全程均由计算机专业人员进行质量控制，从而确保了数据质量，也便于互相比较，因而对各监测单位更具参考价值。

为了保证检测结果能正确反映全国中医院运行的实际情况，监测网络在启动时就经过了充分论证，抽样方案由统计学专家精心设计：考虑到全国地区差异和医院级别差异较大，首先将符合条件的所有中医院先按地区（东、中、西）和级别（省、地、县）划分，共分为 9 块，然后在每一块中按所需比例进行随机抽样，从而充分保证了监测结果能够客观反映全国中医院的实际运行情况。

2.2　监测信息的微观指导价值

对于各监测单位而言，参与监测工作对于医院自身信息化建设的促进作用是毋庸置疑的。已有多家单位借着监测工作的东风建立或完善了自身的病案管理系统、医院财务管理系统。随着基础条件的具备，各监测单位基于成熟的数据仓库和数据挖掘技术建立实时动态院内监测系统已成为可能，它可以通过直观的统计图、表的形式展示任何需要的数据细节，以帮助管理者精确地观察全局中任何一个细微角落，如每一个病例的费用情况、各种医疗资源的消耗情况，从而充分掌控全局。在此基础上，管理者可以根据需要随时了解自己医院的运行状况，并制定相应的对策。如利用统计资料制定目标定额控制，考核科室目标责任制管理，把好医院质量经济效益关；或运用统计资料进行简单的预测，确定定额目标，为医院改革提供科学依据。

实际上，帮助充分利用统计数据仅仅是监测网络起到的作用之一，更大的作用还在于提供一个客观的比较平台，能及时向管理者反馈自身医院所处的位置，依据所提供的同地区、同级别医院的平均住院费用、平均住院天数等信息，医院管理者就可以知道自身医院在当前医疗市场的竞争中具体的优势、差距是什么，产生问题和差距的原因，以及应当如何采取措施加以改进。

当经过较长时期，有了大量数据的积累之后，将这些具有代表性的数据和统计分析技术，特别是与数据挖掘技术相结合时，监测工作所提供的信息将更加向前跨越一步，向广大管理者提供更多深层次的信息，如对连续数年来全国中医院患者的主要特征进行分析，就能够得出中医院的主要患者群体定位，并对患者群体的未来变动趋势加以预测，以做到未雨绸缪。推而广之，我们也可以对各级医院的人力资源变动趋势进行预测，以提前制定应对策略；从历史数据中找出欠费患者的主要特征，从而对未来入院患者的欠费概率加以估计，并能尽量减少医院损失。类似的应用还有很多。

2.3　监测信息的宏观指导价值

全国监测信息对中医院管理的指导价值不仅可以通过管理者自身对它的直

接利用来体现，更可以通过更高级别的宏观指导来体现。管理信息的复杂性，使得管理者往往深陷其中，难以迅速整理出关键所在，而通过完善的全国监测信息进行各个方面的综合评价，就可以为各医院的管理者提供这种帮助。另一方面，当前很多医疗单位还满足于以高新技术、高档设备和高价药品来提高医院经济收入，成本—效果、成本—效益、成本—效用等经济学特性还未引起足够重视，大处方、大检查等浪费医疗资源的现象随处可见。而通过监测数据进行医院间相关指标的横向对比和综合评价，就能够从数据的角度提出相应的管理建议，促进医院管理从粗放式经营向高效率运行转变。例如，通过效率评价，管理者将会找出哪些单位高效率，哪些单位低效率，低效率的程度如何，以及他们未能充分利用的资源是什么，从而提出快速提高效率的对策。在效益评价中则能够回答：医院的投入产出情况如何？医院的主要收入是从哪里创造，哪些是高投入、低产出的项目？如何能够做得更好？通过医疗质量评价，管理者可以得知：医院的医疗质量在全国处于什么水平，改进的重点指标是什么？显然，在这种信息的帮助下，相应的管理改善措施就会更加的切实有力。

另一方面，全国监测信息实际上也使得国家卫生管理和决策机构能够更加客观、全面地了解目前中医院体系在全国医疗市场中的定位，以及他们所面临的困境和发展趋势，从而能及时做出政策上的调整，并在制定这些相关政策，如医药分开、服务定价、政策扶持等时提供强有力的数据支持。通过这种方式，监测数据也可以为中医院生存环境的改善提供帮助，从而进一步地支持了中医院的管理工作。

3 如何充分发挥监测资料的作用

3.1 充分重视数据的潜在价值，真正将结果用于指导管理工作

由于我国的医疗卫生体制改革起步较晚，当前许多中医院还停留在把质量监测、数据上报工作看成是为上级报表服务，当作一项额外的负担来完成。这一方面是由于监测体系还处于建立初期，优越性还未能充分发挥；另一方面也反映了管理者对这一宝贵资源的误解和忽视。因此，必须要尽快转变观念，充分利用这一信息平台为医院改革、科学管理服务，为医院竞争、搞活、发展提供信息，为医院目标责任制管理服务，以推动医院改革目标责任制管理的深化，尽快提高医院的社会效益与经济效益。

3.2 双方互动，根据实际情况需要提出需求

医院管理者处于管理工作的最前沿，对瞬息万变的医疗市场把握最为敏感

和准确，最清楚工作中所需的信息和数据支持是什么。而作为后台基础的监测网络在理解管理需求，提供及时、充分的信息服务上有着自身的先天不足。因此为了充分发挥这一网络的作用，监测医院和监测网络进行良性互动就变得至关重要。管理者根据自身的工作需求提出所希望的信息支持，由监测网络负责汇集全国范围内的数据，并动员政策制定者、管理专家、专业计算机人员、统计分析人员共同参与，得到所需的信息并反馈给各监测单位。各单位再将不足和缺陷及时反馈，如此循环往复，最终形成监测工作高效、及时、准确地为管理工作服务的良性互动局面。

3.3 充分重视数据质量，尽量减少漏报、误报

及时、准确的监测数据是得出正确分析结论的基础，如果数据质量非常差，结果只能是“垃圾进，垃圾出”。如果错误数据没有被发现而直接进入分析，则会导致提供的参照标准不准确，使监测信息的导向出现偏差，从而浪费大量人力物力，造成不良的后果。

为了保证数据的准确性和时效性，监测网络在成立之初就对相关人员进行了严格的培训，并为监测工作专门编制了管理软件，在其中嵌入了数据查错模块，以从技术角度尽量杜绝错误隐患。但这仅仅是被动的措施，特别是对漏报起不到太大作用。要从根本上解决这一问题，各监测单位特别是领导和参与人员应当充分认识这项工作的重要性和对管理工作的巨大帮助作用，从而能够采取有效的保障措施，保证监测数据的正确、及时和有效，使得监测工作能更好地为广大中医院管理者服务。

（中国医院，2004年3月，第8卷，第3期）

指导者

中医科常见医疗事故和争议的发生环节与防范

在医疗活动中，可能会出现各种医疗事故或医疗争议（纠纷）。中医科也不例外，也会遇到上述情况，每年都有一定的医疗事故，特别是医疗争议发生。认真总结和分析发生这类事件的原因和经验教训，进而最大限度地有效防止此类事件的发生，是当前和今后各级中医医疗机构和中医药专业人员必须重视的问题和重要任务。

中医科专业医疗事故和争议发生的主要环节

中医药专业或者中医科发生医疗事故或争议，有与西医专业同样的原因和环节，即两者具有共性之处。其中，比较重要的包括：医疗人员的诊疗水平，更直接的就是对疾病诊断和治疗的技能；医务人员的医疗作风，即医德医风；在医疗行为过程中出现的意外情况，如不可预见的药物过敏、突发灾害等。

但是，在中医机构中发生的医疗事故和争议，也有其他的原因，也就是它的“特性”。根据临床实践中遇到的情况，主要有以下几方面：

1. **中医诊断和治疗方法（自身）的特点**　中医诊断以“四诊”、“八纲”、“辨证论治”为主要原则，具体方法是通过望、闻、问、切得出“病”或“证”的诊断及其辨证分型（如感冒就可分成很多种证型），再根据已有的证型制定治法和处方。由于这种诊疗方法的特殊性，因此在疾病的诊断和治疗上就出现不同的认识和采用不同的治法，也就有可能产生不同的结果。

2. **中医病证诊疗常规的制定和执行**　目前中医药主管部门已经制定了各种病证的诊疗常规并对中医从业人员开展培训并推行，但同样由于上面所讲的原因，在执行过程中还存在各种问题，有时也会直接影响疾病的诊断和治疗。

3. **中医从业人员的业务水平**　在很多情况下，中医机构有相当部分的患者接受了中西医两法的诊断和治疗，也就是“双重诊断”，这就是要求每一位中医从业人员都具有中医学和西医学方面的知识和技能。在疾病的诊断和治疗过程中，尤其应了解和掌握西医学诊断和治疗的指征和方法，特别要引起重视的是中草药（包括中成药）的各种毒副作用与不良反应。无论内科或外科疾病，都应该按照诊疗常规处理，否则这个过程中的疏漏或错误都会造成误诊或不理想的结果。

4. **患者对中医学的了解和认同**　社会和医学的发展使大多数患者对医疗机构和医务人员提出了更高的要求，相对而言，其对中医学的了解可能比较片面，因此在同样的疾病的诊断过程中，对于中医学的诊断和治疗会产生某些看法或不理解。由此在诊断的检查目的和用药方面与西医会产生差异，而一旦出现了问题就会对上述过程产生疑问，例如感染性疾病没有使用西药、骨折患者没有进行手术复位、某些内科疾病没有做"全面"的检查等。这里面既有一些主观因素（医务人员的水平）影响，也有对中医学专业问题认识的局限，而这需要一个相当长的过程来解决。

从客观角度进行分析，目前产生的医疗事故和争议中，相当部分在医疗过程中存在某些"缺陷"，尽管有许多不能构成医疗事故，但是仍有许多值得吸取的教训。总结过去的经验和教训，实事求是地对待医疗事故和争议，是防范、减少或杜绝这类事件的很重要的环节和措施。

中医科医疗事故和争议的防范

与医疗事故和争议发生的原因一样，中医科与西医科也有共性和特性。加强医务人员的医德教育，真正树立"以病人为中心"的理念；健全医院的各项规章制度如首诊负责制、上级医师会诊制、病历记录制度、三级查房制及病情告知制；加强医务人员特别是青年医师的培训；更新知识、提高业务水平等，这些都是基本要求，关键在于采取切实的措施加以落实，全面医疗质量管理（ISO）是行之有效的办法。

中医科医疗事故和争议的防范还需要重点抓好以下几个方面：

1. **树立"法制"观念**　每个中医专业人员都应该学习和执行国家和有关部门颁布的各项法规和条例，如"中医药条例"、"中医辨证诊断术语"、"中医辨证诊疗常规"等，根据有关规定严格照章办事。

2. **严格执行"中医诊疗常规"**　每一种疾病的诊断和处理都要根据"常规"和"指南"操作，如检查项目、诊断依据、医疗方案（特别是中西医两种疗法）、疗效判定等。西医师或中医师在采用非本专业治疗方案时要慎重，严格掌握指征，加强观察，切勿自作主张，自以为是，这样往往可以规避许多不必要的矛盾和争议。

3. **加强中医院的内涵建设，真正体现和发挥中医的特色和优势** 要有科学的标准对中医药进行客观的评价，在继承中医药传统的基础上，通过临床实践和科学研究不断提高疗效。对于针灸、推拿、伤骨科手法及外治法等确有疗效的治疗方法应当合理应用，不断创新。同时中医药从业人员应该努力学习现代科学和医学知识，能够基本了解和掌握本专业领域的发展动态，结合实际工作，在临床合理应用，这样可能会取得较好的效果，也能够得到患者的理解和认同。

4. **注意工作方式方法** 由于中医药专业的特殊性，因此在面对患者时，要做好细致必要的工作如解释病情，充分向患者说明准备采取的诊断和治疗的措施，征求意见，即执行"告知制度"。最好取得患者及其家属的同意，对于可能出现的问题和结果要充分说明，避免"估计不足"和"盲目乐观"，事先采取有效的防范措施，避免出现不良的结果。该做的检查一定要做到，该告知的内容一定要讲清，在考虑患者利益的同时，要注意自我保护。万一出现争议，要摆事实、讲道理，不要掩盖问题，不能推卸责任，实事求是地分析、沟通，必要时通过正当的途径解决争议。一定要防止矛盾的激化，以免酿成严重的后果。

总之，每一位医务人员都应该树立这样的理念，即"避免和杜绝医疗事故是我们应尽的责任和义务"。

中医的思维习惯需要转变

当前，我国的中医药事业正在快速地发展，受到了国内外的瞩目，中医药在我国卫生事业中的地位和作用不断加强和提升，在医疗、科研、教学方面都取得了显著的成效。

《国务院关于扶持和促进中医药事业发展的若干意见》已颁布实施，据统计，至2009年中医药的总投入已达1 927亿元，其中仅国家重大专项防治传染病(艾滋病、肝炎、结核病)课题的总经费也达4.2亿元，为历来之少见。目前全国共有中医机构3 164所，中医病床43万张，各级中医师36万人，全国重点中医专科专病614个，“十一五”期间，中医年诊疗次数达到3.3亿人次，在防病治病方面发挥了重大作用。中医药科研的数量和水平不断提高，7个“973”项目已验收，“十一五”期间获得国家科技进步二等奖4项，省部级成果奖34项，取得专利118项。中医药高等教学不断发展，34所高等中医药院校在校人数53万人，并且通过多种形式和渠道培养了上千名中医药高层人才，造就了一支学术带头人队伍，这些都是中医药事业发展的有目共睹的事实。

总之，用简单的话来概括中医药事业：昨天源远流长，今天扶摇直上，明天前途无量。

但是，不可忽视的事实是对于目前中医药工作的现状和前景仍有不同的看法、不同的声音，这就需要从事中医工作的同道和行政领导分析和研究。以“十一五”国家重大项目为例，笔者是项目总体专家组成员之一，从各方面的反馈意见分析，似乎中医药专题并未得到好评，甚至对某些领域是否能继续深入研究也产生了不同的意见，这就足以引起我们应有的重视。从笔者的角度分析，造成这种局面的原因很多，有历史的、现实的、主观的、客观的，但是主要集中在三方面。其一是任务与成效的差距。从国家层面到基层单位层面，中医药在医、教、研方面的任务十分繁重，要解决的问题很多，但事实上，在某些方面还不尽如人意，与社会大众尤其领导层的期望值有较大的差距。以中医药防治艾滋病为例，经过长期努力，中医药在改善艾滋病患者的生活质量、延缓 HIV 进入发病期和减少/减轻现代医学治疗的毒副反应等方面取得了确切的疗效，但是对 HIV 的作用和最终改善疾病结局方面还缺少令人信服的证据。其二是投入和产出不成比例。“十五”以来，国家和地方在中医药事业的投入大幅度增加，有力地促进了中医药事业的发展，但仅从科研这方面评估，其成本/效益比的确难以令人满意，除了 SCI 文章增多、科研成果增加、成功研制了某些中药制剂，真正有重大影响并有自主原创性的成果不多。直到今天，得到世界公认的仍是青蒿素、砒霜制剂和针灸等。其三是中医药与现代医学科学的沟通不够，中西医彼此之间缺乏共识和共语，因此不能很好地逐步融合和全面协助，距离中医药成为我国和全球与现代医学并驾齐驱的主流医学的宏大目标相去甚远。事实上，中医药仍处于从属或辅助的地位。

回顾与总结过去中医药工作的经验和教训，有许多都是属于老生常谈但仍存在分歧和尚未解决的问题，如今很有必要认真理清思路，转变思维习惯，期望尽早走出误区，加快科学发展。

一、反思与反诘

中医药事业发展至今有许多的经验和教训，所以特别需要自身的反思，成功与进步或失败与挫折的原因不能用三言两语加以总结，都有其最根本的缘由。不少中医界的同仁和领导喜欢听好话、摆成绩，如果听到不同的意见就不高兴，言词反驳、激烈辩论，甚至反目成仇。举肝炎防治领域为例，半个世纪以来，世界公认的成果是发现了 HBV 应用抗病毒治疗和乙肝疫苗预防。但同样是这段时间，中医药治疗肝炎方面有什么举世公认的成果或贡献？这也是中医药为什么要进行反思的原因。知不足而能进，这才是我们应有的态度。

二、包容与包揽

中医药的博大精深已有公论，而学术上兼容并蓄的包容哲学是其最有生命力的基础。中医药能解决现代医学还不能解决的难题，治未病理念更是未来医学的核心，但是包容绝不是包揽，不要把中医药当作万能的手段，宣传包治百病或以一概全。其实西医亦有类似情况，如干细胞治疗，一旦出错，就会受人话柄、饱受非议，过去的“养生热”中已有不少例子足可引以为戒。

三、名人与名堂

科技是第一生产力，人才是一切事业发展的根本要素。胡适曾说“北大”靠三只“兔子”成名（蔡元培、陈独秀、胡适是三个正好年龄相差 12 岁的名人），此言不差，如有名人，必能成功。纵观中医药发展史，历朝历代几位名家即可形成中医学流派；回顾民国时期，国内中医大师名家众多，以上海地区而言，至少也有四五十位，其影响遍及全国。但以今日而论，中医大师虽然犹存，但其数量、水平和影响力与当时似乎不可同日而语，更谈不上由此形成新的学术思想和流派。为了扩大中医药的影响，要做一些相应的工作，“中医中国行”、“治未病工程”、“中医重点专病专科建设”等都是很好的思路和方法，问题是要注重实效，保证中医药的可持续发展，分清究竟哪些是功在千秋、哪些是卓有成效、哪些是事半功倍、哪些是得不偿失。要总结经验，制订相应对策，有些明知不可为或不能持久的事情尽量少做或不做。只有多出真正的名人或大师，中医药才有希望，应大力提倡“多出些名人，少搞点名堂”的作风和做法。

四、自强与自满

中医药必须自强、自尊、自爱、自修，而绝不要“自欺”，但是须知自强自信的基础是诊治疾病的疗效和更高层次的学术水平，离开了这些，自信和自强就可能成为空话，这也是现代科学和医学所看重的。过去那些“老外点头即 OK，老外摇头即弹开”的情况肯定不能出现，因为这不符合科学事实并阻碍了中医药的发展。要认真检讨我们的工作，现有的临床和研究报道是否全部经得起考验，能否成为“证据”。长期以来，中医学界似乎在中医药自信和自强的口号下多了一些“自满”、“自傲”，但这不利于中医药的发展。

五、海外与海内

中国传统医学走向世界是我国的既定方针和远大目标。近年来，我们已经取得了可喜的成绩，如学术交流频繁、中药制剂的国外临床试验在标准化工作方面取得了发言权等。中医走出国门的步履艰难，还有很多工作要做。“只有民族的，才是世界的”固然有理，随着全球化进程的加快，民族的必须也必然应是世界的，这样才有更强大的生命力和更广阔的舞台。迄今在美国本土，中国企业申请的植物药临床试验如康莱特、丹参滴丸、康宁胶囊已经结束，扶正化瘀胶囊和血脂康胶囊的临床Ⅱ期试验正在进行；地奥心血康正式在欧盟注册上市，这些都为中医药走向世界打开了一扇窗。同时应注意到的一个重要问题是中医药如果走向世界，绝不应该是照搬现代医学的思路和方法，即使目前中药的研发工作是主干道或是支路，也仍然值得探索和思考。

以上我从五个方面谈了中医药工作应该如何转变我们思维方式，虽然只有一“字”之差，但其理念、目标、任务、方法和结局都会截然不同。今后中医药的发展之路还很漫长，个人认为需要解决几个重大的转变，包括从哲学到科学、从宏观到微观、从传统到现代、从医学到文化。这些问题在不同的时间和领域都有所涉及，每个题目都可以写篇大文章，而且要做许多复杂的工作，目前还缺少真正解决这些问题的思路和方法，需要深入探索和实践。从大局而言，中医药发展的理论基础还是整体观念和辨证思维，其核心目标是验证疗效和认识本质，而模式方法更是层出不穷，如循证医学、转化医学、数字医学、再生医学、结合医学等。相信随着科学技术的发展，将有更好的方法为反证中医药服务。回到本文的开始，中医药前途无量，但是需要我们的付出，特别是在肯定成绩的同时，要多讲问题、多想困难、多出思路、多干实事。以上仅是一孔之见，难免偏颇，只是一名中医人拳拳之心的表白。

打造强势特色　促进中医发展

中医药有着两千多年的悠久历史，为中华民族的繁衍和昌盛作出了不可磨灭的贡献。建国 50 多年来，中医药事业有了很大的发展，已经引起国际医学界的关注，在世界医学当中正在逐渐显露它的光彩，中医药现代化和中医药走向世界，已经成为我们远大和坚定的目标。回忆过去的历史，我们感到自豪和欣慰。展望未来，我们感到任重道远。

根据 2002 年的统计，我国有各级中医机构 2 492 所，拥有 41.25 万中医药技术人员，中医机构在我国的卫生保健事业中发挥了重要作用。但是不可否认和忽视的事实，应该引起我们的重视和反思，对于一些问题和观念，要有新的认识和思路。总结中医药和中医机构发展史，归纳起来是中医学术和中医人才两大基石。我们一直强调中医的特色，这是正确和必要的，中医临床疗效的提高、中医院的生存和发展、中医人才队伍的建设都离不开中医特色。当然，除了中医临床专业以外，还包括中医基础理论，这两者构成了中医临床和中医学术的核心内涵，也是和现代医学的根本区别。

但是随着科学和技术的发展以及医疗服务市场、服务对象认识和水平的变化，对中医特色应该有新的理解和认识，现代社会科学的发展赋予了“特色”新的含义，除了内涵和形式上有其特点或不同于其他事物以外，从发展的角度去分析，任何特色必须有它本身的优势，也就是所谓的“强势”。科技如此，经济如此，医疗卫生也不例外。从今天来看，没有“强势”的特色，从本质上来说，只是它的形式而不是它的生命力和竞争力所在。反之，具有生命力和竞争力的特色必然有它本身“强势”的基础。近 10 年来的事实已经充分证明了这一点，如信息技术、数码技术、航天技术及基因技术等，都因为有了本身的强势从而形成了各自的特色。那么，什么是中医的强势特色呢？我们认为它至少应该具有以下几个特点：

1 中医内涵

就是能够掌握和运用中医基础理论及各个时期、各个流派的学术精粹，并具有预见学科发展未来趋势和目标的能力，从而始终处于引导或领先学科发展的地位。不论是“强势”或是“特色”，必须以中医为基础，避免出现“不中不西”或“形中实西”的局面。

2 诊疗技能

不论是传统或经验方法、药物或非药物疗法，也不论是内服或外治，都应该体现它本身的特点或不同于其他诊治方法之处。比如，小夹板、中药灌肠和外敷、推拿手法、针灸等，相对西医而言能较好地体现出它本身的技术特点，因而至今仍在临床广泛应用。当然，在继承传统医学的同时还要不断地创新，进一步丰富和完善其内涵。

3 临床疗效

不论是中医或者西医，良好的疗效和完全性是患者和医务人员共同的追求，而所谓的特色和优势更要以疗效作为检验和评价的标准。虽然用了与众不同的方法和手段，但是对于疾病的转归起了什么作用却依旧是关键所在。在有效安全的大前提下，中医药在很多疾病的治疗中具有确切的优势，如慢性肾炎、慢性肝病、恶性肿瘤、老年病等，这是众所周知的事实。当然，这种优势可体现在不同的方面。但是，随着现代医学技术的进步，有些过去中医有绝对优势的疾病已经可以用西医治疗，而且在疗程、疗效、医疗费用和后遗症等方面与中医比较并不逊色，如肛门疾患、早期肿瘤等。因此，需要我们认真客观地加以了解和分析。

4 不可替代性

就像商品一样，特色商品或品牌之所以成为名牌或特色，除了其内涵、质量和宣传外，根本在于它的不可替代性，也就是没有或者是很少可以找到它的同类替代产品。中医的“强势特色”也应该具有这样的条件。从学科特色而言，中医药本身有许多共性之处，如治则、治法，甚至处方用药，可能大同小异。因而常会出现“特而不规”或“特而不强”的情况。因此，想要形成强势特色必须要“另辟蹊径”或“一枝独秀”，即理论上或方法上“与众不同”或“更胜一筹”。当然，任何事物不能一成不变，强势特色同样需要不断地发展和创新。

5　公认性和知名度

“特色”和“优势”不能自封，也不能上级授予，而是要取得社会和患者以及同行的公认，这是十分重要的。不少中医单位或者中医专家都认为本院、本人有特色和优势，但是缺乏客观的科学的证据，缺乏横向、纵向的比较。不可否认，国家级、省市级的“重点专科”、“特色专科”大部分都具有一定的中医“强势特色”，但也有的专科不能代表本学科或者本专科的先进水平。从理论上来说，也就难以成为真正的“强势特色”。虽然，根据所处地区和客观条件不同，其优势和强度也不尽相同，但都应该具备上述特点。而与此相关的是在中医界所具有的“知名度”，无论如何这是强势特色的一个重要的判断指标。至于盛名之下、其实难副的情况也不是绝无仅有，但毕竟这是非主流的现象。

总之，中医特色绝对不能等同于它的优势，必须要有正确的认识，在这个前提下探讨如何打造中医的强势特色才有意义。在明确了什么是中医的特色及强势特色之后，我们要进一步探讨为什么要打造中医的强势特色。首先，这是中医药事业和中医药学术发展的需要，中医药已经有几千年的历史，但是它本身也存在着糟粕，随着时代和科技的发展，有些理论和技术必须要重新加以认识和评价。事实上，因为历史条件的限制，过去某些疾病的治疗只能依靠中医药，但是现在的情况发生了很大的变化，现代医学技术已经能够解决和替代过去不能解决的疾病，因此，以往所谓中医的优势已经逐渐丧失或削弱，就像上面提到的几种疾病一样。此外，中医不同的治疗方法、制剂和技术在很大程度上具有通用的特点，许多制剂和方法你有我也有，你会我也会，正因为这种共性使得在某一领域或某一专业的水平处于接近。如果不能形成或者创造具有明确应用性的强势学科或者是专业，就难以促进本学科或本专业的发展和提高。以中医药肝病这个学科为例，虽然经过了长期的实践积累了很多的经验和教训，投入了大量的财力和物力，但是整体而言，目前仍然处于“有发展但是无突破”的阶段。因此，必须通过有效的渠道，发挥中医肝病的优势特色。为了提高我国中医药防治肝病的水平，国家中医药管理局已经组织了重点中医专病专科建设项目，其目的就是在全国建设和造就一批具有中医强势特色的中医专病专科，以促进中医事业尤其是中医临床的发展提高，这不失是一个明智之举。其次，随着卫生体制改革的逐步深入，医疗市场的竞争也渐趋激烈，虽然，在中医院建设当中，充实硬件、增强综合服务能力是必需的，但是与综合性西医医院相比，在很多方面还存在着技术上的差距，因此，中医院要在正常的竞争中尽可能多地占领市场，必须要有正确的方针政策和措施。实践证明，单纯拼硬件、拼实力是不可能的，而以削弱和淡化中医特色为代价去发展医院的策略也是不可取的，必须走和能够走通的道路，只有努力打造中医的优势特色，建设重点中医专病专科，以较高的疗效和较低的成本去争取市场、赢得市场。综观国内的中医机构，凡是中医特色明确、优势突出的中医院或者是专科，绝大多数发展相对较快，效益相对较好。反之就会逐步萎缩，甚至淘汰，这个事实也从另一方面证实了打造强势特色的重要性和必要性。中医药要实现现代化，走向世界，它本身的强势特色是最有力的武器。当前，针灸已经成为全世界公认和公用的传统的中医药的项目，它之所以能够率先走向世界并成为当今世界主流医学一个分支的根本原因，也就在于它的特色和优势。从这个意义讲，针灸学是我们中医药强势特色的典型代表。最后，当前和今后急需解决的问题是如何打造中医药的强势特色，我们在总结过去经验的基础上，认为必须要处理和解决好以下几个问题。

(1) 坚持以中为主，兼收并蓄。中医药的生命线是中医中药，包括它的理论基础，离开了这一点，奢望中医药强势特色无疑是无源之水、无根之木。因此，认认真真地继承中医药基础理论十分重要，只有在这个基础上，我们才能找到能够发挥和确定的中医药的特色，尤其是优势所在，我们不可能想象没有扎实和全面的中医药知识，而能够创造和形成中医药的“强势特色”。当然，现代科学技术的发展和进步为中医药的发展提供了有利条件，这些对于加快形成中医药的强势特色和提高它的学术水平无疑起了积极的作用。因此，在打造中医药强势特色同时，应该充分利用现代医学科学技术，比如，在治疗过程中或者是手术前后，中医药的适时参与以及中西医两法的综合治疗等，都有利于打造中医药的强势特色。所以这两方面不是矛盾对立的，而是相辅相成、优势互补的。但最关键的一点是不能忘了以“中”为本，坚持以“中”为主，以“中”为先的原则。

(2) 把临床疗效放在第一位，重视临床科学研究工作。如上所述，中医药的特色和优势最终体现在它的临床疗效上，无论何种特色，如果它的疗效和其他方法比较并没有优越性，甚至相形见绌，终究不能认为是真正的特色，更不是它的优势。同样的疾病，应用中医、西医或者是中西医治疗的结果在评价指标上会有不同的结果。如果中医中药在临床转归(功能恢复和生命质量)、住院天数、平均医疗费用等方面，与西医比较并无优势，那么，从理论和实践上就不能令人信服地证明它的优越性。事实上，这也是迄今为止使中医药领域的领导、管理部门、医务人员和患者共同困惑的问题。尽管有很多主客观原因，但是，缺乏强势特色是最重要的一点。在肯定临床疗效的基础上开展科学研究，通过多学科的协作来探讨其疗效机制，加强中医药质控，摸索诊治规律，创新学术理论是今后重要的课题和任务。中医药已经得到了国际的认可，但是，它深层次的研究工作还远远不能满足需求。知其然并且知其所以然，是国外同行对中医药提出的切实合理的要求，需要我们用科学的证据加以解释和回答，这也是中医药现代化和走向世界、融入主流医学的重要条件。因此，大力开展临床和基础研究就显得十分重要，作为基础和条件较好的中医机构和中医药研究机构，在这方面应该发挥更大更多的作用。在抓好医疗、科研的同时，逐步形成和确定本单位的强势特色，并且依托它发挥辐射作用，使之成为本地区乃至国外有影响的品牌专科，进而确立在本学科或专业中的强势和领先地位。

(3) 认真研究，选准目标。要想打造本单位的中医强势特色，必须认真地调查研究，做到知己知彼。正因为中医药专业有着诸多的共性，因此相同的专病专科数目繁多、地域分散。如何确定本单位的强势特色或者专病专科？首先，要客观地分析本单位的优势和差距，实事求是地正确“定位”，不能自认为“天下第一”或者“国内领先”，尤其是需要在专业基础、技术特长、人才队伍、仪器设备、管理水平等方面进行评价和预测可持续发展的潜力和前景。其次，要通过可靠的情报渠道了解或者实地考察兄弟单位的情况，同样从上面所提到的几个主要方面进行比较和分析，然后确定目标。策略上要采取扬长避短或者是错位竞争，如果决策正确就能保证强势特色的形成，反之，就可能无功而退，至少不能实现预定的目标。所以医院的决策者要多看、多想、多分析，既不要夜郎自大也不要妄自菲薄，一旦确定目标就要克服困难，坚持到底，真正打造本单位的强势特色。

(4) 建设人才队伍。任何规划或者项目的成功，人才是最根本的保证，强势特色需要德才兼备的学科带头人以及一批素质高、基础好、能力强的学术梯队，要积极培养中青年专业人才，创造良好的工作条件和环境，鼓励他们大胆创新，勇于超越过去、超越老师、超越自己。同时，要珍惜原来已经有一定影响的特色专科，中、青年医师要尽快尽多地把老一辈专家的学术思想和经验继承下来并且加以发扬，老专家要抓紧宝贵的时间，不遗余力，提携后进，把自己的经验或绝招毫无保留地传授给中青年人才，真正形成承前启后、继往开来的局面。

(5) 合理规划，支持保障。打造“强势特色”绝非一朝一夕之举，而且涉及医、教、研、后勤、管理等各个方面。因此,在确定目标之后,要制定周密和可行的规划。总的原则是目标明确、定位正确、全面规划、分步实施、责任到位、确保达标。重点抓好科室规模、人力资源、工作(医疗、教学、科研)安排、硬件配备,包括行政管理、效益分配等,充分调动每一个成员的积极性,追求最大的社会效益和经济效益。领导和职能部门要深入基层,对强势特色科室或项目的建设进度要定期地检查,及时协调和解决建设过程中的问题和矛盾,特别要鼓励和组织院内外相关学科的合作和交流。在人员、经费、仪器和病房等方面给予一定的"倾斜",为"强势特色"建设提供有力的保障。此外,要注意收集分析信息情报,及时了解和分析相同专科、专病的发展动态和水平,从而适时调整建设计划,采取相应措施。在"强势特色"已初具规模以后,要通过各种正当、正常的渠道实事求是地加以宣传,提高知名度,扩大影响力,进一步形成"强势",确保其领先地位和强大的竞争力。

中医药事业的未来,中医院的生存和发展,需要我们付出更多的努力。当前,在强调中医"特色"的同时,更应该强调"强势"。毫无疑问,作为中医药、中医院必须立足中医特色,丢掉了中医特色,中医优势或强势就无从谈起。但是,社会发展改革和医疗市场的现实,需要我们更新观念。只有打造和形成"强势",才能体现和保持"特色",这是显而易见的道理。我们已经走过了漫长的道路,取得了可喜的成绩。但是,我们还要做更多更难的工作,只要我们认准方向,坚持继承和发扬,努力打造中医药的强势特色,我们一定就会立于不败之地,跻身于世界医学之林。

(医药产业资讯,2006 年 6 月,第 3 卷,第 16 期)

浅议中医药国际化

中华文明的代表，中国书画、京剧、中医药已有上千年的历史，每个炎黄子孙均以此为荣，以此为豪，中医药更是在中华民族的繁衍中发挥了不可替代的作用。随着时代与社会的进步，中医药也在与时俱进，不断发展。然而时至今日，中医药尚未真正走出国门，走向世界，因而中医药国际化已成为当今中医药界和有关部门十分关注的热点。对此，不少有识之士发表了诸多的看法，有关部门也采取了积极的行动，但客观事实是中医药国际化的目标仍然没有达到，而且仍然还有很大的距离。

从一般意义而言，所谓“化”至少应该具有三个属性，“公知、公认、公用”，即任何事物或理论要大家都知道，都公认其正确性，而且被广泛接受和运用，至少在相当的时间内如此。例如某些行业制定实施的标准或规范，就是某种“化”的具体体现，“信息化”就是一个很好的例证。用这个涵义来评价中医药国际化的现状，显而易见差距不小，因为在全球范围内知中医药者不少，但相当多的中药都只是作为食品辅助剂或替代剂在应用，而不是真正意义上的药品，同时能应用中医理论指导临床实践者更为鲜见。正因为如此，中医药国际化还要走一段很长的道路。现围绕上述问题，谈几点个人的看法，以供共同商榷。

一、实现中医药国际化只是时间早晚的问题，而不是能否实现的问题

中医药的作用、地位和功效在国内已得到公认和客观评价，从 20 世纪 90 年代以后，国外对中医药的关注日益增加，其认知度也不断上升。最近美国已经把中国传统医学从替代医学范畴中分离出来，称为整体医学体系（Whole Medical System），说明他们对中国传统医学有了新的认识，并赋予了其新的地位。此外，在众多的新闻报道中也反映了中医药在国外日益受到认可和欢迎。因此，我认为中医药国际化是不可避免的趋势和迟早要成为的现实。当然什么时候、什么范围、什么程度上实现中医药国际化，需要视主观和客观条件而定。但是无论如何，这是不以人的意志为转移的结局。

二、中医药国际化应该是“多极化”，而不是“某国化”的格局

就和当今全球政治局势一样，世界应是多极化的，从理论和实际而言，只要中医药在国际上得到认可并成为医学体系和医疗服务体系的组成部分，不论是哪些国家接受和合法批准了中医药进入市场和临床，都是中医药国际化的体现，而不必局限于哪一个国家实现了这个目标。每个国家的民族特点、文化背景、经济水平各有差异，因此对任何事物的接触、了解、认同、接受程度和过程也不一样，不必也不能强求一律。换言之，在中医药国际化这个大目标上，我们的视野应该更广一些，思路更宽一点，既不要“夜郎自大”，更不必“妄自菲薄”，认准目标，循序渐进，必有所获。

三、中医药国际化的战略应由区域化走向全球化

我认为从中医药国际化的可行性和实效性分析，应该分三步走，或者说是分三个阶段实现。首先在东南亚地区拓展市场，站稳脚跟，因为东南亚国家的地理位置、民族习性、文化背景和经济水平与中国比较接近，因此比较容易接受中医药，而且日本、韩国、新加坡等国家在中医药的继承和发展方面取得了一定的成就，和中国有较多的共同语言，有利于交流合作，可以为中医药国际化提供较好的基础和条件。第二步要扩大在第三世界，主要是亚洲、拉丁美洲和非洲地区的影响。这些地区的国家大多数是发展中国家或不发达国家，对天然药物的需求十分迫切，中医药在这些国家中的应用又能受到较少的阻力或限制。我们可以利用中医药的优势，帮助他们提高传统医学的水平，使传统医学在这些国家的卫生保健事业中发挥更加积极的作用，应该说这是一举两得的好事。最后一步是集中精力进军北美洲和欧洲市场。在实现了上面两步战略的基础上，再根据欧美国家的标准或要求，进行必要的“加工”和沟通，则成功的可能性将会较大。这不是“以小吃大”或“以多压少”，而是以理服人，顺理成章。实际上，这是中医药国际化战略上“先易后难”和“先难后易”的不同方案。当然，无论何种方案并非是“有利无弊”的，只是“择优而取”。

四、中医药国际化的基础是中医药本身的内涵质量

不管采取何种策略，不管是何种形式，中医药要走出国门、走向世界的关键是提升中医药的内涵，坚持“临床疗效是最有说服力的证据”的原则。以中药为例，我们要进入国际市场的中药，一定要是在中医药理论指导下具有确切的临床疗效、安全性良好、质量可控稳定和基本能够阐明其疗效机理的中药制剂，缺少上述任何一点，就很难进入国际市场，也难以被国际社会所接受，这方面我们已

经有了不少的经验和教训。所以，中医师、中医研究人员、中药技术人员都要做好本职工作，为到达共同的目标而努力。我们要认真对待每一项工作，在中药的组方、药性、功效、配伍和基础研究，包括中医术语等方面，都要完整和正确地体现中医理论，首先要得到国内中医药专家的认同，经得起推敲，避免出现自相矛盾、词不达意，甚至张冠李戴等差错。

五、中医药国际化要“搭台”、“建桥”

积极架设中医药与现代医学之间的桥梁，通过交流、访问、合作等多种形式加强中、西双方的沟通。可以多建小桥，先搭小台，采取“走出去、请进来”的方式，创造更多的接触机会，力争使中医药逐步被国外所了解、理解和接受，逐步把台搭大，把桥建长，发挥总体优势，促进中医药国际化的步伐。必须强调的是，在中医药国际化的进程中，一定要杜绝和克服“急功近利”、“言过其实”、“互拆墙脚”和“商业炒作”等不良行为，只有这样才能使中医药进入国际后，做到走遍天下、万无一失。

中医药国际化是这一代和几代人的共同追求，虽然目前形势喜人，前途光明，但是仍任重而道远，困难重重，我们必须解决思想上和技术上的诸多难题，克服浮躁情绪，一步一个脚印，以实事求是的科学态度做好每一项工作，朝着既定的目标迈进，早日实现我们的理想。

杂想短文

我的表白

我是中医大家庭的一员，我虔诚信仰和执着热爱中医药事业。历史实践证明：中医药的发展、崛起和走向世界，需要老、中、青几代中医人的努力和付出，我们还要做很多很难的工作，要走很长、很曲折的道路。我深感个人的能力和精力水平有限，但将遵循“继承、创新、发展”的宗旨，一如既往，与时俱进，与工作室的同仁同心同德，以振兴中医为己任，继续在中医药这片沃土上辛勤耕耘。

今天与各位同仁一起参加并见证名中医工作室成立暨命名大会，是一件令人倍感激动和万分期待的事情。虽然我出身于西医，而今却已作为中医药大家庭的一员，并在我所热爱的中医药事业上执业将近40载。我想在座的各位同仁一定与我有同样的认识和感受：中医药有着2 000多年的悠久历史，为中华民族的世代繁衍和繁荣昌盛作出了不可磨灭的贡献；同时，历史实践已经并将继续证明，中医药的发展、崛起和走向世界，离不开代代中医人的孜孜以求和薪火相传。因此，要实现中医药的发扬光大，需要我们老、中、青几代中医人的精诚团结、不懈努力和无私付出，需要我们每个人都拥有一颗火热、坚定而顽强的心，脚踏实地地去做大量艰苦而细致的工作，信心百倍地去走漫长而不平坦的道路。

展望未来，我们每一个中医人都感到任重道远。名中医工作室的成立饱含了前辈们的殷切期望，它的成长也离不开各位同仁的鼓励和支持。我想名中医工作室不仅仅是一个理论交流的学术平台，更是一个充满凝聚力的学术团队，“继承、创新、发展”是它的宗旨。同时我也深深地感到个人水平、能力和精力的有限，因此，我将紧密团结工作室的各位同仁，以振兴中医药为己任，同心同德，同道同勉，一如既往地与时俱进，不断开拓创新，继续在中医药这片沃土上辛勤耕耘，发挥余热。

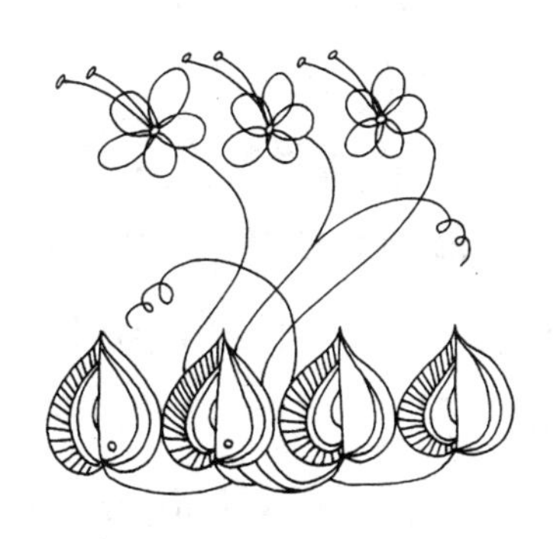

忆夏师二三事

上海中医药大学已届半百之年，身为上中医的一名成员，深为学校 50 年之发展感到欣慰，同时，深切缅怀先辈们的丰功伟绩，我的中医启蒙老师夏德馨就是其中的一位。

夏师出身医学世家，自幼即受父辈熏陶，勤学中医，13 岁即随其伯临诊抄方，弱冠之年已能独立应诊，尤其擅长诊治内科肝病，系曙光医院中医肝病科的创始人之一，自 20 世纪 70 年代起，就在上海享有盛誉，慕名来诊之病家甚众。

我自 1974 年由消化科调至肝科跟随夏师临诊，在 10 多年的工作中，熟睹夏师为人、为医、为师之道，每每感其医德之高尚和医术之高超，从中受到不少启迪和教育。夏师精通国学和中医经典，在其长达 50 余年的医涯中积累了丰富的临床经验，尤其对肝病的诊治造诣更深。50 年代即创用苦寒法治疗肝炎，疗效卓著，一时引为医界楷模。然夏老不以权威自居，不甘墨守成规，自 70 年代中期起，根据肝炎的新情况，学习和接受新的知识，在坚持中医基本理论的前提下，大胆创用补肾法为主治疗慢性肝炎。在科室同仁的协作下，拟定治疗慢性乙肝的协定方 1～4 号，并在临床实践中应用。经过长期的临床验证和科学研究，证实补肾为主、清热为辅是治疗慢性乙型肝炎的有效治法之一，为中医药治疗肝炎开辟了一条新的途径，也丰富了中医学的学术内容。迄今，补肾法治疗慢性肝炎已成为曙光医院的特色之一，在国内具有较大的影响。从夏师的创新中，说明中医是可以发展的，而其基础一是要认真继承中医学的传统和具有深厚的中医学功底，二是要有创新的思维和勇气。今天，对于如何发挥中医特色与优势，夏师的实践是很值得借鉴的。

夏师除了精通医术之外，在管理上也有较强的能力，当时医院中医内科人才济济，业务兴旺，为了合理、妥善地组织和利用人力资源，更好地发挥中医专科优势，夏老在花甲之年勇挑大内科主任重担，临诊之余，为科室的管理、教学、科研以及人员安排日夜操劳，经常不能准时下班。我等曾善意劝告，请他保重身体，留出精力，多写一些临证经验和专著，以作后人学用，但夏老不为所动，他深知大内科是医院的支柱科室，这个重担一定要人挑，一定要挑好。几年中，为了医院和科室的需要和利益，他牺牲了自己的时间和精力，在他的领导下，大内科中的各专病专科均得到很好的发展，且不少成为上海市乃至全国的中医品牌科室。同时，几位中医骨干也得到了妥善的安排，充分发挥了各自的才能。凡此种种，都体现了他的领导能力和水平。直到他患癌症逝世前，仍惦记着医院内科和肝科的工作。作为一名老知识分子和老中医，这种为了集体、不计个人得失的奉献精神是值得赞扬和学习的，在我以后的经历中，每每遇到困难之时，想起夏师的言行，就会给予我力量，鼓励我前进。

夏师谢世已有数十年，他的许多事迹仍留在我们后辈的印象之中。以上所述仅夏师为医、为人之二三事，但已可见夏师的品德和人格。虽然夏师没有给我们留下许多文字资料，但是他的医德、医术已经成为我们取之不竭的财富。半个世纪以来，我国的中医药事业和我们的学校、医院发生了巨大的变迁，教、研、医都取得了骄人的成就，一大批中青年中医人才正在茁壮成长，中医事业欣欣向荣，前途无量，夏师如果看到今天的上海中医药大学和曙光医院，当可含笑九泉了。作小诗一首，略表缅怀之情：

弱冠悬壶济众生，赢得北关南夏名，
身虽化作清风去，德艺长留诲后人。

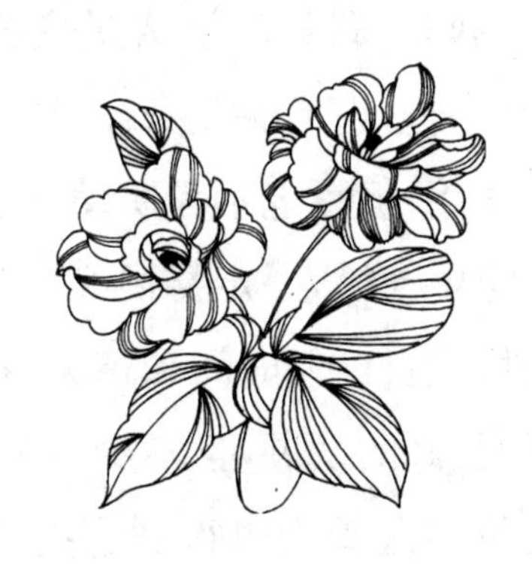

民族遗产——中医与京剧之境遇

中国书法、中医药、京剧和武术并称四大国粹，是值得我们骄傲的中华文化瑰宝和遗产。回顾百年中国近现代史，不难发现中医药和京剧这两朵中华奇葩有着许多相似的地方——同样漫长的历史，一样的源远流长，在中华民族的文化宝库中都是引以为傲的遗产和瑰宝，不单对于中国，对全世界而言都是如此。“只有民族的才是世界的”，在中医药与京剧上得到了很好的诠释和印证。

新时代、新气象，我们也面临着诸多新问题。虽然中医药和京剧都走过了百年的历史，但仍然面临着继承、创新和发展的问题；尽管中医药和京剧都有着鲜明的民族特色，但是由于历史条件的限制，在其以往的发展过程中不可避免地存在着某些糟粕。在社会和科学不断发展的今天，和其他文化艺术学科一样，中医药和京剧需要有选择地发展，通过“择其精华、弃其糟粕”，使之得到提纯和升华。例如，中医药有不少看不明白、讲不清楚的东西，被人误冠以“玄学”的称谓，这就是我们目前需要解决的重点问题之一；而京剧虽被称为高雅文化，但它的表现形式，特别是如何被更多观众所接纳也尚未得到很好的解决，这些都需要我们不断深入反思，努力找到新的出路。诸如此类的问题，我个人认为首先必须从思想上、方法上、推广方式等方面进行大胆的改革和创新，才能使中医药和京剧为更多的患者和观众所接受，才能真正使中医药走向世界，和京剧一样成为世界主流文化中的一员，使两者屹立于世界民族之林。

作为中医药工作者，在实际工作中，我更切实地感到中医药人才危机问题愈加突出。以京剧为例，虽流派纷呈，但也难言当今有超越梅兰芳、周信芳大师的角色，然而全面来看，无论是文化修养还是表演艺术，今天的京剧界也已经有不少出类拔萃的尖子人物，使京剧更呈百花齐放之态。相较京剧而言，发展中医药事业，后起之秀不能说绝无仅有，但超越前人之后辈可谓凤毛麟角，难怪有些老中医发出“中医人才一代不如一代”之感慨，加之在继承、发展中医药的问题上，长期以来众说纷纭，各执己见，莫衷一是，更致中医药的发展雪上加霜。正如以上所述原因，京剧之前途堪称乐观，而中医药之前途尚需吾辈更多的努力。

面对“振兴中医”持久而热烈的争论，从一个侧面思考，天津市振兴京剧的思路和方法值得借鉴。我以为，天津市京剧在全国有较大的影响和较高的水平，归纳其思路和做法：一是让京剧走向社会、走进百姓，使京剧成为天津市广大群众喜爱和参与的一种文化艺术，即构建广泛的群众基础；二是从小抓起，精心培养发现苗子，通过因材施教、名师执教、舞台锻炼、院校深造，从而培养出不少优秀的中、青年的尖子，基本上实现后继有人，青出于蓝的目标；三是政策扶持，刻意创新。从20世纪90年代起，天津市人民政府对京剧加大投入，为更好地振兴京剧创造条件，具体措施如将百余名已故京剧大师优秀剧目的录音配像制成DV，使这些优秀剧目重现舞台，并成为直观和生动的教材。当然还有许多其他做法，但是政府、社会、群众和京剧工作者对京剧的热爱、支持和辛勤工作，将思想、言语付诸行动，使目标变成现实，才是今天天津市京剧繁荣昌盛的主要原因，而这些经验对“振兴中医”当有所启迪。当然在这方面我们还有很多工作要做，不能洋洋自得、自以为是、故步自封，而需脚踏实地、勇于探索、敢于创新，譬如京剧可以借用西洋音乐，中医药科学研究也可以借用现代科学技术，做到“古为今用，洋为中用”。

除了创新实践外，中医药、京剧的繁荣发展都离不开该领域的领军人物——陈可冀、沈自尹等学贯中西的大家，为中医药的发展注入了活力；梅兰芳、周信芳这样的大师为京剧的发扬光大作出了杰出的贡献，唯有如此，中医药和京剧才能创新和更好地发展。

无论如何，作为炎黄子孙，都不希望中华文化之国粹停滞、退化乃至消亡。我们必须认清时势，勇挑重担，执着努力，使中医药和京剧这两朵中华奇葩和人类的共同财富不断发扬光大，放射出更加灿烂夺目的光芒。

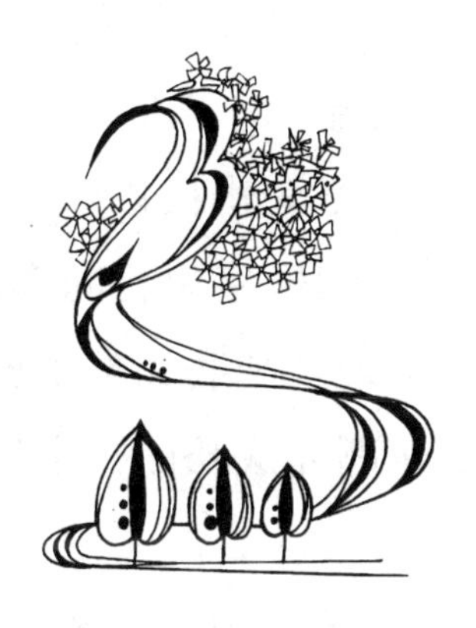

曙光百年庆

2006 年是上海中医药大学附属曙光医院建院百年之庆，值此全院同仁共庆之际，由曙光医院名中医、终身教授等资深专家执笔而成的《名医风采》付梓成集，为院庆献上了一份厚礼。

中医药历时 2 000 多年，积累了无数济世活人之医术，其在我国以至海外的地位和影响与时俱增，此乃不争之事实，而继承、发扬和创新中医药乃吾辈之职责及任务。

本书收录了在曙光医院辛勤耕耘数十年之老一辈专家临床和科研工作中的宝贵经验，一方一药、字里行间都凝结了他们几十年的心血，反映了他们扎实的中医理论功底和学术思想，显示了他们对中医药的热爱和追求，既是百年曙光成长的一个佐证，更是中医后辈很有价值的参考资料。

古人常云"开卷有益"、"温故知新"，老专家们在一生的医学生涯中不断学习、不断进取，才积累了丰富的经验，取得了各自的成就，这是他们对中医药事业的奉献，同时也寄托着他们对青年一辈中医人的厚望。希望大家能以振兴中医药事业为己任，勤于学习，勇于实践，发奋图强，后来居上。

朝阳喧熙映浦江，风度寒梅几段香，
百年老树发新枝，重振岐黄待曙光。

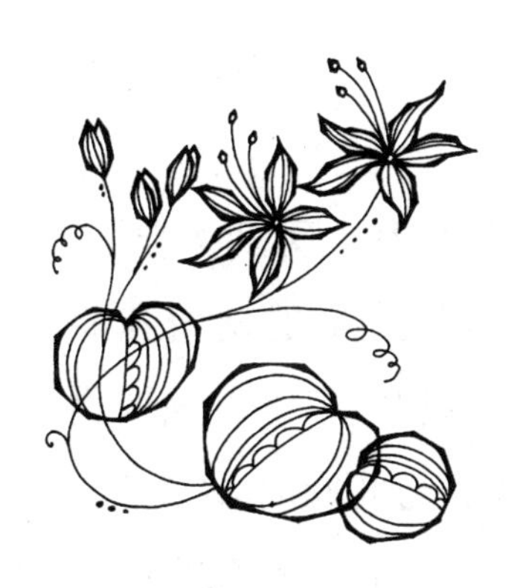

交　棒

1993年10月，我受上海中医药大学党委的任命，从校本部调任曙光医院院长，9年来，我以全部的精力和能力投入工作，在医院的规模、医疗、教学、科研、管理和改革等方面取得了一定的成绩，并为医院的持续发展打下了基础。与此同时，多年的工作经历也使我学到了许多，懂得了很多，我深深地感到，所有成就都应归功于上级党政领导的支持、医院党政班子的团结协作以及全院职工的共同努力。借此机会，我向中医大领导和曙光医院所有的同志表示诚挚的谢意，感谢你们多年来给予我的信任、支持和帮助，这些我会永远铭记在心。在我即将离开院长岗位的时候，我感到可以告慰自己的是，我没有辜负领导和群众对我的期望，因而感到无怨、无悔、无憾、无愧。

历史曾经给了曙光医院许多机遇，但是也对我们提出了严峻的挑战。今后，我们将面临很多的困难，还要走很长的道路。我希望，新的班子要“讲大局、讲困难、讲稳定”，坚持和发扬忠于职守、严于律己、善于思考、勤于实践的作风，团结和带领全院的干部群众，坚定不移地朝着建设现代化、标志性中医院的目标努力前进。我还要感谢组织的厚爱，聘请我担任医院的顾问，作为一名党员和医生，我将在曙光医院这块土地上继续耕耘，当好参谋，在新的岗位上，为医院的建设和发展尽自己的绵薄之力。

同志们，今天我们交接的不单是一根接力棒，而是一副重担。我真诚地希望，全院同志务必发扬“共挑一副担，同划一条船”的精神，勤奋工作，不断进取，因为“谱写新篇章，铸造新曙光”要靠我们自己的努力。我充分地相信，在上级党委的指导和支持下，在新的党政班子的领导下，在曙光医院全体同志的共同努力下，曙光医院的明天一定会更好！

有感于“七折”现象

中医之继承传授，大凡有几种形式：家传、师承、学堂（院）及自学。虽然古有“名师出高徒”一说，但综观自汉至今，成千上万之名中医鲜见徒弟出其师之右者；而反观西医学，中青年学者的技术和成就超越其师者不胜其数。此种现象乏人费解，细细究来，已可明白这是中医药（可能包括所有的传统医学）发展缓慢之根源所在。

我自20世纪80年代起即为研究生导师，每遇所收之弟子及别位老中医所教之学生，时常问：“你大约能学到你导师（先生）本事（学问）的多少？”绝大多数学子答曰：“大概百分之七十而已。”久之，将此称为“七折”弟子。粗听未必惊奇，但仔细一想，问题油然而生。试想参照这一情况，多数学生都是其师的“七折”，则经第二、第三代培养出来的学生，他们的中医水平与其师父或前辈相比，已是所剩无几，推论中医之前景，着实令人捏把冷汗。学子之“七折”一说，我看并非谦虚，而是实话实说，就我而言也不例外，先师夏老之治肝经验最多也不过学到七八成而已。

中医药要继承，更要发扬和创新，这是我们和几代中医人的使命和任务，如何纠正和克服“七折”现象应该引起深思。鉴于中医学的专业特点，继承和发扬与西医学相比更加困难和复杂，但是有些方法和途径可能有助于解决这个“老大难”问题。一是中青年医师要树立志向和目标，要有超越前人、老师的气魄。对于“超越”也有不同的含义，并非全面地胜过老师，但至少可以在某些方面有自己的特长或成就，那种以“张仲景不知抗生素”或中医水平必以“河间、东垣、戴人、丹溪等宗师为准”的观点纯属偏颇之见，实不足取，而若能做到在某点上有所发现，有所前进，也可算作有所超越。惜乎很多学子缺乏这种精神和抱负，故能青出于蓝而胜于蓝者自然凤毛麟角。二是作为学生必须虚心求教，刻苦学习，要像海绵一样吸取点滴知识，然后经过思考和实践，消化吸收后变成自己的学问，要适应时代特征，既要博览群书、扩充知识，更要涉足中医、西医和其他多种学科，要了解中医的各家流派经验和中、西医学的新进展，以勤补缺，以多补拙；更要谦虚谨慎，牢记“学而不思则罔，思而不学则殆”之训，慎言敏行，不断长进。现今，部分中青年医师中，“好高骛远、孤芳自赏、故步自封、不求上进”的现象时有所见，应该引起老师和学生的重视。三是作为老师要尽其所有所能，把自己的经验和教训传给学生，做到毫无保留，诲人不倦。

我们期盼每个中医学子都能成为未来的名医，并能够造就更多名副其实的现代中医大师。

解读闲章

记得读小学时，每每作文的开场白即是“光阴似箭，日月如梭”，当时信手写来，并无确切的体验，但至花甲之后，这种感受却是越来越深越真。回想踏上工作岗位起，约略计算，前20年当医生，中20年既是干部又是医生，卸任之后重操医生旧业，内中之喜怒哀乐、酸甜苦辣，既如常人，但又不如常人，静坐遇想，别有一番滋味。7年来，多读了一些中医专业古籍，也涉及不少“杂书”，这也是因为担任院长期间读书时间不够而自觉地“补课”，收获颇多。曾请友人刻了数枚闲章，抒发和表达自己的情怀和体验。其一，“三乐馆主”涵以“知足常乐”、“自得其乐”、“苦中作乐”之意。这是养生之道，人生哲学的老生常谈，我感到确实有理，而且身体力行。乐观和良好的心态是健康长寿的基本元素，但事实上，对于大多数人来说，却是言易行难。其二，“戒得居士”。“戒得”出自《论语》，“少年戒色，中年戒斗，老年戒得”，本意是人到老年不要过多地追求各种欲望，要顺其自然，该得的自能得，不该得的不要孜孜以求，到头来“得不偿失”。民国志士杨杏佛曾云：“青年时应做志士，中年时争做名士，老年时则为居士。”居士者，并非百事不闻、深居不出，而是力求达到“清静无为，与世无争”的境界。当然，论之容易，真能做到“戒得居士”也很难哦，不过每个老年人都努力去做吧！其三，“五十之后方知医”。自上海医科大学毕业后，调到中医系统工作，经历了先西后中、中西结合的道路，虽有所获，惜无大成。临诊若遇危重疑难杂症之患者，时感心有余而力不足。中医浩如烟海，西医日新渐进，随着年龄和阅历的增长，对“医师越做越胆小，越做越难做”的说法有了较深刻的体会。半百之后才对医学有所心得和较成熟的经验和技术，这绝非谦虚，而是事实，但也并非每个医师都有同感。其四，“年已白首未释卷”，此乃历代医家之古训。无论中医、西医并非一成不变，尤其在科学技术迅猛发展的时代，更需要更新知识，接受继续教育，以能更好地为病患服务，读书便是重要的方法之一。如今，每当翻阅曾经读过的旧作，特别是获知新的信息时，总有一种异样的快乐，仿佛又增添了新的财富，可谓开卷有益、其乐无穷，好在今后闲时更多，可以乐此不疲。不过，话要说过来，读书固然重要，实践亦必不可少，所以多临诊也要提倡。另有数枚闲章，如“潇洒人生”、“平常心”、“舍庐”，其意大致相似，不加赘述。所言虽非座右铭，但常能提醒及鞭策自己，并以此教育弟子好自为之，更愿与老年同道共勉。

曙光八十年之路

曙光医院的前身是创建于1922年的四明医院，1953年更名为上海市第十人民医院，为了贯彻党的中医政策，1954年上海市兴办了建国后第一所中医院即上海市第十一人民医院，1960年，为了适应中医药事业发展的需要，两院合并，改名为曙光医院，同时成为上海中医学院的附属医院。

几十年来，医院遵循"为人民服务"和"继承发扬中医学"的宗旨，以中医为主，中西医结合，注重医、教、研协调发展，逐步发展成为上海市一所以中医为主的综合性中医院。"文革"期间，医院的医、教、研工作曾经出现了停顿和倒退，但是热爱祖国、热爱中医事业的知识分子在困难的条件和环境下仍努力工作，并在针刺麻醉、中草药制剂等方面取得了新的成绩。党的十一届三中全会给中医事业带来了新的生机，在国家卫生部和上海市政府的支持下，1984年我院被列为全国重点扩建的7所中医院之一，至1990年新建成拥有600张床位的17层住院大楼和按GMP标准设计的中药制剂楼，使医院的医疗条件有了较大的改观和改善。在全国改革开放的大好形势下，医院转变观念，经过慎重决策和积极筹建，通过土地置换和引资合作，完成了 11 层门急诊楼和 24 层康复大楼的建设，使曙光医院的面貌发生了彻底的改变，并为医院的综合发展奠定了基础，创造了条件。

80 年来，我院历经了创办、发展、扩建的几个历程。目前医院有职工 1 100 人，其中医技人员 863 人，正副主任医师及教授 110 人。设有内、外、妇、儿、伤、针灸等临床一级科室 21 个；肝病、心血管病、肾病等二级科室 19 个；检验、放射、超声波、中西药房等医技科室 15 个。医院配备 CT、大型 X 线机、彩超、电子胃镜、进口血透机、高压氧舱等先进的诊疗设备，现有自制制剂 115 种，已经成为一所中医特色较明显、业务技术较强、设施较先进的三级甲等综合性医院。每年接待来自全国各地和国外的门急诊患者 70 多万人次，医院年收入达 2.26 亿元。医院先后两次荣获国家卫生部授予的“全国卫生系统先进单位”的光荣称号，1999 年评为“全国百佳医院”，2001 年通过 ISO9001 质量管理体系认证，九次蝉联“上海市文明单位”称号。

建院以来，我院始终坚持中医院的办院方向，注重发扬中医特色和优势，在继承老一辈名医程门雪、黄文东、张伯臾、顾伯华、杨永璇等学术经验的基础上，勇于实践、努力创新，不断提高医院综合服务能力。目前是国家中医药管理局确定的“全国中医急诊医疗协作中心”、“全国中医肝病重点专科”、“全国中药制剂和剂型改革基地”、“中医医院医疗质量监测中心”，此外还拥有骨伤、脾胃、肛肠、肾病等 14 个全国或上海市的中医重点专病专科或临床医学中心。医院在医疗服务质量、青年人才培养、专病专科建设方面有了长足的发展，曾 3 次在全市 18 所综合性医院医疗质量督查中获得第一名。

作为上海中医药大学的教学医院，承担了七年制硕士生的教学工作。医院现有教研室 16 个，开设了中西医临床、医学研究与发展、医院管理、专业外语等课程，开展了中医外语教学查房、临床教学质量评估等多项工作，同时接受了日本、韩国、美国、加拿大等国的医师、医学院学生的进修及培训。我院还与国外进行学术交流、考察访问、建立友好医院等，为中医走向世界做了有益的工作。医院的科研工作也在不断发展，现有临床研究室14个，特别是肝病研究所、骨伤研究所并入曙光医院后，充实了医院科研力量。近5年来承担国家级科研项目58项，部级科研项目128项，获得科研成果25项，其中国家成果奖1项，获专利2项。不久前，我院中医内科学被确认为国家教育部重点学科，肾炎科被国家中医药管理局确认为重点学科建设单位，骨伤科被确定为上海市教委重点学科。迄今已为国家培养了853名本科生和139名硕士、博士和博士后等高学历的中医人才。

在精神文明建设方面，医院党政齐抓共管，常抓不懈，持之以恒，特别是通过ISO认证后，进一步优化服务内涵、改善就医环境，提高医院文明程度和职工素质，全院职工牢固树立"以患者为中心"的观念，医院的精神文明建设不断取得新的成绩。

近几年来，医院在"三医"改革方面，作了有益的探索，遵循党中央的改革宗旨，在医疗、劳动人事和分配制度方面进行了改革，取得了初步的成效，并在上海市卫生工作会议和上海市中医工作会议上作了交流，以新的观念、新的思路、新的举措，积极开创新的局面。

从四明医院到今天的曙光医院，经历了80年漫长的历程，它真实地反映了我国中医事业发展的一个侧面。面对所取得的荣誉和成就，我们感到兴奋和自豪。这些成就的取得，离不开党的中医政策，离不开各级领导和兄弟单位多年来对我院的关心和支持，离不开全体曙光人包括曾为我院的创立和发展而奉献毕生精力的老一辈同志的努力，对此我们表示深切的感谢和崇高的敬意！

2000年，经上海市人民政府批准立项，决定将上海中医药大学搬迁到浦东张江高科技园区，我院也将迁至浦东张江高科技园区，计划在 2004 年前建成占地 160 亩，建筑面积 8 万余平方米，具有设施、质量、管理一流水平的国内领先、国际知名的现代化标志性中医院，并成为海内外学术交流的中心和窗口。我们前面的道路还很长，我们面临的困难还很多、肩负的任务还很重，全体曙光人决心开拓创新、与时俱进、深化改革、团结奋进，为上海和全国中医药事业的发展及促进中医走向世界作出新的更大的贡献！

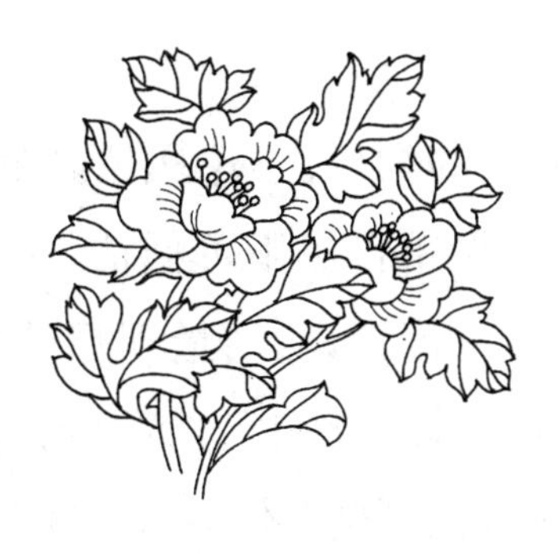

领导的艺术

作为任何单位或部门的领导，不论职位高低，都对本部门或单位负有主要的责任，领导的作用自然不可低估。毫无疑问，选拔和任用领导干部，品德素质是第一位的，所谓最理想的领导干部无疑应是德才兼备。当然有时在衡量“德”和“才”方面亦会有一定的权重和偏颇，可能“德”强些，“才”差些，也可能“才”出众，“德”一般，但无德无才之辈断然不能当领导。

当了这些年的领导，对于领导的才能和技巧有些体会。打个比喻，个人以为领导主要的才能表现在下围棋之三要素，即“大局观”、“出高招”和“收官子”。本人虽不精此道，但其个中道理和作用略知一二。

“大局观”即是对形势的判断和预测。以医院为例，扩展规模、学科建设、人才培养、硬件配备，包括科学管理都要有宏观的规划。具体而言，“居安思危”、“未雨绸缪”等都是领导应该具备的素质和眼光，而“急功近利”、“盲目跟风”等都是缺少大局观的表现。

“出高招”是基本功和灵感相结合的本领。常言道：“一着妙棋，通盘皆活；一着错棋，全盘皆输。”往往一个点子可以起到柳暗花明，乃至起死回生的作用。结合本单位工作，主要是准确找到打开新局面的突破口和切入点，并且制订和落实相关的措施，如有时常提到的“错位竞争”，首先要判明自己和竞争对手的优势和弱点，确定目标，再选择何处着手，尤其是要正确估摸可能出现的后果（成功或失败）；最后就是制定实施的步骤，步步为营，不能超前落后、次序颠倒，否则就会坐失良机、影响结局。

“收官子”是最后决定成败、胜负的关键，也为领导提供了最后博弈和翻盘的机会。这是“细活”，一着一点，一步不差，直到取得最后的胜利，可以说是从小处见功夫，所以千万不能小看，而要认真盘算。与“大局观”比较，这是微观的部分，但事实上两者密切相关，互为依存。

作为任何领导，可能在上述三方面有所侧重，但是都应该意识到每一方面的重要性。不妨学一学聂卫平、李昌镐、李世石三位围棋高手，他们在“大局观”、“出高招”、“收官子”方面都有独门功夫，所以能名震棋坛，对于任何一位领导，可能都有所启迪。

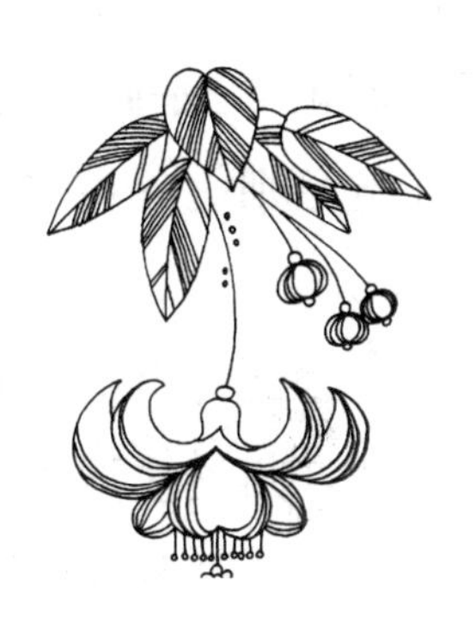

学习的技巧

从自己立志成为一名医生的时候开始，就知道学医是件艰苦的事情，学科很多，而且有些要死记硬背，加之科学技术和医学技术迅速发展，需要了解和掌握的信息与技术越来越新、越多。所以在学习的过程中，就要不断探索方法、找寻窍门，目的是尽量提高学习效率。

无论学习中医或西医，第一要素是勤学苦练。对于理论知识，要经过阅读、记忆、理解、掌握和运用的过程，这些步骤既有区别，又有联系。从某种意义上说，"读"和"记"是基础，不读不知，不记不解。多读可以自己安排时间，但如何牢记则有一些技巧，根据自己的一些"经验"写出来供同道和同学参考。

一是"数字归纳法"。以中医治疗肝病为例，大凡根据目前的慢性肝炎证治，依一至八的序列可以归纳主要几张古方应用：一贯煎、二陈汤、三黄汤、四君子汤、五苓散、六味地黄丸、七味小柴胡汤、八珍汤。虽然不能适合所有的慢性肝炎，但单方或合方应用自可取得一定的临床疗效。

二是"中外对照法"。有时可以把中文的内容以外语单词的首个字母代替，比较精简，易于记忆。如肝纤维化的无创伤性诊断方法，目前主要有 3 种，即生化学指标（fibro test）、肝组织学检查（biopsy）和影像学诊断（imaging），因此可以记住“美国联邦调查局”（FBI）的名称，就能知道肝纤维化无创性的诊断手段。

三是“字母编排”。即是可以把医学内容的首个字母编成自己较易记忆的成语或名词，类似“汤头歌诀”，多用于药方的记忆。如下瘀血汤可以记成电影“大逃亡”（大黄、桃仁、䗪虫）；二仙汤是治疗更年期高血压的良方，组方简明，我记住“二仙当涂有房子”［即仙茅、淫羊藿（仙灵脾）、当归、菟丝子、黄柏、知母］。又如西医治疗慢性乙型肝炎的抗病毒疗法，关于如何选择合适的药物有 4 条原则，归纳起来就是“高、低、长、短”，即高效抑制病毒复制、较低的耐药变异率、较长的抑毒效果和较短的疗程。

当然，增强记忆的方法还有很多，但是认真读书是首要的，各人可以在实践中探索和总结适合于自己的方法，举一反三，不断地扩大“内存”，增进知识。

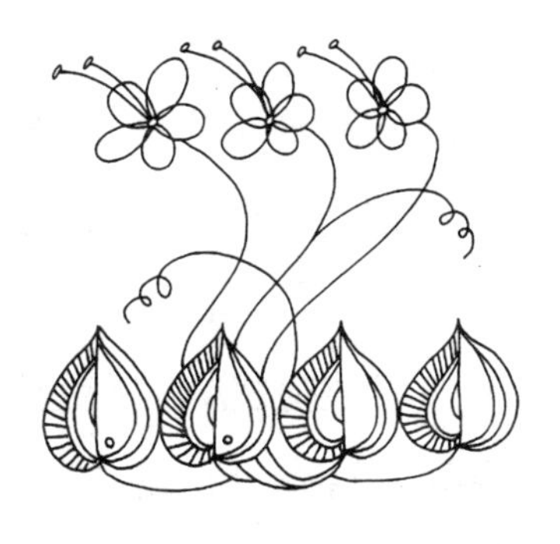

讲演的艺术

我们常把报告或发言说成演讲，但我认为应称为"讲演"更加确切。主讲者不仅用口"讲"，还要带有各种动作。从这点而言，就不光是讲者，而且也是演员。这几年来，应邀作学术报告的机会多了些，据反映，听众认为我讲演的效果还不错，我认为是几分实话、几分鼓励。不过平心而论，我对讲演是有自己的原则和方法的。

在以往的经验中，我一直坚持作报告或讲演必须要"尊重科学、客观公正、温故知新、生动活泼、言之有物、听有所获"，最根本的是要追求讲演的效果。不论何种讲演都要预先认真准备，仔细审阅材料或幻灯片，尽量做到不出差错。讲演关于科研结果或药物评价的内容，一定要从科学角度出发，根据客观公正的原则，实事求是地表述个人见解，既不要溢美夸大，也不要以瑕掩疵，必须克服带有商业化的炒作行为，更要避免误导，要相信听者自有分辨能力。打个比喻，我们希望的是真和尚念真经，不欢迎真和尚念假经，更要拒绝假和尚念假经，这是讲演最根本的基准。

有的讲者开场白是"今天我没有很好的准备，和大家随便聊一聊，谈谈自己的看法”，我很反对这种态度，既然没有准备，就请免开尊口，不要浪费听众的宝贵时间。

讲演要有自己的观点，不论正确与否，说出来可供大家讨论或评价。正确的可作借鉴，错误的立即纠正，于人于己都是好事，尤其是专题学术讨论，一定要有不同的声音，这样大家才有收益。

不论是带教学生或应邀作报告、讲座，我有“四不讲”约定，即：没有弄懂的不讲，没有新内容的不讲，没有个人观点的不讲，没有实际意义的不讲。我认为这是对听众的尊重和负责。

上面说到讲演不单是讲还包括演，主要是指声调、语气、眼神、表情、手势等。当然这些都是为“讲”服务的，只是更有助于提高讲演的效果，简而言之，就是要做到“激情、精辟、生动、风趣”。这也是一种“show”(秀)，目的是要能抓住听众、引起共鸣，许多著名政治人物的竞选演讲就是很好的例证。十分重要的是，讲演时一定要紧抓主题，不能任意发挥延伸，要掌握时间，过简则表述不清，超时会影响后面的安排，都会造成不好的影响，就像教师上课一样，要求不拖时间，准点下课。每个讲演者都有自己的风格，而且通过实践会不断创新和提高。

另外，讲演内容的幻灯片制作也会影响效果。我提倡自己制作幻灯片，因为可以熟悉内容、主次、顺序和便于掌握时间，即使是邀请方提供的幻灯片，最好也能重新组合或作必要的修改，包括加入个人的见解或创意，往往能受到听者的欢迎。

总之，讲演是一门艺术，对于讲演者的人品、学术和技巧都有很高的要求。实际上这些元素是讲演的本质，而讲演只是表现的形式，无论什么主题的讲演，除了本专业的知识之外，还必须具备较高的文学修养。平时多看书，积累各方面的知识，对提高自己的讲演水平有很大帮助，“读遍书千卷，出口便成章”，这是我的深切体会。多听精彩的讲演，可以借鉴经验，而多上台讲演则更能提高自己的实战水平，能在听众中留下深刻印象并加以回味的，就是一次精彩和成功的讲演。

希望各位同道不但是技术高超的专家，也要锻炼成为富有魅力的讲演家。

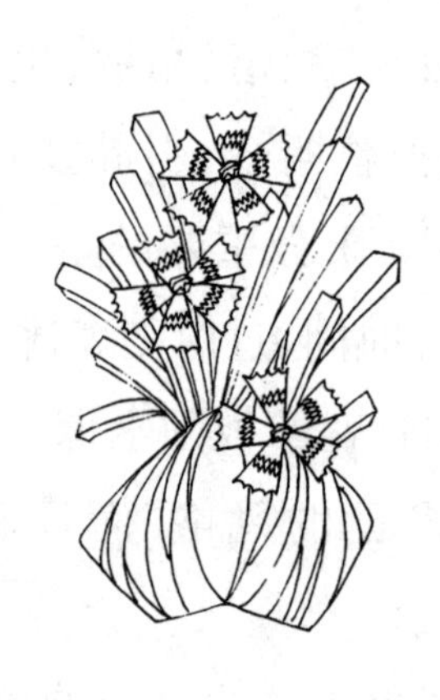

从北大的“三只兔子”说起

读同道所著之《国学大师之死》一书，颇有心得。书中所介绍的十三位学者均可谓是货真价实的国学大师。

其中一位即是颇有争议的胡适。且不论其思想行为如何，但无可怀疑的是其学术水平则为国学界所公认。他曾说过，“北大是由于三只兔子而成名的”，指的是年龄相差 12 岁而生肖都属兔的蔡元培、陈独秀和胡适三位学者。细析此语，虽然有言过其实之嫌，但也确有道理。自古所谓“时势造英雄”，而非英雄造时势。如果在一个特定的环境、时间和地点，不同于“凡人”的名人可以发挥巨大的作用。以“三只兔子”为核心的名人成为“新文化运动”的主流，对中国的历史和社会发展作出了巨大的贡献。而现今无论国内外各个领域或行业，都有其代表人物或有相当知名度的名人，若以名人为核心，不断扩大影响，即可形成所谓的“名人效应”。

我们应当重视和利用名人效应，如果某单位真的能依靠“几只虎”、“几条龙”或“几只兔”而成名，并且拥有相应的社会地位和声誉，这是成功和进步的表现。

我们需要名人和名人效应，关键是看需要什么样的名人。首先名人必须努力做到“名垂青史”，而“不能流芳百世，亦当遗臭万年”的“名人”绝不能算做名人。其二必须名副其实，而不是徒有虚名或靠协作、走后门、拉关系等不正当手段取得的假头衔或假成绩。其三是要“实至名归”。凡是名人必应如国学大师梁启超所教导的那样，崇德修学，矢志不移，最后练成正果，自成一家，受人敬仰，传世百芳。所以要成为一名真正的名人，并不是一件容易的事，而必定要付出代价和努力。除了自身的努力之外，造就一代名人需要适当的土壤，作为管理者和领导者，要有远大和敏锐的目光，创造条件、精心培养，育成几只“兔子”、几只“老虎”、几匹“马”、几头“牛”……还要注意合理的专业结构和年龄结构，就像北大的老、中、青三只兔子那样，这样才有利于学科的可持续发展和名人辈出。

作为未来的名人，更要珍惜大好机会，勤奋学习、踏实工作，要耐得住寂寞，经得起考验，谦虚谨慎，时时不忘君子之风，只有品德高尚，并有真才实学，才能真正成为一位名人。

从专家门诊想到的

如今沪上各家医院为了满足患者的需求，都开设了“特需”或“专家”门诊，虽然挂号费比普通门诊贵很多，但是不少患者赶早甚至通宵排队还是挂不到想找的名医，因之导致“黄牛”应运而生，据说他们的收入甚至超过了坐诊的专家。出于诸多原因，这一怪象长期以来无法解决，给医院、专家和患者带来了诸多的烦恼和埋怨。

暂且不谈看专家难的现象及其产生的原因，不过身为专家应该从自身找出些问题。粗略分析一下，到上海或其他大城市、大医院找专家看病的患者，不外乎希望自己的疾病得到早期、正确的诊断和治疗，当然也有不少患者是经他人介绍慕名而来，还有少数对自己的疾病根本不甚了解而抱着过高期望的患者。不管如何，他们所盼望的是找到专家对症下药或药到病除，这是很正常的要求。在平时的接诊中也确有误诊和不合理治疗的情况，而医师更多的还是让患者了解自己的病情并给予正确的指导。正因为如此，就要求我们每个专家认真对待，悉心诊疗，使患者早日康复。从这点出发，专家或特需门诊的专家就应该以“特殊”的方式为患者提供服务，最起码的是详细询问病史、诊疗经过和患者希望解决的问题，根据个人的经验对症下药，此外还应对服药以外的生活方式和饮食宜忌给予正确的指导，按照这样的要求和过去卫生行政主管部门的规定，每个专家应该花足够的时间完成上述服务，使专家门诊名副其实地成为特需服务。

不过，综观现时各个医院的所谓专家或特需门诊的现状，却不得不令人产生疑问。如单次接诊的人数已经难以应付，相当多的专家门诊半天接待的患者达 50～60 名，平均每个患者的诊疗时间仅 3～5 分钟，试想在这么短的时间内要对患者的疾病做出明确诊断和治疗，不知有何本事或手段，恐怕胜过现代的"电脑"？难怪患者发出惊叹，挂号候诊花了几个小时，真正看病只用了几分钟，莫非真的遇到了"神医"或"圣手"？除此以外，有些专家惜言如金，除了处方之外，不听不答患者提出的许多问题，其实这是治病的重要部分和方法。对于上述现象，患者当面不敢发问，但也确有不少患者来信投诉这方面的问题。姑且不论这样做是对是错，但设身处地地思考一下，如果你本人或亲友遇到这样的专家，你会感到满意吗？答案不言自明。多年来，我也开设专家和特需门诊，不能说解除了多少患者的病痛，但重要的是力求尽到医师的本职，对得起患者，也对得起自己。因此，我的专家门诊一向限号，每半天门诊限定 20 位病号，以保证有足够的时间与患者进行沟通和交流。除了服药之外，对患者的生活方式给予一定的指导，强调患者需要做到的事情，如复查、复诊等，这并非是怕担责任，而是体现了对患者的关怀和负责。对初诊、外地或老年患者，在结束诊疗时再问三句话：一是"听懂我的医嘱吗？"二是"还有什么问题？"三是"您还有什么要求？"应该说绝大多数的患者都是满意的。实际上，从医学角度而言，这也是提高患者依从性和信任感的一种方法。

其实，要真正发挥特需或专家门诊的作用，保证专家门诊的质量，行政主管部门可以采取相应和可行的措施，如制订"专家特需门诊管理办法”，包括预约限号、约定平均就诊时间、加强对专家门诊的质量监测等。同时加强教育和引导，使各项规定成为医务人员的自觉行动，真正使专家门诊名副其实、物有所值，只有这样才能使专家门诊发挥应有的作用，并且受到患者的欢迎。

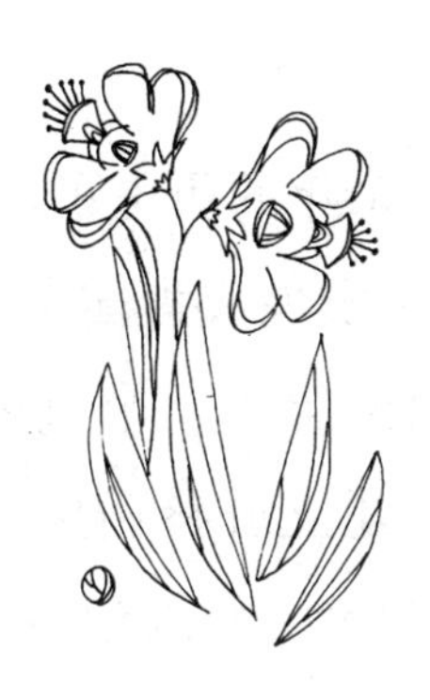

第三次飞跃——寄语肝科同仁

曙光医院肝科已有 60 余年的历史了，经几代肝科同仁的努力，肝科由仅有两人的小专科逐步发展成为国家重点专科。

回忆肝科的发展，大致经历了几个过程，但是主要有两次较大的“飞跃”。第一次是 1986 年建立肝科病房，从十间“茅屋”变成了正规的病区，肝科有了发展的基地，可以说这是肝科的第一次“飞跃”。2002 年曙光医院东院建成，根据规划，建造了 9 000 m^2 的集医疗、教学、科研功能于一体的全国唯一的肝病楼，引来国内同行的羡慕和赞赏。肝科的规模、功能及效益也日渐显示，这可以说是肝科的第二次“飞跃”。

科技的发展和进步日新月异，根据新的形势和要求，我们的责任更大、任务更重、困难更多，作为全国中医肝科肝病协作组的组长单位，国家中医药管理局重点专科、重点实验室，上海市中医肝病临床医疗中心，中医肝病临床科研基地，我们需要付出更大的努力，取得更新的成果。

如今，曙光医院的肝科已经有了一支高水平、高素质、理论基础扎实、临床经验丰富的团队，更为可喜的是，有了年轻有为、奋发上进的学科带头人。我认为每个成员都有独当一面的能力，应该说这是肝科可持续发展的坚实基础。此外，通过 10 多年的努力，在国家、地方和院部的支持下，肝科的硬件设备也有很大的改善，现有的设备基本上能够满足医、教、研工作的需要，并且还在不断更新。

最近喜闻院部将西院的原肝炎病房重新划归肝科，并且已经制订了改建方案，这是一件好事，因为扩大病床后，肝科的服务功能和布局也将更加合理，可以发挥更多更大的作用，当然也能获得更多的效益。所以，这是肝科实现第三次"飞跃"的大好机遇。目前和未来肝科要想实现第三次飞跃，必须依靠自身的努力，坚持肝科的优良传统，即继承发扬、信守自强、好学勤思、团结如家。在过去的基础上，一步一个脚印，朝着既定目标前进，同时要联合和依靠兄弟单位和科室的力量，团结协作，谦虚包容，为了共同的目标齐心协力。要有充分的思想准备，只有付出艰辛的劳动，最后才能心想事成。

2012 年，肝科在医、教、研各项工作取得成绩的基础上，成为全院第一个业务收入突破"亿元"的科室。这是良好的开端，希望肝科同仁珍惜机遇、加倍努力，早日实现第三次"飞跃"。

发音三部曲

大凡一位领导干部到了新的单位或部门任职，都喜欢“新官上任三把火”，往往下车伊始发号施令，指手画脚，其目的无非是想树立威信、立竿见影，做出政绩。殊不知上述行动虽有成功可能，但也可能招来诸多麻烦，有时甚至事与愿违，更甚者可能引火烧身，为官者不可不知不慎。

我曾在几个不同的岗位上任职30余年，虽未经过正规的干部培训，但从自身的经历中也摸出了点滴经验。常对即将赴任履新的中青年干部交流心得，我的体会是，作为一名领导干部，不管职位高低，最重要的是认真履行职责，完成上级和所在单位的工作目标和任务。因此，除了自身的素质修养外，还必须在工作方法上下工夫。每当我到了一个新的单位或部门，都会努力做到所谓的“发音三部曲”，即三个月左右少发声音，半年左右常听声音，一年以后努力做到一锤定音。具体来说，来到新的岗位之后，最重要的是了解情况、调查研究、分析综合、形成思路，这个过程很重要，不了解真实的情况就不能作出正确的判断和决策。单位存在的问题是什么？发展的瓶颈在何处？怎样突破和制定相关的策略？这样就能够做到有的放矢，事半功倍。经过半年左右的实际工作，基本上掌握了全局情况，就可以和领导班子及中层干部认真研究各项任务的落实。作为一把手(院长和党委书记)，可以提出自己的设想和观点，虚心听取意见，经过讨论达成共识，分工合作，付诸行动，同时要通过各种渠道，把领导班子的意思和要求，让单位每位同志知道，让群众听到领导的声音，团结全体同志，齐心协力完成各项任务，这也是事业发展的基本保证。在大致一年左右的工作基础上，主要领导必须体现出领头羊的作用，因为决策是成败的关键，作为一把手要努力学习管理知识，充分发挥自己的聪明才智，尊重群众，依靠群众，要对本单位的重大事项提出自己的主张，当然这必须符合各级部门所颁布的有关规定。我的所谓“一锤定音”并非说“一言堂”，更不是独断独行，而是充分讨论，民主集中，做到议而决，决而行。落实正确的决定不允许拖拉推诿，无所作为，更不允许阳奉阴违，背后搞小动作，必须体现领导班子的权威性。如果发现领导或自己的想法或做法错了，可以纠正重来，但不能相互埋怨或推卸责任，若长此以往必然不利于本单位的建设和发展，从另一个角度而言，你这第一把手也就失去了存在的价值。坚持民主集中，保证步调一致，要把领导的号召变成群众自觉的行动，才能促进事业的建设和发展。随着改革的深入，我们所遇到的任务会越来越多、越来越复杂，中青年干部纷纷走上领导岗位，他们将在我国发展和改革中发挥重要的作用，正因为如此，提高个人素质，改进工作作风，应该成为十分重要的任务。

“发音三部曲”不过是个人浮浅的体会，只是给某些新干部提个醒！

孤陋寡闻

我爱好读书，因为读书可以增加知识，为生活增添乐趣，陶冶性情。几十年来，读了不少书，耳闻目睹的东西也算不少，但是一次电视节目中的所见，却忽然产生了自己孤陋寡闻、若有所失的感觉，从而更体会到了"学无止境"、"开卷有益"的道理。

电视节目的内容是知识竞赛，主持人提了两个问题。第一是教授这个名字的出处，答案有三个：国外传入中国；始见于宋朝；近代教育界的命名。环顾当今，教授遍地皆是，但恐怕能够正确回答的不多，包括本人在内。正确答案应是出于宋朝，惜无一人猜对。第二是我们常说的"方子"，是指医师开给患者的药方，但为何称之为"方子"？也有几种说法：秦始皇时代方士所开的药单；中药贮藏、包扎的外形；药单的形状。此题正解是方士所开的药方，事实上行家也要费些思考。

又偶在一份报纸上看到一则故事，"Nurse"（护士）是众所周知的医务职业，但是你是否知道它的出处？据说最早从事护理职业者称为看护，但在 1914 年召开的中华护士会第一次全国代表会议上，由护理专业女留学生钟茝芳将 nurse 翻译成护士，体现了照顾护理和具备科学知识的含义，正确地表达了“护士”的职责，从此一直沿用至今。

此外，再如中医针灸所称“九针”的起源和流传，据考证最早的针具称为“微针”，是发源于内蒙古还是贵州地区，至今尚无定论。

虽然可以说科学发展已经到达很先进、发达的地步，但是还有诸多的问题仍是未知的领域或是猜想。从这种现状出发，我们更应该努力学习，积极探索，在茫茫的未知世界中寻找研究的课题，找到正确的答案，而对于中医药学而言，尤其有着重要和现实的意义，因为这个领域需要探索和解决的难题可能比其他学科更多、更难、更复杂。

好学勤思，举一反三，学会联想思维，这也是一种很好的学习方法。

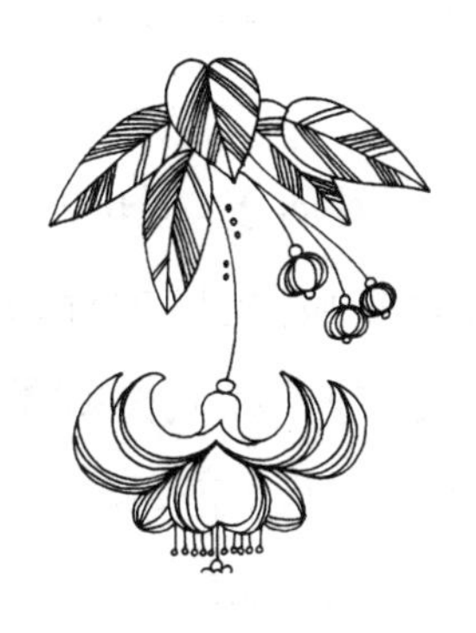

为官之道

“当官不为民做主，不如回家卖红薯”，这是戏剧《七品芝麻官》中主角所说的极其朴素的一句话，它简练地解释了作为一个行政管理者（按今天的话比喻为公务员）最基本的素质，这也是现时党对广大干部的要求。

现世之官场中人自然好者居多，但也不可否认由于某些主观和客观因素的作用，确也存在清浊同存、良莠混杂的情况。

其实，作为一名公务员，是党和人民赋予了你的权力和职责，如果真的按照党员干部的要求，清廉公正，认真工作，定会干出成绩，受到群众的爱戴。这样的好干部很多很多，可惜有些干部疏于自我预防，不知不觉中患了官场的某些“毛病”。

平时可以见到的这些病症的表现为目光短浅，只顾眼前利益，不顾长远目标；主观武断，听不得别人的不同意见；不能与能力比自己强的同志共事；好大喜功，文过饰非；报喜隐忧，急功近利，乐于作秀；心浮气躁，朝令夕改，顾此失彼，来回折腾；善说假话，不吐真言，明知不对，任其自流；拉帮结派，贪污受贿，弄虚作假，欺上瞒下。令人担忧和感到可怕的是这些毛病具有一定的“传染性”，尤其是“不讲真话、专说套话”、“不干实事、无所作为”的现象已经成为一种风气，且产生了消极作用。如若不引起重视，后果将十分严重。

其实解决上述疾病也非不能，最重要的是国家和党组织要加强法制教育和制定相关法规，做到有法必依、执法必严，更重要的是作为“官员”、“公务员”队伍中的一员，都要树立正确的人生观、价值观，恪守基本道德标准，“诚实、平等、善良、包容”，根据共产党党章和党员干部标准要求和约束自己的言行。我国传统文化中所提倡的不少道德规范，如“明德修身”、“崇德修学”、“汝为君子，无为小人”、“立德、立功、立言”等，如能身体力行，坚持自律自重，牢记前人“脑勿昏、心勿贪、手勿伸、嘴勿馋、耳勿背、鼻勿塞、眼勿红、量勿小”的教诲，即使最终不能成为伟人，但至少可以成为好人。

如果我们的干部都能洁身自好，一心为公，执政为民，那么中国的发展将会更快，中国人民将会更加幸福。

最后郑重声明一点，言者纯属一孔可见，听者不必对号入座，有则改之，无则加勉，和谐社会必能建成。

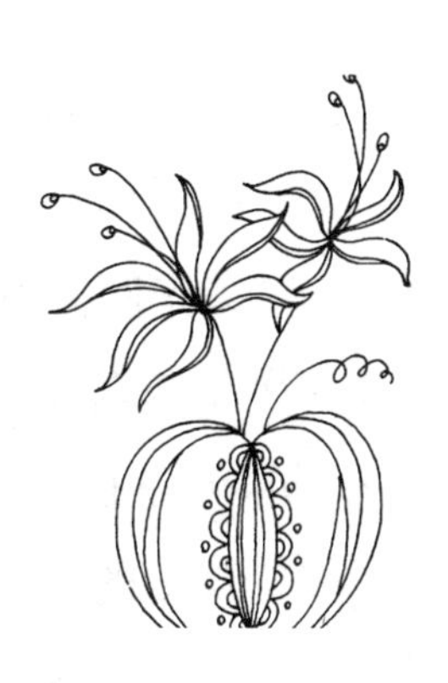

憾　事

1993～2002 年，当了近 10 年的院长，回顾这段时间为医院的建设和发展做了一些事，尽了一点力，如果要用简单的两句话总结这 10 年的经历，可以说是“俯仰无愧”。当然，这只是自我评估，是非功过留待后人评说。

但是，天下之事绝非能够万事遂愿，至少在我当院长任内留下的憾事，仍然使我不能忘怀。

第一件憾事是 90 年代后期，全国和上海市的建设如火如荼，市内行业和医疗集团均在努力扩大业务、提升效益。当时我曾经产生过一个大胆的设想，就是把位于卢湾区的上海市规模、水平、影响最大的龙头医院瑞金医院和综合性中医院曙光医院联合建成新的中西医结合医疗机构，甚至想好了新院的名称——瑞光医院。经初步沟通也得到了当时瑞金医院主要领导的赞同，但是由于种种客观原因，最后未能成功。如果这一设想能够成为现实，新的医院将成为全国乃至亚洲规模最大、学科最齐、功能最全、水平最高的第一所综合性中西医结合医院和医学中心。不单在卫生医疗改革方面迈进了一大步，对于上海乃至全国也会产生巨大的影响和发挥积极的作用。

第二件憾事是关系到曙光医院新院立项后的规划，由于最初的方案定为“整体搬迁”，所以原来医院的去留就成了疑问。同样出于想在医疗体制改革中闯出一条新路，我当时曾有过一个计划，简而言之是“一手抓新院建设，一手抓老院改制”，即把浦东新院建成公益性的现代化中医院，而通过合理的渠道融入资金，把西院改为股份制的、高层次的中医机构，适当缩小规模和功能，发挥特色和优势，提高服务档次和质量。每个曙光医院职工都可以成为“股东”，同时继续为两个曙光医院服务。这个设想的目的是在保证为社会提供优质医疗服务的前提下，最大限度地调动医务人员的积极性，在提高社会效益的同时，增加医院的经济效益。应该说这是在借鉴“一国两制”和国家医疗体制改革的基础上，结合国情进行的一次尝试。只是由于不久我便卸任了院长的职位，更多的原因可能是有不同的理念和思路，使这个设想也就告吹。

第三件憾事涉及江苏省昆山市中医院，由于长期以来曙光医院与昆山市中医院在医疗、人才培养、学术交流等方面有着密切的联系，建立了互信和互助，而且昆山市中医院在全国中医院中也有相当的知名度，为了进一步拓展两院的关系，促进共同发展，经过协商达成了昆山市中医院委托曙光医院管理的协议，如能成功则昆山市中医院将增加上海市中医药大学附属曙光医院昆山分院的名称。这在当时也是一种创新，因为涉及跨省中医机构的联合，而且此方案已经得到昆山市党政班子的认可，可谓“八字已有一撇”，但上报至江苏省卫生主管部门，遭到否决，究其理由不得而知，最终化作泡影。

这三件事为曙光医院的前途设想，看起来都是大手笔、大动作，富有创新性。当然预想不能代替现实，如果真的做成了，今天的曙光医院将会是什么模样，难以定论，也许成功，也许失败，也许是创新，也许是折腾，但毕竟是改革之举。

十年之后，回想所走过的路、干过的事，总有不少感慨。写出自己的憾事，并不感到遗憾和内疚，只是希望每一位医院的同道能经常思考周围发生的一切，牢记“发展是硬道理”的指示，为医院的发展，敢想敢说敢做，这是我们的责任和义务。

闲来回忆往事，权当痴人说梦，聊解寂寞而已。

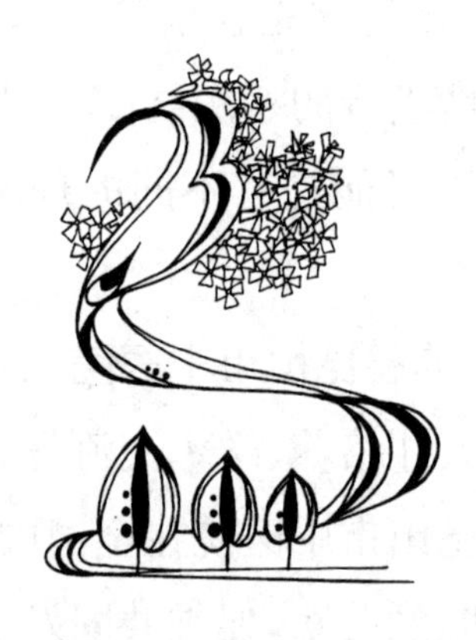

教师节的联想

9 月 10 日，一年一度的教师节又到了，自从踏上医学教学的岗位后，除了日复一日、年复一年的临床工作之外，还承担着培养医药人才的任务。屈指算来，除了本科学生，迄今还指导了 40 余位博士、硕士研究生，以及 3 位博士后，并在 2010 年把最后一个女博士送上了工作岗位。虽不能说是桃李满天下，但是自己培养的学生确也遍布全国东西南北，甚至远在大洋彼岸从事医学事业。尔今年逾古稀，回想往事，为国家和社会作了一些贡献，也足以感到几分欣慰。

自从国家设立“教师节”以来，每到节日前后，学校和医院都要召开一次会议，先是领导讲话，接着是老师和学生代表发言，无非谈了一通感想、感谢，表一下决心，常常穿插表彰教书育人的先进工作者，最后是学生向老师献花或节目表演。会议结束后少不了发一点纪念品（购书卡、水杯之类），气氛煞是热烈，可谓师生同乐，几乎年年如此，已经成为“样板”。

然而，细细想来，教师节的意义和目的远非这些。以我之见，教师节应是教师和学生反思的日子，也即自扪自思之时。作为教师，首先要自问一下，给了学生多少知识。这方面包括自然科学的书本知识和做人的学问。其次是在过去的一年中，自己有多少进步，而这点往往可能是较少想到的。古语云“教必先学”，是指要教好书一定要自己不断地学习，科学的发展越来越快，如果作为老师光吃老本、唱老调，肯定不会教好学生。最后是考虑一下未来一年中要做哪些事情。如果教师能够坚持做到这样，肯定他的教学质量和成绩会不断提高。而作为学生，需要自问的是，在过去一年中学问增长了多少，尤其是真正成了自己“肚子里的墨水”，而非过眼烟云。其次要考虑新的一年中有什么打算，除了上课、实习之外，还要在哪些方面花更多的时间和精力，特别是针对自己的“弱项”。这是很重要的，只有不断地补充和积累，才能使基础知识更加扎实。当然这也包括在学习方法上的探索，用功的学生成绩未必优秀，学习方式和方法就是一个很重要的因素。此外，在当前的教学环境下，毋庸讳言，学校或工作单位中的浮夸、浮躁、功利主义，甚至是弄虚作假等不正之风时有表现，作为学生要冷静面对、认真思考和明辨是非，并且做到洁身自好，决不随波逐流，千万不要在尚未或刚踏上社会的时候沾染了上述不良风气，以致贻害一生。

教师节应该是教师和学生共同的节日，是一个很好的学习和交流的机会，所以教师节应该有更加丰富和深刻的内涵，不能仅是一年一度，时过境迁，不论是教师或是学生都要做到认真教书、努力学习，使自己成为好教师和好学生。

回想 2009 年我 70 岁生日之时，自己带教的博士、硕士生共 40 余人聚集一堂，他们之中的多数已经成了院长、主任、教授，还有的已是博士生导师，看到他们的身影，听到他们诉说工作和成就，确实由衷感到高兴和欣慰。因为学生的成长和成就是对老师最好的回报，此时此刻真正体会到教师的光荣和伟大。

在此文收笔时，原来的博士生，现为曙光医院肝病科主任高月求教授的11位研究生送来一束鲜花和贺卡,就借他们贺卡中的两句话作为短文的结束语。

暮远晨早,春风化雨育新苗,
最慰辛劳,待到桃李成荫时。

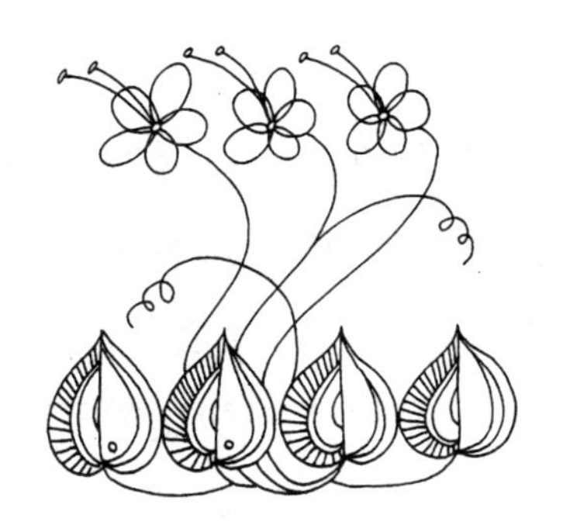

谈谈患者的“权利”

平素看似健康的我，被诊断患了结肠肿瘤，随即住进病房，经会诊决定手术治疗，手术前后身在病床一月有余，后出院康复。

自己已经从事医生行业 50 年，经治了数以万计的患者，在疾病的诊断、治疗、康复和养生方面，医生一般是处于主导地位的。作为患者自然也有自身的“权利”，但是不论“医”或“患”，都必须要摆正自身的位置，合理地维护本人的各种“权利”，随着角色的转换，所谓的“权利”也有了不同的内涵。

既然是一个患者，就必须配合医生进行必要和合理的治疗。我认为任何患者所拥有的权利应该包括知情权、建议权，但绝对不能涉及“决策权”，换句话说不能越过这条“红线”。

知情权是患者和家属应有的基本权利，过去曾有所谓的“保护性医疗”，即不对患者或家属说明疾病的诊断、治疗和预后的相关情况。不过就我个人而言，是不太赞成这种做法的。除了极个别的情况，充分地告知患者有关情况、诊治计划，并鼓励和树立患者与疾病作斗争的决心，对于疾病的治疗和康复是有帮助的。但有两个基本原则，一是实事求是，即既不要估计不足，也不必言过其实；二是尊重科学，在诊治过程中要遵循规则，一视同仁，不论患者的身份、地位或者其他因素，都要当成“普通”的患者处理，这既是医德的要求，也关系到诊疗的效果。

当然作为患者，或者是医务工作者，可能有一些专业知识，情况允许时可以向医生提出自己的想法和建议供主治医生参考，有些时候也会产生一点积极的效果。至于疾病诊治的决策权，则必须掌握在有经验和水平的医生手中。事实上每个医生都会本着负责和积极的态度，慎重地对患者进行必要的诊治，患者应该充分信任和尊重医生，对于医生制订的各项措施，不要怀疑、犹豫，更不能自作主张，因为这样会影响诊治方案和医患关系，从各方面分析对患者都是无益的。

事实上，在日常的临证诊疗和医患关系中，或多或少存在上面提到的某些问题，有时也是造成医患纠纷的原因，作为医生同时也作为患者，感受到的应该是比较客观和真实的。正确地认识和使用医患双方的“权利”，有助于提高治疗质量、临床疗效、改善医患关系和减少医疗纠纷，这也是想到和撰写这篇短文的初衷。

帽子和担子

从走上工作岗位开始，每个有进取心的医学院校毕业生都把提高自身的技术水平、为社会和患者服务作为努力的目标。回想个人的经历，随着时间的流逝，自己的头上戴上了越来越多的“帽子”，如教授、主任医师、院长、名中医、博士生导师、主任委员、顾问、中心主任、协作组长等。当然，在戴上每一顶“帽子”的同时，也在自己的肩上增加了一副“担子”。

随着年龄的增长、精力的减退，有些时候确实有力不从心或勉为其难的感觉。与此同时，中青年一代也在不断地成长或成熟，并显示出他们卓越的专业和其他方面的才能，甚至有的已经“青出于蓝而胜于蓝”。但受到如“论资排辈”、“今不如昔”、“求全责备”等多种世俗观念的影响，很多中青年专业人员不能发挥他们更大的作用。因此，加快中青年人才的成长，让他们尽早登上本应属于他们的舞台，在今天看来应是人才培养系统工程中的一项重要和迫切的任务。正因如此，作为老一辈的专家，应该有卓著远见和宽广胸怀，担当起这一使命，把“帽子”和“担子”有目的、有计划地交给肯干、会干、能干的中青年人才。

自2002年离开院长的岗位之后，除了继续学习之外，就逐步把“脱帽子”和“交担子”放在心上。迄今，除了技术职称之外，几乎把原来的“帽子”都戴到中青年人才的头上。我想这对于自己、对于中青年人才的成长、对于事业的发展都是有益之举。事实证明，只要慧眼识才，出于公心，相信他们一定会比自己干得更好，做到放心、开心和称心，这样，也可赢得“让贤”之赞誉，免遭“恋位”之非议。

虽然“帽子”脱了、“担子”轻了，但是作为一名“老兵”，绝对不能撂担子，凡是需要的就应该继续发挥自己的才能，既要为接班人创造条件、做好工作，更要充分相信他们，切勿过多干预和影响他们的工作。“只脱帽子，不撂担子”，这是我的原则和为人之道，供同辈的同仁们参考。

从“牧师”到“和尚”

1963 年，我毕业于上海第一医学院(现为复旦大学医学院)医疗系，被分配在一医附属华山医院内科工作，至 1965 年底，与中山医院、华山医院四位同仁一起由组织调至上海中医学院附属曙光医院工作。一下子由西医院调至中医院，环境、专业、同事都发生了明显的变化，回想当年情景，确有“不知所措”的感觉。当时摆在自己面前有两条道路：一是仍当“牧师”唱“圣经”，在中医院中以西医的身份从事专业工作；二是改当“和尚”念“佛经”，在“重修”和“改造”中适应新的工作环境。何去何从，曾经有过一番思考和斗争，好在经过不长的时间，终于下定决心，以“改造”自我为路，融入中医大家庭之中。之后，在曙光医院及上海中医学院(后为上海中医药大学)的 40 年中，一路走来，执着允中，所幸在中医事业中做了一些工作和贡献，取得了一些成绩，成为一名被中医界认可和接受的中医工作者。所以，当有的同事询问我从医生涯中最深的体会和收获时，我回答：“自己是一名改造得较好的西医师”。与此同时，也未辜负当时调我至中医院工作的组织的期望。如果历史重演或时光倒流，假如我一直在华山医院工作直到今天，也许会像当年的学友一样成为一名普通的“高级医师”。对于西医，更不说对于中医，难以取得这样的成就，我很庆幸，历史的机遇使我成了一名中西医结合专业工作者。

当然，从“牧师”到“和尚”的改造过程要付出的代价比单纯地学习中医或西医更大，要花费更多的时间和更多的精力。从最基础的《中医学概论》到通读中医学经典著作(可能很多还没有读过)、跟师学习、独立临诊，每一步都要努力、认真地去走，而且像爬坡一样，要慢慢地提升，向着知识的高峰攀登。

而与学习中医药专业知识相比，更加重要的是精神的力量。社会上对中医的无知或偏见、医学界对于中西医结合的争论，包括中医药本身存在的某些问题和矛盾，也会不时影响自己，如果没有明确的目标和坚定的信念，就会产生动摇和偏离，很有可能就不能到达大海的彼岸。所幸在40年的从医历程中，我还是按照既定的目标一路走来，义无反顾，而在这个过程中，“信”和“行”是最重要的因素，对中医学的信仰和始终不懈的实践，是使自己不为所动和身体力行的原始动力。我想中医泰斗邓铁涛教授所提倡的“铁杆中医”的基本要求和素质也正是“信”和“行”，有几分信念，有几分行动，也是客观衡量是否“铁杆中医”的重要标准。对照当今的中医学子和青年中医师，固然有不少将来愿意成为“铁杆中医”的佼佼者，但也有部分“身在曹营心在汉”的动摇者。对于中医学或中西医结合医学的前途的态度和在中医专业实践中的投入程度，最终会区分不同的中医人。

古曰：“人各有志，不能强勉。”我们并不要求每一位西医师都要走中西医结合的道路，更不能强求“牧师”都要改造成“和尚”，因为这不符合时代和科学发展的规律。关键是希望中医学和西医学之间要建立起和谐、正常的关系，无论是中医师或西医师，都要互相尊重，尊重科学，加强沟通。我早就主张无论中医师或西医师，对待对方的态度

“允可不用不同，不可不信不懂”，都要念好“救死扶伤、爱心普照”的“道德经”。作为一名过来人，真希望今后能有更多的“牧师”和“和尚”进行交流、学习和合作，共同缔造人类和谐的“大同世界”。

从“牧师”成为“和尚”，这是漫长的、渐进的历程，但绝不是痛苦斗争的过程。当你真正掌握了中西医学两种医学体系的真谛，而且修炼成一名“高僧”或“主教”，继而达到“源于中医、西医，而又高于中医、西医”的境界时，你必定会感悟作为一名白衣天使的意义和价值。

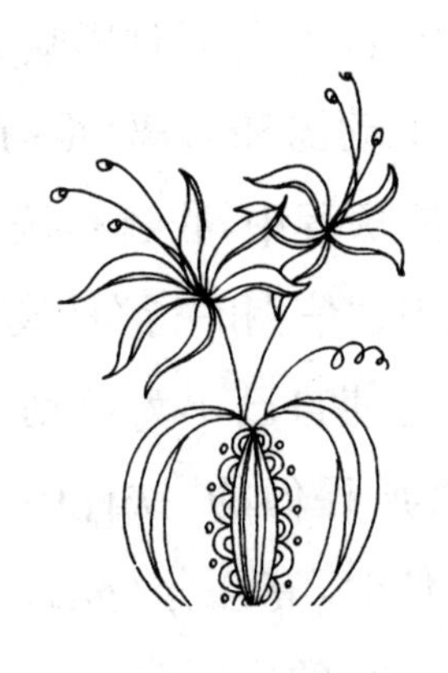

巧学中医

中医药学有着悠久的历史，博大精深，奥妙无穷，令多少学子望而生畏，想学愿用者不在少数，但真能掌握自如、正确使用者并不多见。经常参加中医学术活动，总有西医同道提出要求，不要讲深奥的理论，而希望告诉他们如何在临证中正确应用中成药或对症下药的诀窍。作为西医出身的我十分理解和赞同同道的要求，所以也尽量在实践中总结自己的点滴经验，目的是根据中医药学的基础理论，用最精练的语言和最简捷的方法帮助西医同道入门、弄懂、掌握中医药学，并能在临床上正确应用，为患者解除病痛。

其实，作为科学或某个专业，都有其自身的规律和最基本的要素或者说是关键。中医药学的核心是“天人合一”、“整体观念”和“辨证施治”。以肝科为例，虽然有许多种肝病，但是如从辨证角度分析，可以找到很多共同的要点。目前认为慢性乙型肝炎的辨证分型有肝胆湿热、肝郁脾虚、肝肾阴虚、脾肾阳虚、血瘀阻络等（也有不同意见），但是就临床角度而言，肝病的症状或证候主要可以归纳成约 20 种主症，即神软、胁痛、腹胀、纳呆、便溏、便结、尿黄、口干、口苦、腰酸、身热、寐艰、衄血、肿胀、月经不调、苔腻、舌红、脉滑、弦、数等。临证时，可以根据患者提供的主症及舌脉象初步判断属于何种证型。我归纳成肝病辨证的“六字诀”，供临床参考。

肝胆湿热——热、苦、黄、痛、腻、滑；

肝郁脾虚——忧、痛、呆、溏、白、弦；

肝肾阴虚——软、热、干、酸、红、细；

脾肾阳虚——寒、萎、酸、肿、淡、沉；

血瘀阻络——痛、麻、衄、块、暗、涩。

大凡具有上述各型中之主要证候者，即可辨证为此型，临床应用不会不着边际，更不会南辕北辙。对症下药，常可取得疗效。当然，由于慢性肝病的病因病机较为复杂，临证中所见五花八门，多数诸证同见，也即所谓“兼证”，还当细加分别，抓住主要矛盾，制订治疗方略。

世上“难”和“易”本是相对的，由于医学科学特别是中医药学的复杂性，决定了掌握这门学科具有很大的难度，但是通过勤学苦练、不断总结经验，待以时日，转“难”为“易”也并非绝不可能，关键在于有志于中医的同道要做个“有心人”。

中医变幻万千，不能以一概全，只能提供借鉴，全靠悟透机关。

慎言“学术思想”

岐黄之术，源远流长，两千年来，涌现多少名医圣手济世救人、繁衍华夏，始成今日之中华奇葩。中医药学的特殊性决定了其发展和传承需要时间和杰出的代表人物。笔者乃中医界之一员，虽立志皈依岐黄之门，惜乎数十年来似无建树，故虽年逾古稀，仍读书笔耕不辍，总望不落人后。

现今，在有些中医药杂志、媒体报道及中医药领域日益增多之资料中，时可见“×××学术思想”，不少中医学研究生之学位论文也是以“×××学术思想探讨”为题。多数文章读完之余，除了在某些理论和经验方面有所收益之外，多数学术思想均属辨证施治、证病并重、整体观、天人观、治病求本、药食养生、某病（证）从何论治及中西医结合之类，实在贴不上学术思想的标签。如果用比较通俗的语言来解释，愚以为基本上是中医学的基本理论加上个人临床经验的糅合。诚然，学术思想的定义与内涵也并非有什么“金标准”，但就中医学而言，且不论《黄帝内经》、《伤寒论》、《本草纲目》，至少金元明清及近代医家中可以说出许多公认的代表人物，如李东垣、朱丹溪、刘河间、叶天士、王旭高、张锡纯以及《当代上海名医》书中所举的39位名老中医，从他们的论著或临床经验中，确实可以提炼出各自的学术思想，有独特风格并能传之后世，此等学术思想方可谓实至名归。

大凡能够形成学术思想者，至少是大师(Master)级的人物，《辞海》中对大师的定义是“指有巨大成就而为人所景仰的学者或艺术家”，具体而言，应是知识全面、博采众长、建树独到、自成一家的领军人物。如果按照上述标准，则能称“大师”者自然屈指可数。既不能成为大师，则何来其令人信服、能传之后世的学术思想？对照如今之学术思想泛滥之势，怎不令人产生“名不副实”的感觉？

平心而论，作为一名老中医，历经数十年之医涯，肯定有自己的心得体会和经验，这是重要的财富，需要传承和发扬，可以用诸如“学术观点”、“学术经验”、“学术特点”、“学术传承”等形式来体现，而不必动辄套上“学术思想”的称号，可能会产生帽大头小、过分拔高之感，甚或有哗众取宠之嫌。

在50年的医学实践中，我总结和介绍自己的学术经验，但绝不接受学术思想的提法，因为实际上并没有达到如此的境界和水平，这绝非妄自谦虚，而是尊重事实。对照目前学术界浮夸、浮躁之风甚长，但愿每位学者以身作则、自尊自重，为后辈青年医师留作榜样。

说真话　负责任

应友人父亲的企业之邀，国庆节后参加了一次上海市电视台某频道召开的专家座谈会，为办好健康栏目出谋划策。其实在保健养生方面我并不是专家，只是由于养生问题的日渐升温，加之又是从事中医专业的老中医，所以也有参加讲课、登门受访或接受约稿之类的任务。本身这是件好事，加上目前媒体有关养生的报道或宣传比比皆是，有时拈来闲读，感触颇多。总的来说，有的内容或题材众说纷纭，甚至自相矛盾；有的道听途说；有的断章取义；有的拷贝走样，以讹传讹，更有甚者，难免有不实或谬误之处。当然，出现上述情况，料想绝大多数并非有意为之或弄虚作假、谋取私利，但事实也会误导读者或患者，严格来说是违反社会公德的行为。

对于个人而言，凡是涉及有关公益性、科普宣传之题的活动，自当义不容辞。那次座谈会上，我提出参与科普宣教活动的科学家或专家应该遵守的“十二字语录”，得到了与会专家和媒体的首肯。简而言之，可以归纳为“讲科学，说真话，负责任，派用场”。其中最重要的是说真话，也就是实事求是，不管是药品、保健品或是各种养生之道，都要科学、客观、可行，不能言过其实，哗众取宠，尤其是对于琳琅满目、鱼龙混杂的保健品，更应该负责任地介绍其功能、效用，并且证实是否对疾病康复或保健养生具有一定效果。这样才能做到对得起社会，对得起群众，对得起自己的良心。

之所以讲这些的原因是目睹当前社会上包括保健养生在内的多个领域存在不讲科学、不说真话、不负责任、不派用场的种种乱象，已经引起社会和群众的重视和不满，如果不加拨乱反正，引导其走上正轨，后果将会十分严重，这绝非耸人听闻。

写这些的目的是希望和勉励我们的专家和医生好自为之，力争多做好事，而且把事做好。同时也给广大群众提个醒，凡事要动脑筋，不要盲信盲从和受骗上当。说起来容易做起来难，面对各种复杂的情况，要能说真话、负责任，还真是一件不容易的事，但是如果每个人都从我做起，身体力行，可以肯定的是，将会对社会的进步和国民素质的提高产生巨大和深远的影响。

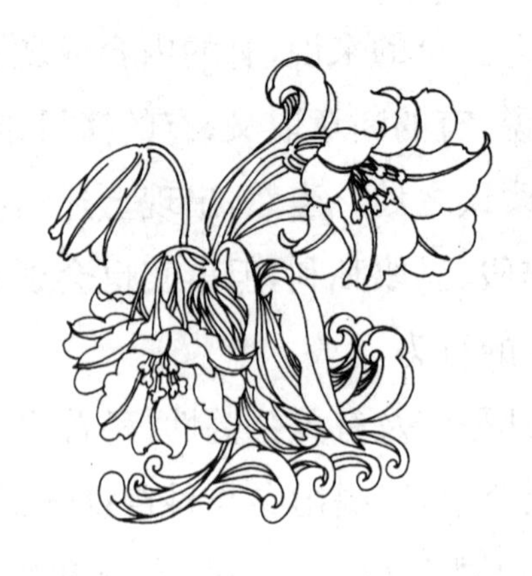

脱胎换骨

我国肝病界和国内外公认的学术泰斗姚光弼教授去世已有两年，他是我从事肝病专业的启蒙者和老师。数十年来深感获益匪浅，其医德医术可为人师，在肝病界有口皆碑。

回忆姚老师逝去前不久，在一次学术会议上曾当面对我说“你的骨子里是一个西医”，这句话或是评价，使我陷入深思。经几个方面分析，感觉姚师的话含义很深。其一，我出身西医，虽然在中医系统工作了40余年，但现代医学的水平还能跟上肝病专业的发展步伐，不落人后。其二，使自己感到纠结的是虽然在中医界工作数十年，但仍不能成为一名“正宗中医”，好似“中医其表，西医其实”。其实客观地剖析和评价自己，作为一名中医人，数十年从事中西医结合防治肝病的事业，还是努力学习和认真实践的，虽不能超越前人和先师，但也积累了一些经验，治好了不少患者，自己还是一名称职的医师。但既是中医，则必须有一个脱胎换骨的过程，包括思想上、观念上、学术上，甚至作风上要有一个明显的转变，其核心是信仰的转变，我把它形容成“皈依佛门”。就个人的体会而言，这个脱胎换骨的过程是长期的、艰难的、反复的，因为现代医学和中医药学是截然不同的医学体系，各有所长，各有所短，都需要不断探索和发展。观念的差异、知识结构的区别、思路和方法的不同，都会在实际工作中有所反映，但无论如何，医学事业的价值观，即“救死扶伤”、“以人为本”等基本原则，两者应该是相同的，而且有诸多可以互相借鉴和学习的地方。作为中医工作者，必须坚持以中医为主，衷中参西，要从骨子里成为一个名副其实的中医。对应自身，至少说明中医学得还不够好，或者说还不是正宗、地道的中医，故虽年已古稀，仍要努力学习，并真正完成“脱胎换骨”的过程，我是有这个信心和决心的。

在王灵台名中医工作室的成立会上，我表明了自己的心迹：“我虔诚地信仰和执着热爱中医药事业。中医药的发展要靠几代人的努力和付出，还需做很多艰巨的工作，我将遵循继承、创新、发展的宗旨，一如既往，与时俱进，以振兴中医为己任，在中医药这块沃土上辛勤耕耘。”我想，这也是姚师和夏师所希望的。

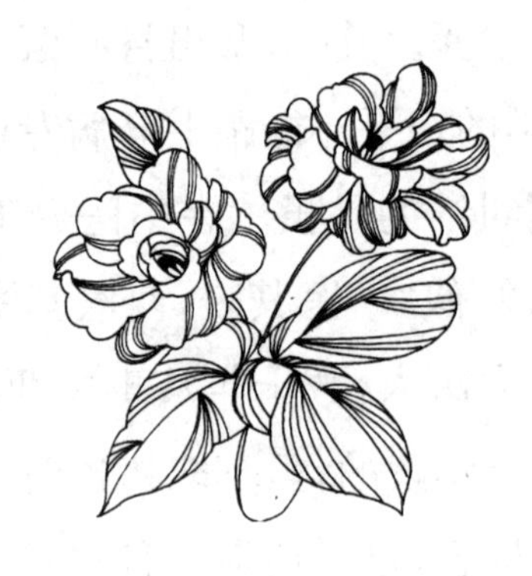

先见之明

在日常生活工作中，往往有一些预见性，较早且事后被证明是正确的观点或决定，都会被赞为先见之明，也表明个人有才能、有水平。

自国外提出《慢性病毒性肝炎诊治指南》，20 多年以来，不断修改完善，并在全球应用，尤其抗病毒治疗是治疗肝炎的里程碑。应该承认在这方面国外的工作做得比我们好，从提出设想到设计方案、科学评估和总结推广，对提高治疗慢性病毒性肝炎的疗效起了极为重要的作用，我们应该虚心向他们学习。

任何事情的发展都会有一个过程，回忆自己在治疗慢性乙型肝炎的临床和科研中，也曾有过“先见之明”。例如，我较早认为应对慢性乙型肝炎的病毒携带者和免疫耐受期的患者进行干预；对于部分病情较特殊的患者初始联合用药；对于低血清丙氨酸转氨酶(ALT)水平的慢性乙型肝炎患者适时治疗；在抗病毒药物控制下，给予必要的保肝药物以改善肝功能等。虽然这些观点在当时的《指南》中并未提出，甚至抱否定的态度，但是经过长期大量的临床观察和研究，对上述问题都有了不同的认识。联合治疗逐渐得到公认并显示其优越性；保肝药物的应用也并不影响抗病毒治疗的效果和结局；最近更有对免疫耐受期患者进行抗病毒治疗并取得初步疗效的报道，此外，免疫调控也日渐受到重视。可以说，我早先提出的观点和做法逐步都得到了“认证”。如果回想一下为何有这种想法和行动，那么，认真学习新的知识、跟上科技发展潮流、破除迷信、敢想敢干是主要的原因。因为我总觉得中国的慢性肝炎确有它的特殊性，加上受到中医传统思维方式的影响（例如“治未病理念”），在具体做法上要有所体现，不能“人云亦云，亦步亦趋”，这与学习借鉴他人经验并不矛盾，而是一种补充。从我国防治慢性肝炎的现状分析，有不少可喜之处，表现为在国际肝病领域中国的资料多了、声音响了、作为大了，我国在这方面的地位也逐渐提升。但是从另一方面分析，我们的工作与国外还有差距，在课题设计、技术路线、干预措施、样本数量、随访结果以及科研合作等方面，还有这样或那样的不足，因此还缺少有分量、高质量的资料或证据。这就需要慢性肝炎防治工作的有关领导部门、医疗科研机构，更重要的是从事这个专业的医务工作者敢挑重担，做到“好学、善思、勤行、总结”，精心组织，加强协作，加快步伐，争取突破，从而在完成攻克慢性肝炎的重大使命中发挥更大的作用。值得一提的是，其间中医、中西医结合是可以大有作为的，虽然路途漫长和艰巨，但是相信这个目标是能够实现的。但愿这是我又一个“先见之明”。

归根到底，愚意“先见之明”并非源自天才，而应归功勤奋。

想与做

回想得知自己患上结肠肿瘤需要手术治疗的那一刻，脑海中一下子冒出了许多想法，但确切地说还真是理不出一个头绪。临床也接诊过不少肝肿瘤的患者，听到过他们对自己疾病的种种想法，有乐观的、悲观的、积极的、消极的……反正五花八门、各不相同。

病中探望自己的好友或同事，总是鼓励和安慰我要有信心战胜疾病，不要胡思乱想。说句实话，作为患者，特别是一个医务工作者，得了诸如肿瘤之类的顽疾，没有想法是不现实的，但是想什么是可以探讨的。

第一，不要想得太多。对于任何症状和检验结果要客观对待，不要生搬硬套、无端联想，这样会增加心理负担，甚至会干扰疾病的诊断和治疗，对自己有弊无利。

第二，不要想得太远。现代医学中临床流行病学的发展很快，很多疾病的发生、发展和转归都有科学的说法。对于肿瘤而言，医师和患者最关心和追求的是它的预后，生命质量和生存期是两个重要指标。肿瘤也有自身的演变规律，必要和合理的各种干预或多或少能够改变它的结局。因此,我们提倡要 Hold 住快乐的每一天。

第三,不要想得太坏。据国内外的统计资料,目前已经把肿瘤作为慢性病之一。据说 70%的肿瘤患者能存活 5 年以上,20%的肿瘤患者能够治愈,另外有 10%的患者可能自行消退。不管上述数字是否绝对可靠,但是肿瘤并非不可治、不能治的疾病,而且随着科学技术的不断发展,肿瘤的诊治水平也不断提高,对此应该抱有信心和希望,努力争取更好的结局。说白一些,那就是希望能活到平均寿命或自然寿命。

和任何患者一样,肿瘤患者更需要有一颗"平常心",不要怨天尤人,不要迷信命运,不要自以为是,配合医师,认真治病,调整自己的心态和生活行为。举个例子,在化疗期间,感到最突出的症状是"呆",即厌食纳呆、懒动神呆。怎么办?我为自己立了原则:喜宜厌忌、化整为零、品种多样,尽可能增加营养以增强抵抗力。平时尽可能增加活动量,有时甚至带有强制性,当然也要注意做到动静结合,目的是为了早日康复、重新投入工作。佛曰"生死有命,富贵在天",此话可信与否,各人自有见解,我对其中"随遇而安"的内涵是认同的。有位美国学者提出:"过得好,活得长,病得晚,好得快"是幸福的象征,这是每个人的企求,也是社会发展和医学科学追求的目标。

话说回来,如有可能,希望大家都能健康长寿。

新年寄语

2011年即将过去，传说中的世纪末日——2012年随之而来。兔年之尾，我们的医院又取得了可喜的发展。在众多的业绩中，最令人感到高兴的是曙光东院的贷款全部免除和获得了浦东新区28亩(1亩=666.6平方米)土地的补偿。换句话说，我院成为既无内债也无外债的单位，同时等于又增加了一个曙光西院。打个比喻，是既卸掉了一个沉重的包袱，又捡到了一只潜力可观的"聚宝盆"，曙光医院获得了一个再次发展的大好机遇。回顾我们取得的成绩，主要依靠医院党政领导正确的决策和有效的运筹，更加重要的是全院职工的勤奋工作和支持配合，当然也有些运气的成分。总而言之，我们的工作是在不断地进步，而所有的努力和成就都为医院的进一步发展提供了良好的基础和条件。但是，在肯定和庆贺成绩的同时，也必须清醒客观地看形势、找差距、促发展。

目前中医药事业在国家的扶持下迅速发展，在教学、科研和医疗方面，不断加强规划和管理，尤其是加大经费的投入，所以很多省市的中医机构都在抓住机遇快速发展，并且也确实取得了令人瞩目的成绩，不但口号叫得响，而且工作也像样。上海市包括中医药大学和我们的医院同样做了许多工作，成绩显著。但是从比较分析的角度，我觉得还有一定的差距。其中原因，不是我们发展步子慢了，而是兄弟省市医院的步伐快了。如果不急起直追，我们有可能会落伍，当然也会带来遗憾。反言之，如果我们再努力一点，那么上海在中医药界的地位和作用还可以更高和更大。我始终认为从历史和现实的角度分析和预测，上海中医药大学、曙光医院理应做到“胆子更大些”、“声音更响些”、“步伐更快些”、“工作更实些”。这中间的“大”和“实”是相辅相成的，“实”是“大”的保证，“大”是“实”的目的，若能做到这样，我想上海的中医可能会是另外一番景象。

然而言易行难，要实现既定目标，必须制定规划、完善措施、抓好落实，从基础抓起，从细微处做起。平心而论，在这些“基础工程”方面，我们医院还存在着这样或那样的问题，与现代化中医院还有某些差距，尤其是离创建“科研型中医院”还有很多工作要做。中医机构等级评审工作已经正式开始，这是一个良好的契机，要对照评审标准和要求找准不足和差距，分析原因，正确决策，促进建设，以“中医院综合评价”作为推手，认真做好接受评审的各项准备，真正达到“评建结合，以评促建”的目的。这是医院领导的职责，也是全院职工的愿望。我总有一个信念和愿望，曙光医院应该成为全国中医机构的领头羊，而且理应在我国中医药事业发展中发挥领军作用。

那么，新的一年中应该和能够做好哪些工作呢？

第一，党政领导班子要冷静地思考，清醒地分析，认真地研究有关中医药事业的新形势和政策，精诚团结，戒骄戒躁，求真务实，重要的不单是总结过去做了什么，而是应该考虑还要做些什么，带领和依靠全院同志克服困难，不断进取。职能部门要深入基层，及时解决问题，更好地为临床服务，发挥后勤保障作用。

第二，切实抓好和提高医疗质量，正确处理好业务指标、经济效益和社会效益之间的关系，进一步做好重点专病专科的建设工作，在名中医工作室的建设工作中有所创新和突破。总结和分析“优质护理”的优点和不足，听取医患双方的意见，根据实际情况，真正实现优质服务。

第三，作为科研型中医院，任重道远。过去几年虽然有所收获，但是远远不够。医院的科研课题和经费增长很多，但平心而论，真正高水平、创新性、有分量的能转化成临床应用的项目很少。必须强调“交账”意识和投入产出评估，因为这将在很大程度上关系我院的学术信誉和地位，更加重要的是为创造科研型中医院打好基础。

第四，人才培养是一项系统工程。住院医师培养规划已经过去三年，执行情况和实际效果如何，我认为大多数医院心中无数或观点分歧。实际上这是涉及每个医疗单位乃至医疗卫生系统的大事，建议多听有关部门和青年医师的意见，了解他们在想什么，做什么。在上级的指导和要求下，做一些我们可以做而且有利于人才成长的工作，我想青年医师们是会欢迎的。

第五，以新的思路和方法搞好经济管理。经济是基础，2011 年医院的经济效益继续增长，职工的福利待遇也有较大的改善，大多数群众感到满意和高兴，医院贷款全部免除，又有了新的“增长点”，因此新的一年中，医院的经济安排也要有新的变化和重点。力争科技楼早日上马；抓紧西院改造工程的进度，尽量早日完工；争取周浦地区的新分院早日立项，简而言之，谓之“三早”工程。在医院业务发展、收入增长的前提下，确保职工的收入合理增加，进一步调动积极性。

如今的曙光医院已然今非昔比，又有了新的机遇。我们应该珍惜和抓住这个契机，以更大的付出取得更多的回报，使医院再上新台阶。也许我想的只是杞人忧天，但未雨绸缪总是有益的，聊以此文作为龙年的新年寄语。

也谈“以人为本”

“以人为本”已经成为指导各行各业旨在为民服务的指导思想，毫无疑问，这是正确的口号，也是每个人应该遵循的原则，因为这符合绝大多数人民的利益。

作为一名医务工作者，“以人为本”是更加重要和必须遵循的原则。我以为在医务工作中，体现这一观念和原则的具体标准是“让患者在最短的时间以最低的费用获得最佳（理想）的疗效”。事实上，在医疗单位中所要求做到的每个环节可以归纳成所谓的“临床途径”或“诊疗规范”，在大多数的情况下，这是合理和需要的，但是真正从“以人为本”这点出发，不少医院并非全部或是正确地执行上述规则。

举例而言，现在制定推行的“医院工作考核指标”，事实上很多情况下就难以体现“以人为本”的要求，须知每个患者、每种疾病都有其个性特征，很难用一个标准或指标来进行评价。

再从另一个角度加以分析，目前在各医院颁布的“临床途径”的执行情况也并不令人满意，特别是中医院，这样既不能验证临床途径的合理性，更无法进行总结和推广，有必要好好总结一下经验教训。

医疗卫生的改革是一个全世界的难题，不可能一下子拿出十全十美的方案，但是应该深入基层调查研究，听取第一线医务工作者和患者的意见和建议，至少在相当一段时间内制订更加科学、合理、可行的方案，并且经过实践验证逐步完善和推行，使国家、社会、医师和患者都在改革中受益，只有做到这样，才能真心体现和弘扬“以人为本”的精神。

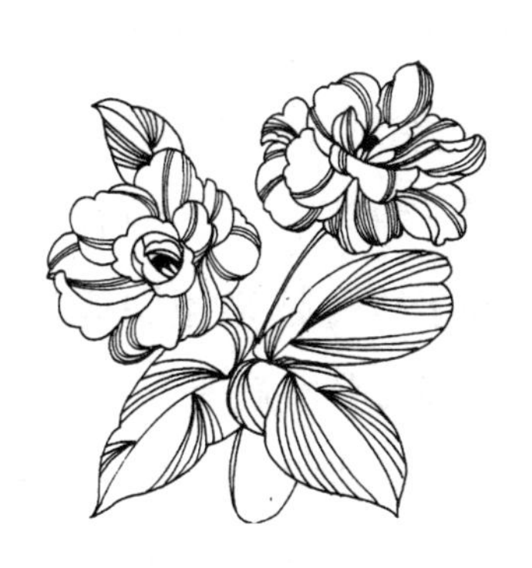

“易患病防治学”的设想

因为生了毛病，所以利用养病期间多看了一些相关的医学专业书籍，发现现代研究证明很多疾病都与病原、基因和行为方式有密切的关联。以结肠肿瘤为例，已知的致病因素与家族史、久坐少动、少吃蔬菜、体型过胖、脂肪肝、梭杆菌等有关。随着科技的发展，微观的基因组、蛋白质组和代谢组学等学科越来越引起医学科学领域的重视，特别是关于目前的难治性疾病、慢性病等有大量的研究报道。对于一般人而言，最担心的莫过于患上肿瘤，事实上，多种肿瘤的发病率均有所增加。因此，早期明确诊断和治疗成为肿瘤防治的最重要的课题。

近年来，新肿瘤标志物的研究发展迅猛，已经发现人体的各种肿瘤早期在血清中均可检出相关的标志物，如 AFP、CEA、PSA 等，并且已列入体检时的新项目。尽管部分标志物的特异性和敏感性有所差异，但其临床意义是不争的事实。特别是对肿瘤治疗的反应、肿瘤的复发或转移的判断具有参考价值，在理论和实践中都被认可和应用。

有鉴于此，忽然突发奇想，是否可以开辟一门新的专业学科，姑且称之为“易患病防治学”，主要是广泛和深入地探索与肿瘤发生、发展和控制有关的血清标志物、细胞因子、基因、诱发因素等，从而尽早明确诊断肿瘤和为有效控制肿瘤提供可靠的证据。当然，其前提和基础是符合循证医学所要求的各项原则和要求。

可以作一个简单的推算，如果真的能够明确各种肿瘤的相关因素，就可能早几个月或几年确诊肿瘤，给予必要的干预，肯定能使肿瘤患者获得更大的受益，大大改善其预后，进而降低肿瘤的发病率。

由于至今有效控制肿瘤的发生、发展及根治肿瘤仍然乏术，可以预计，拓展这门学科的难度极大，在临床得到公认、推广和应用更需待以时日。说实话，这在一定程度上可能会招来"不可不信"、"不可全信"的想法或评价，其实也不足为奇，因为科学发展的核心是创新，而创新的前提就是大胆设想和怀疑一切。任何科学研究都是探索未知和未来，而且是一个不断发现和累积的过程，只要坚持不懈，总会获得结果，更何况对于医学领域而言，攻克危害人类健康的顽疾，本就是从事医学科学工作者的最高目标和神圣职责。

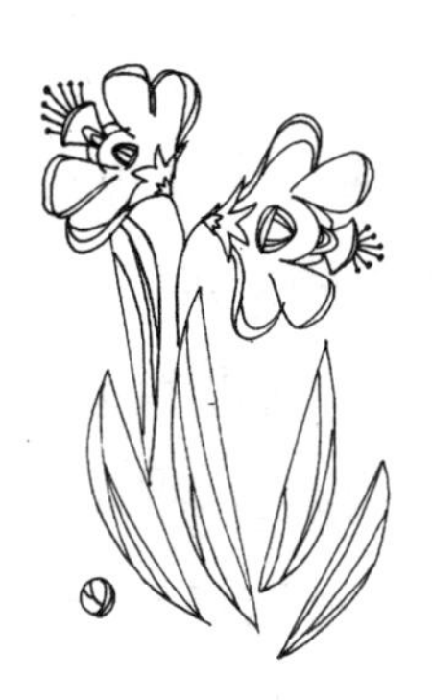

用药一得

大凡慢性肝病，如现代医学所谓慢性病毒性肝炎、肝纤维化、肝硬化以及肝癌诸病，不论从西医的病理或中医之病机分析均有瘀证可见，如面色黧黑、肝掌、舌质晦暗、蜘蛛痣等，故中药治疗必加活血化瘀之品，如当归、丹参、桃仁、红花、水蛭、虻虫之类，惟先师夏老对于此类病象不主张大量、长期服用药力峻猛之破血剂。在我的临床经验中，也深有同感，在处方中最常用几种活血化瘀药，如当归、丹参、茜草、川芎等。但即使如此，愚以为其适应证也有不同。以丹参、当归二药为例，若为男性、病情活动（转氨酶升高）、大便偏溏、次数偏多，或女性经量偏多、出血倾向较著者，则多用丹参至 30 克；若为女性，肝功能中慢性指标异常，大便欠畅，白细胞、红细胞、血小板降低，经量偏少，则多用当归 15 克。虽然属同法类药治疗，但其作用确有差异。个人认为同是活血药，但其药理和药效绝非等同。以丹参为例，向有“丹参一味，功同四物”之说，大意不差，但细究其不同功效即知其“补血”之力不如当归，故血虚或贫血之患者，窃以药用当归、黄芪之类为宜。惜乎现时之当归不分头、身、尾，悉数炮制入药，其原有活血补血之功效可受影响。对此，临床医师也无能为力。

另外，推荐仙鹤草一味，此物虽非上品，但对慢性肝病有较好疗效，至少已经证明可以增强体力、提高血象（红细胞、血小板），并具有一定的抗乙型肝炎病毒作用，可谓“一石三鸟”，尤其对于肝病后期患者，治疗或防止出血颇有疗效。

以上仅举活血化瘀法的应用为例，其实采用清热解毒、健脾补肾为治疗慢性肝病之大法，也是同理。临床上同治法而不同药，不同药有不同效的情况比比皆是，临证需要仔细揣摩，不断积累经验和深入研究，才能做到心中有数，运用自如，提高疗效。

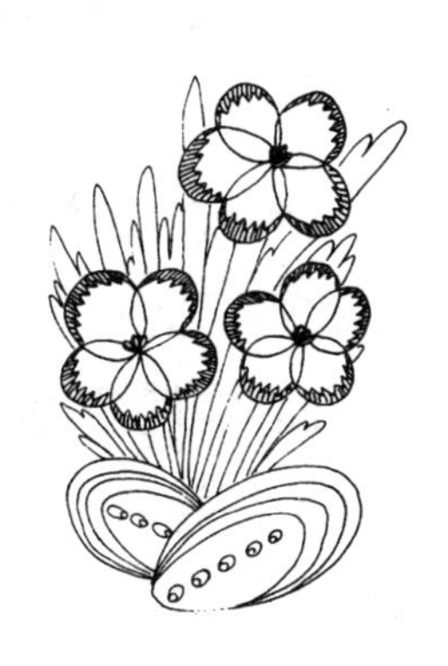

遇事处世之“十不”

任何人一生中都会碰到各种情况、经历不同的道路，如何面对不同的现状，每个人也有不同的应对方法。成功与失败、快乐与痛苦，不同的态度和处理人事的方法就会换来不同的结局，几点浅显和管用的体会仅供参考。

第一，不要在顺境时得意忘形，在逆境时自暴自弃。

第二，不要强求不切实际和不可能达到的目标。

第三，不要放弃经过努力可以实现的理想。

第四，不要做违心的事，讲违心的话。

第五，不要记住过去的烦恼和恩怨。

第六，不要忘记帮助过你的朋友和同志。

第七，不要主观臆断，轻率表态。

第八，不要管不需要你管的闲事。

第九，不要人云亦云，盲听盲从。

第十，不要走近不再属于你的位子。

有些道理和话语经常可以看到和听到，也可能是自己生活中的经验和教训，但是真正和一直做到所说的“十不”并不是件容易的事情。在平时待人接物中还有其他的“不要”，但重要的是能够记住和做到这样或那样的“不要”，才会给自己带来更多的幸福和快乐。

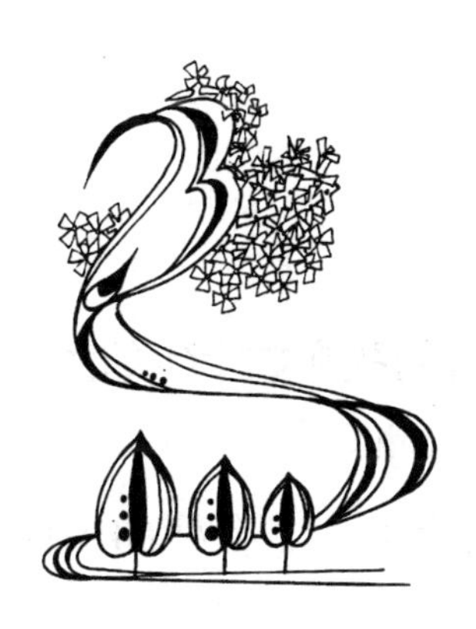

自我评价

在一次采访中，记者问我在数十年的医学生涯中最大的收获是什么？我的回答是做了三件事：

第一是把自己改造成了一名合格的中西医结合医生。从西医院校毕业后，在中医院工作了近 50 年，通过前辈的指引和自身的努力，使自己成为一名中西医结合医生，也取得了一些成绩。至今是上海市名中医，在 1995 年获得首批中西医结合贡献奖，目前又成为第五批全国名中医学术经验继承班的指导老师，此外还获得了多项中西医结合科技进步奖……尽管如此，我仍认为离真正的中西医结合还有很大的距离，还要做很多的工作。

第二是培养了一批优秀的中青年人才。多年来担任研究生导师，在昔日学习和工作的过程中，自己带教的博士后、博士、硕士如今都已经成为医、教、研三方面的领军人物或业务骨干。以我的工作室而言，三名中青年医师都获得了正高级技术职称，并担任科室或研究室主任，两位是博士生导师，而且他们也在培养更多和更年轻的中医人才。这就能使中医薪火代代相传，将有更多的青年医师成为学术发展的生力军。

第三是打造了一个可持续发展的专科。回忆我院的肝科，经过几代人的努力和拼搏，如今已成为国内和上海市的重点专科、临床中心和基地。如今肝科是我院业务量较大、床位最多、业务收入最多的临床科室。三个“一”看似平常，但是这是医院、科室、同事和个人辛勤劳动的成果。肝科的成长体现了继承、创新的宗旨，而“团结”是科室发展的基石。所以我总是勉励科室同仁要珍惜这来之不易的硕果，而更重要的是要继续发展，拓展出更大的空间和提升至更高的水平，因为这是我们医院、科室和我的愿望和职责。

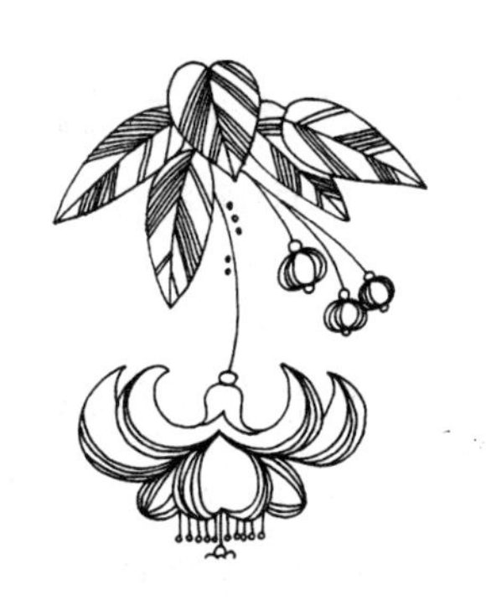

拜师会后的感想

有幸成为全国第五批老中医经验继承班指导老师之一，新收了两名学术继承人。日前在某宾馆举行了隆重的拜师仪式，拜师归来静思，忽有所感而作。

中医药学的继承与发展，人才是关键。无论国家、社会或单位采取了何种措施，没有名副其实的中医接班人，一切都将成为黄粱美梦，付诸东流。

中医要培养什么样的高水平人才和接班人，乃至领军人物，这是此项工程的关键。个人认为，以往提出的“铁杆中医”、“纯中医”、“中医的中兴人才”等都是目标，但归根到底应是培育更多的有中医特色的“良医”。古云“不为良相，亦为良医”，已经说得明明白白。医者，乃济世治人、救死扶伤之白衣天使，其最高职责和任务自是防病和治病，保障人类的健康。几千年来，中医药学以其本身的特色和方法为中华民族的繁衍和强盛作出了不可磨灭的贡献，而在科学技术日益进步的新时代，当然也要与时俱进。事实上，与之共存的现代医学也在不断发展，同样为保障人类的健康和生命发挥了重大的作用。从这点而言，中西医学都应该朝着同一个目标而努力。作为中医师，首先应以中医为主，学习、吸收和利用现代科学技术，为患者提供更高质量的医疗服务，同时更快地发展中医药学术。我以为“不论白猫黑猫，能捉老鼠就是好猫”可作为中、西医工作者的指导原则，我们的目的是把医学生和年轻医师培养成医德高尚、医术精湛、能够解决临床实际问题的“良医”，而非追求或拘泥于“铁”、“纯”、“名”之类冠名。

作为传教解惑的老师，还要有自知之明。以本人为例，自认短处是出身非“中”，故对中医基础理论学习不够，尤其是中医经典涉猎欠广，加之虽有张鸿翔、夏德馨两位前辈的引进和培养，但未受到更多中医专家的点拨，属自学成才，不免功底稍浅。而自己的长处在于对中医的热爱和执着，在长期的专业实践中，通过临床和科研积累了相当的经验，而西医师的一段经历在临床思维和专业知识方面为个人的医学生涯提供了有益的补充和良好的基础。

大凡成功之士，应有两方面的能力和实绩，即办事与传教。无论是师是徒，肯定各有所长所短，只是知识结构和水平有所差异。虽是师徒结对，我以为仍应教学相长，不论是师是徒，双方均抱诚意和认真的态度，都要不断地学习补课，尤其是中医经典著作。我不提倡“一日为师，终身为父”的说法，不过既成师徒，则为师者理应“倾囊相授，勿误勿惰”，为徒者理应“好学善悟，勿急勿躁”，大家都要脚踏实地，一步一个脚印地做人、做事、做学问，形成前人所云“从游”那样的关系，才能实现彼此追求的目的。

三年时间，弹指一瞬，虽已年过古稀，且是带病之身，既然担此重任，自当尽职尽责，为中医事业续尽绵薄之力，并愿与同道及后生共勉。

岁月流影

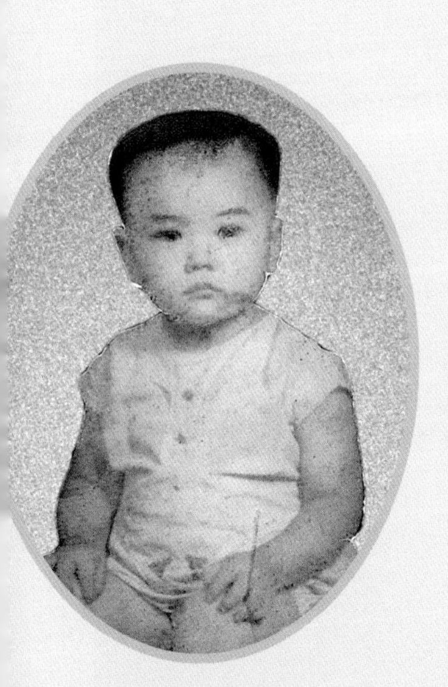

3 岁留影（1943）

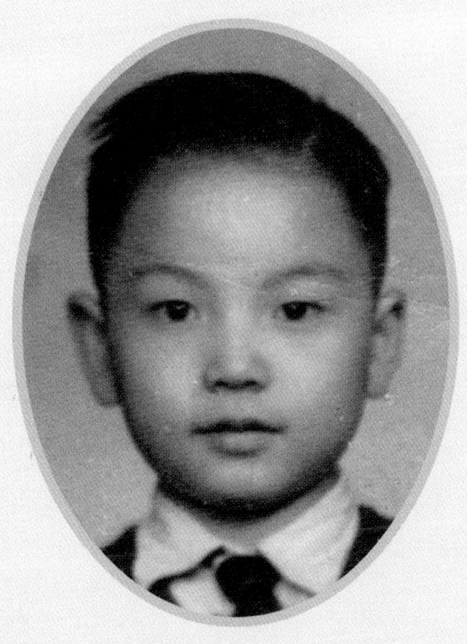

小学二年级（1947）

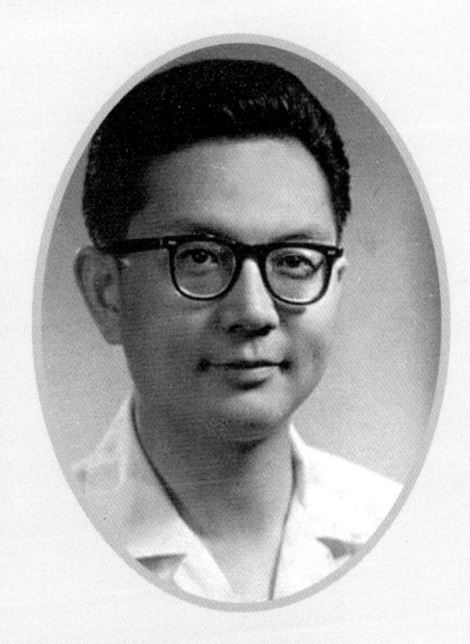

高中毕业（1958）

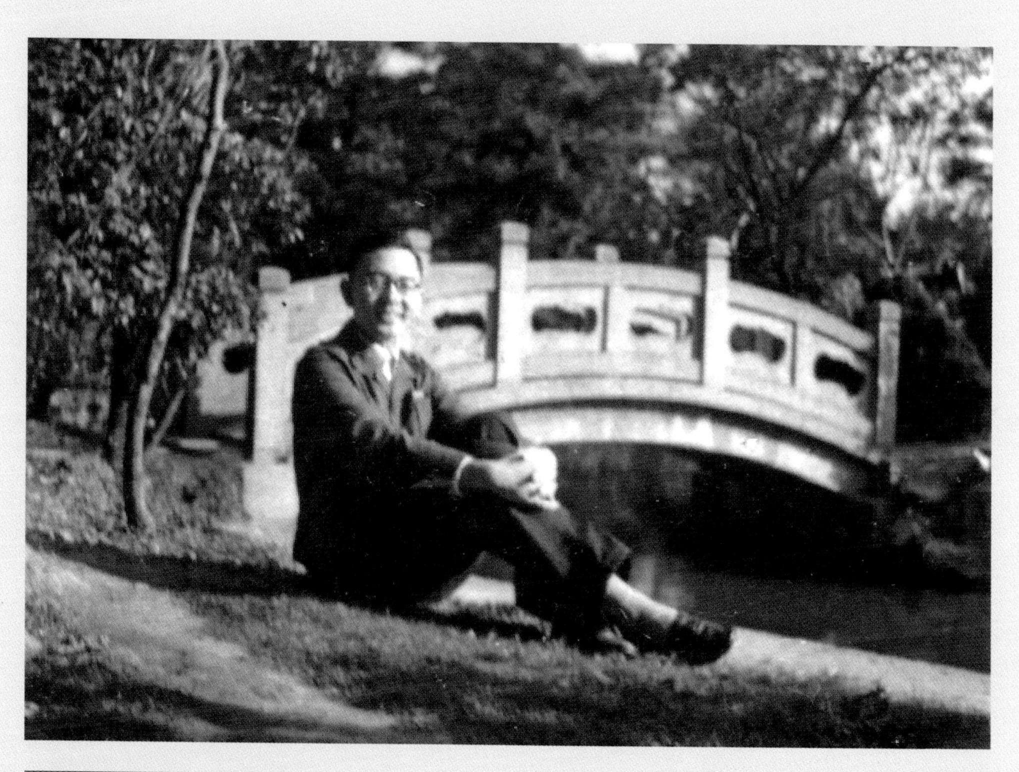

复旦大学附属华山医院后花园内（1963）

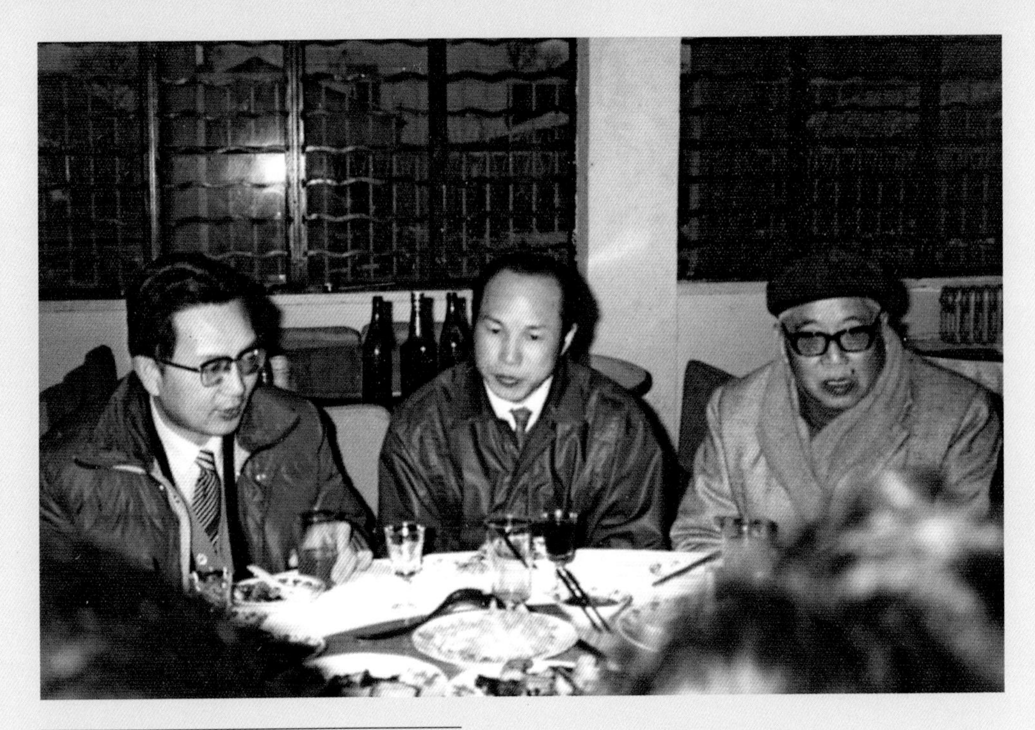

与先师张鸿祥教授（右一）会诊（1970）

上海中医学院欢迎外宾仪式（1986）

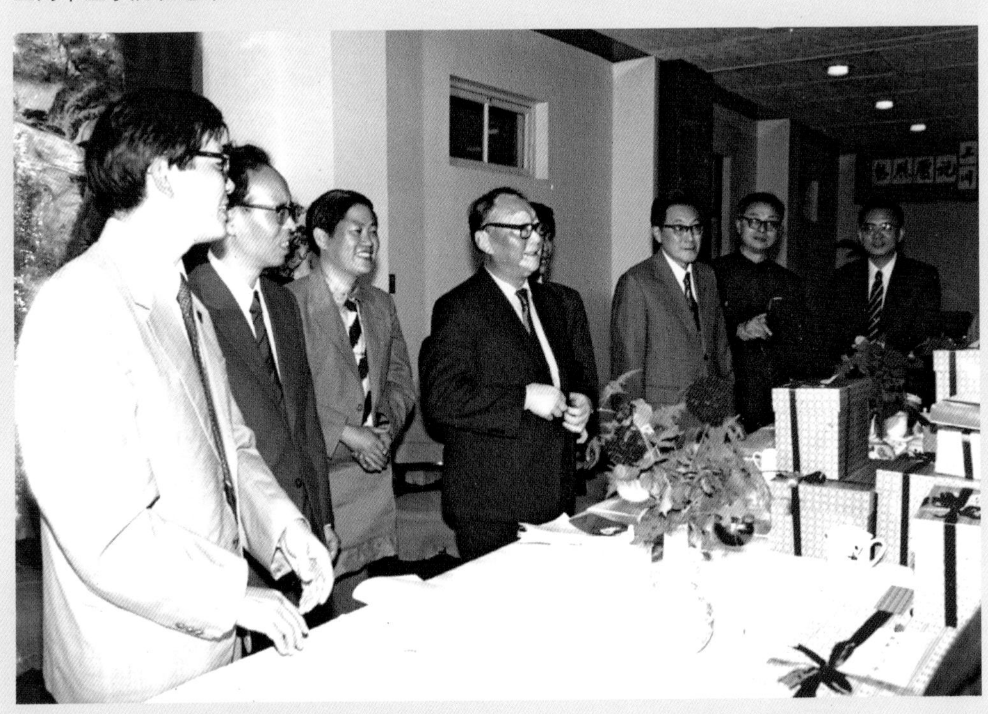

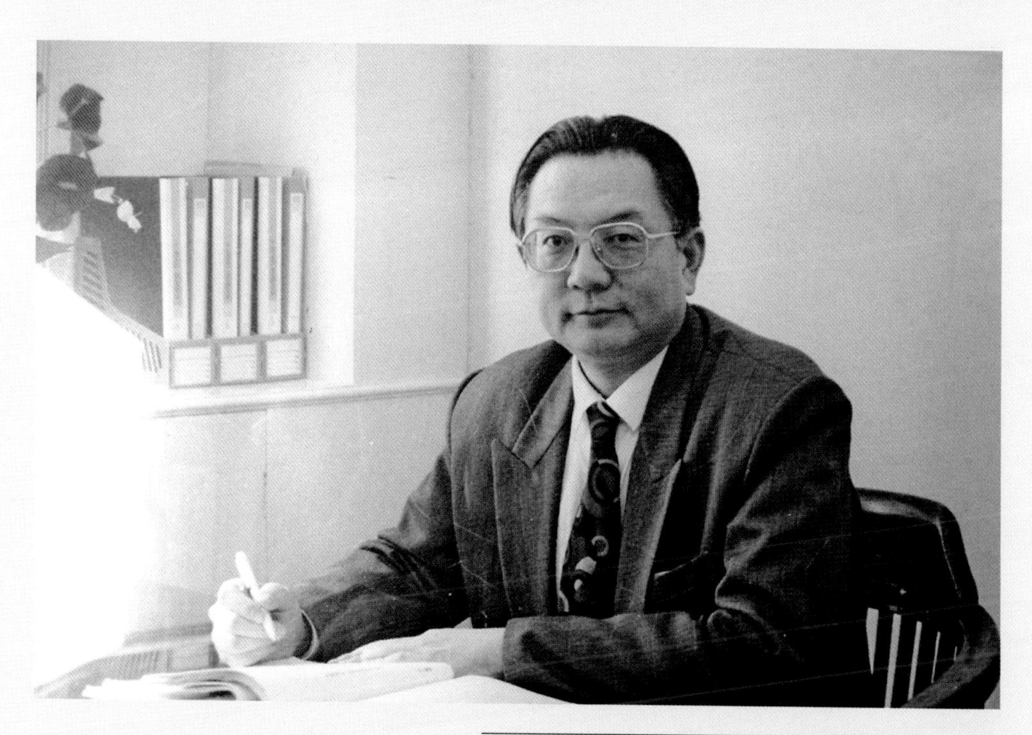

摄于上海中医药大学附属曙光医院院长室（1993）

博士后进站仪式（1995）

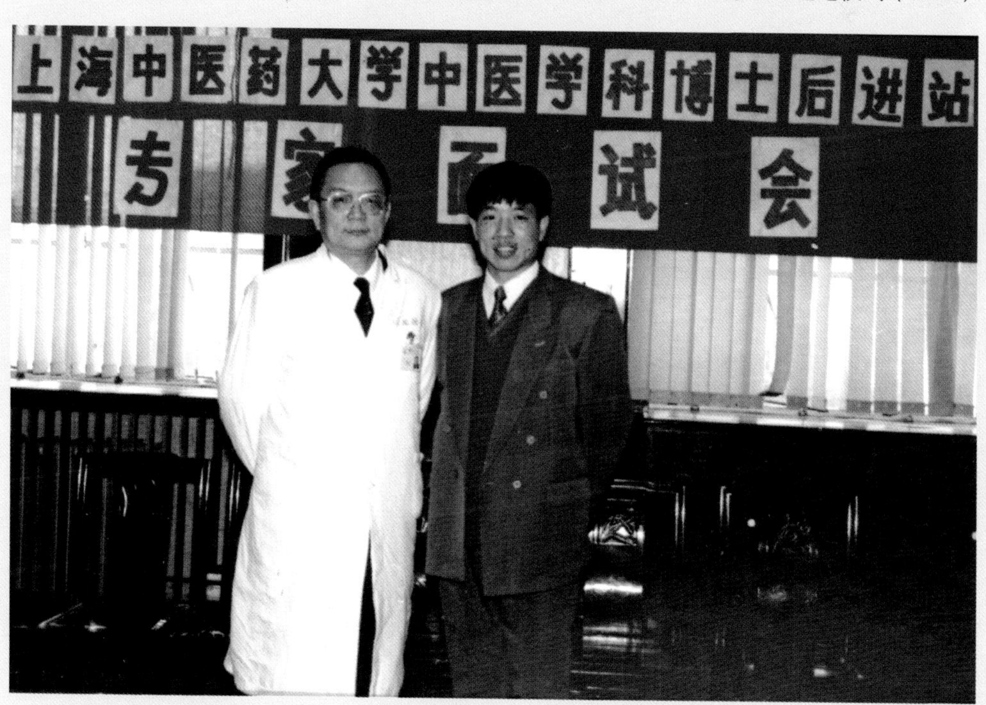

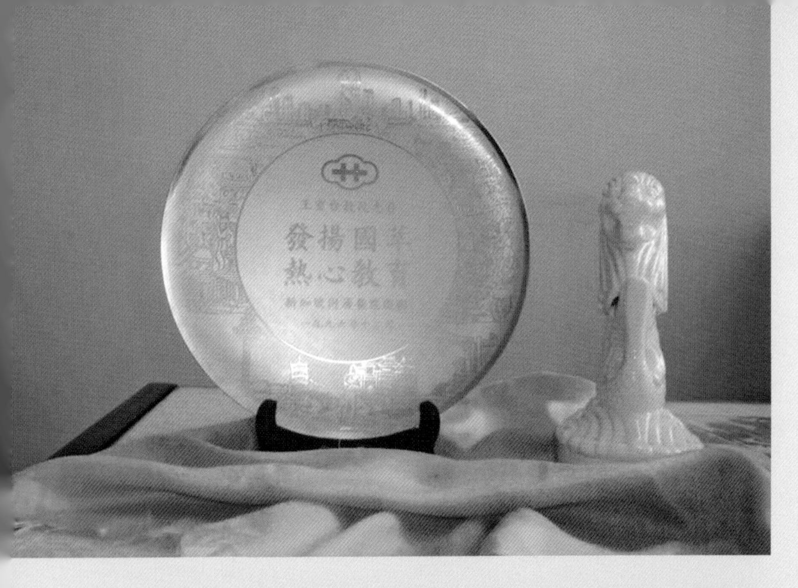

赴新加坡讲课、指导（1996）

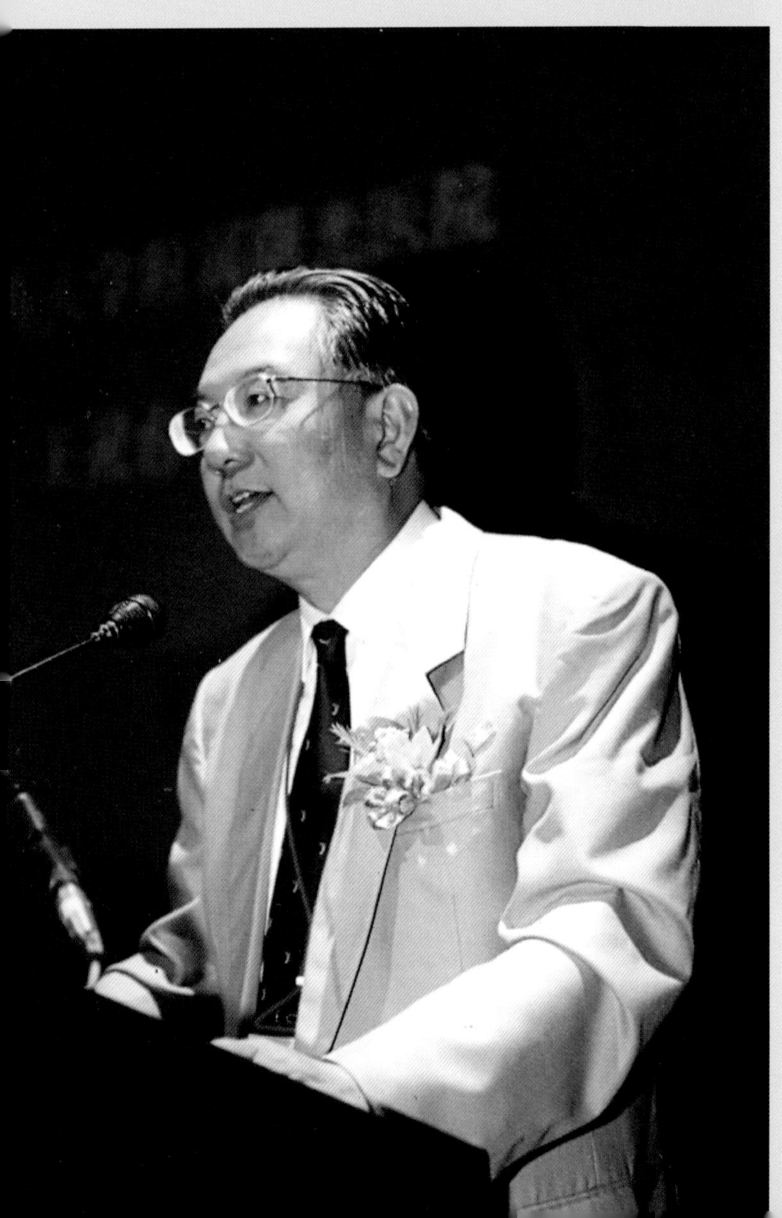

赴香港参加国际会议学术报告（1996）

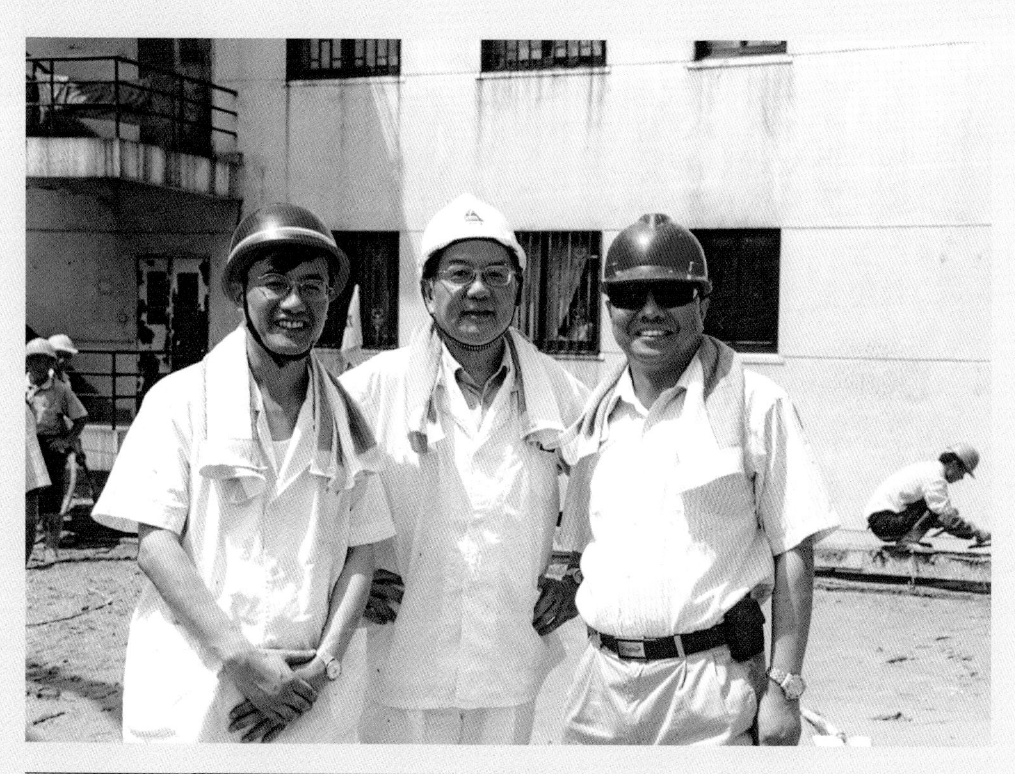

上海中医药大学附属曙光医院肝病楼扩建工地(1996)

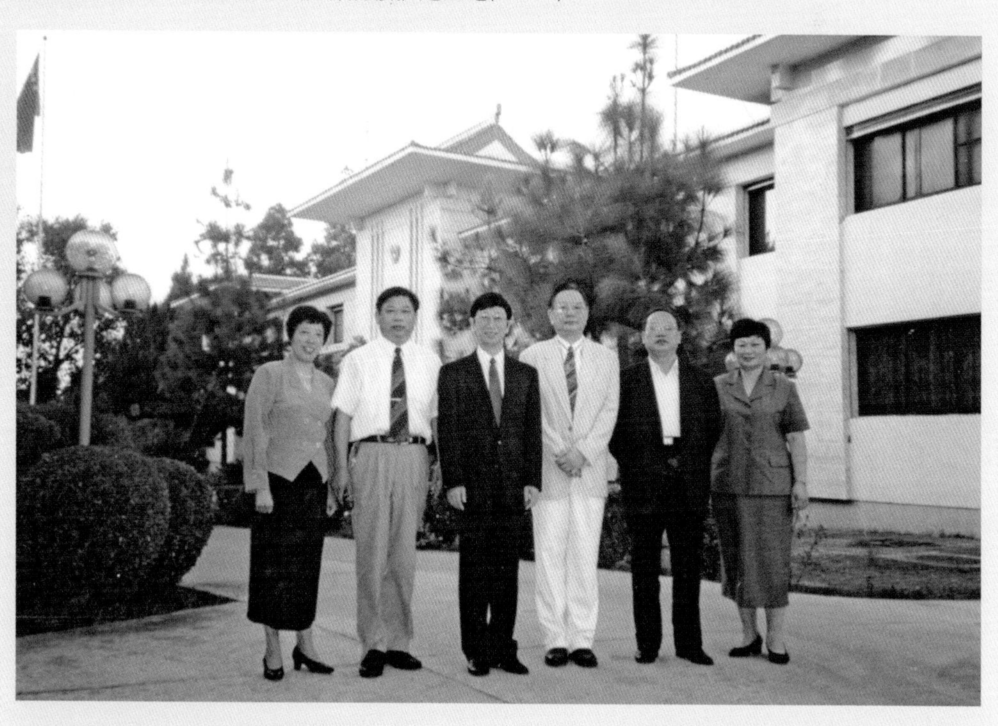

赴摩洛哥慰问上海医疗队（ 1998 ）

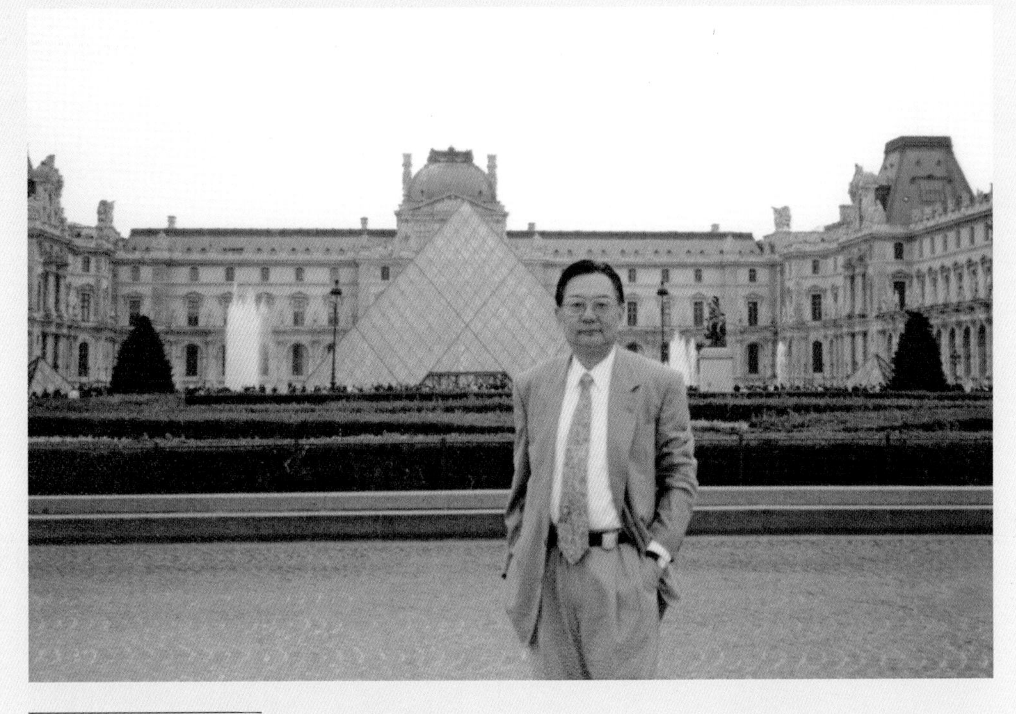

法国卢浮宫前（1998）

向原国家中医药管理局局长佘靖汇报工作（1998）

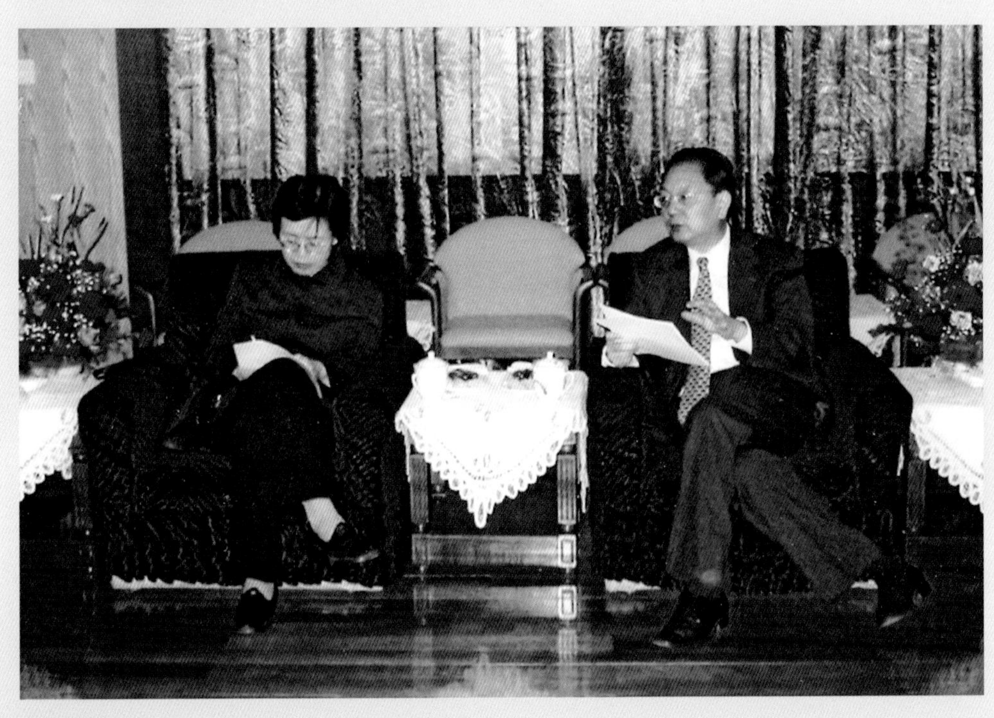

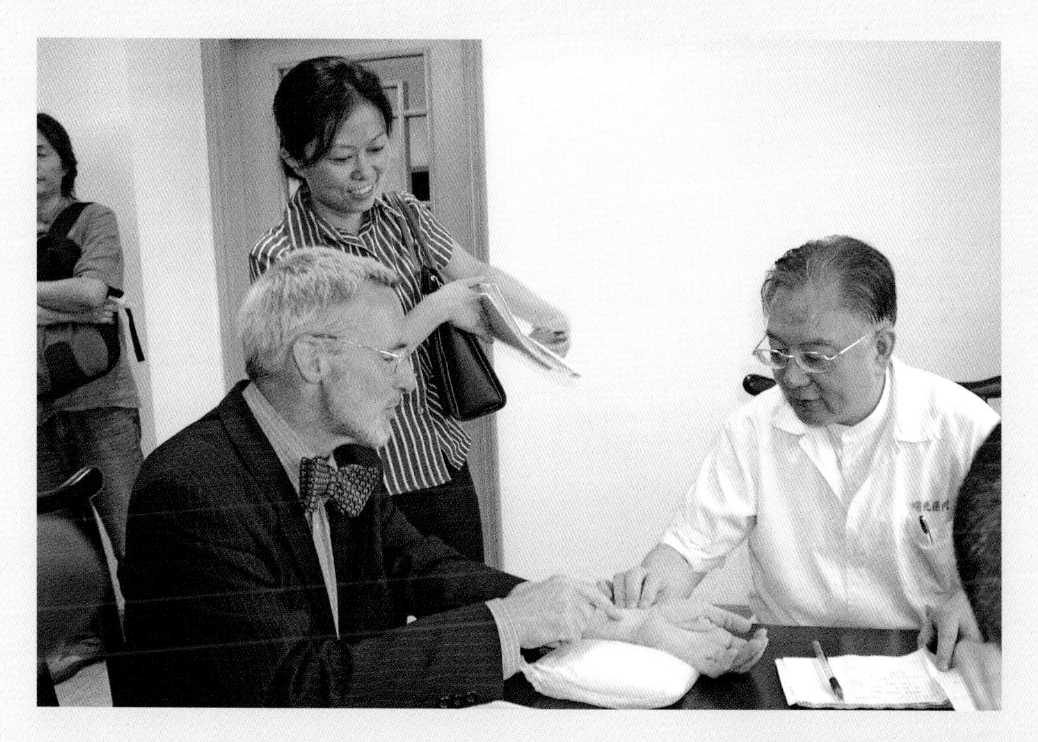

为国外友人诊治（1999）

与任继学教授合影（2000）

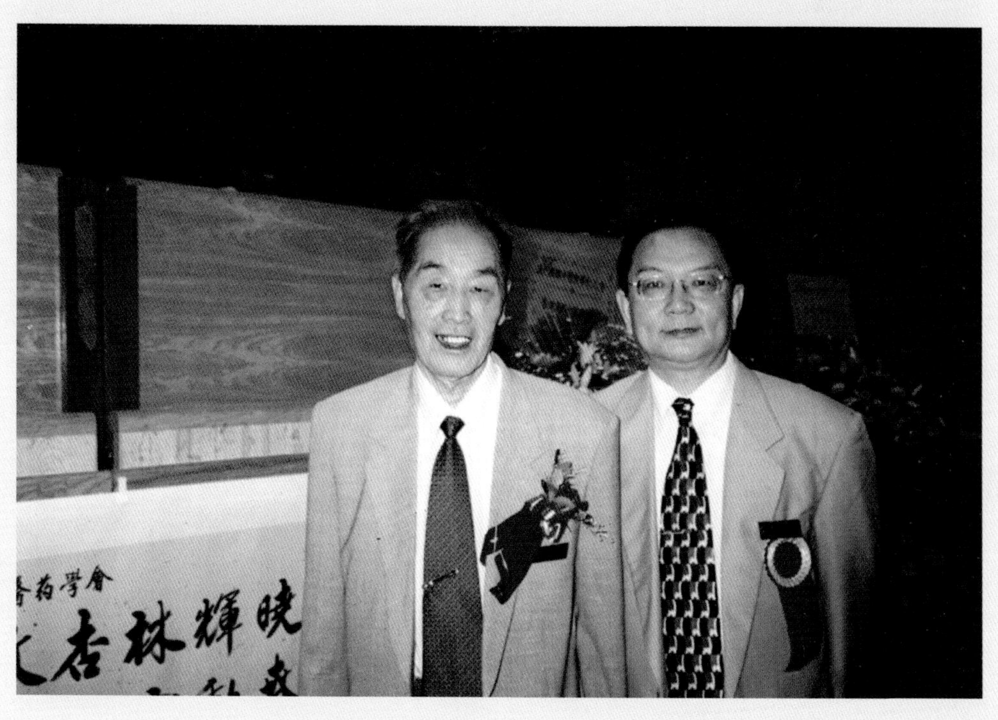

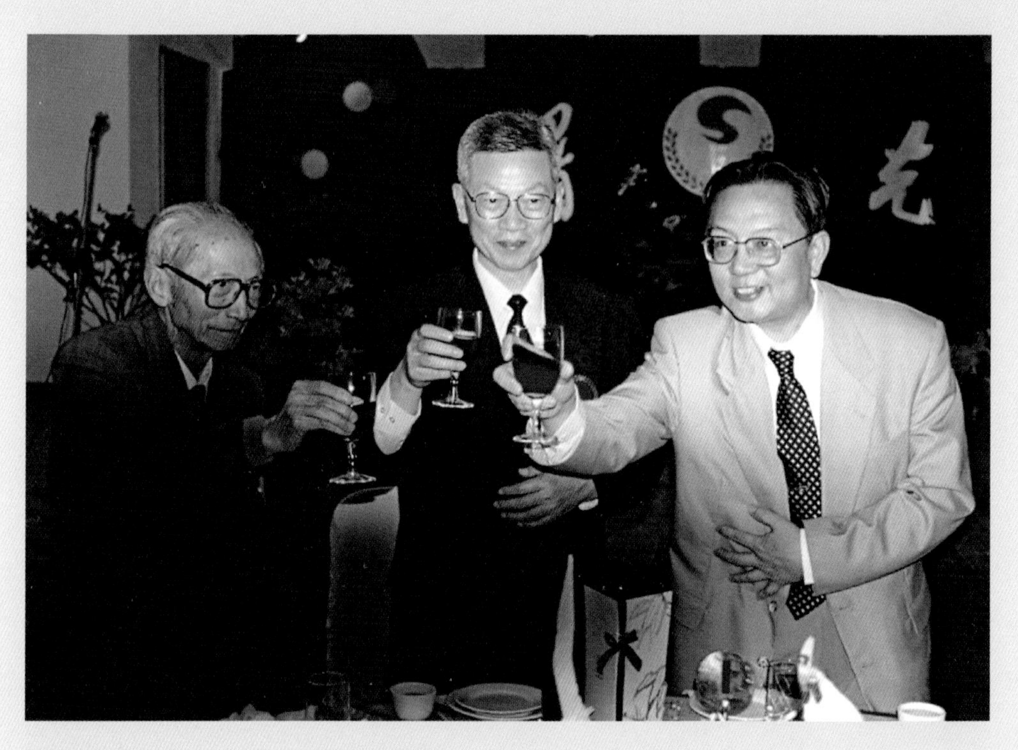

与裘老（左）陈士奎司长（中）（2000）

与施杞教授参观外地（2000）

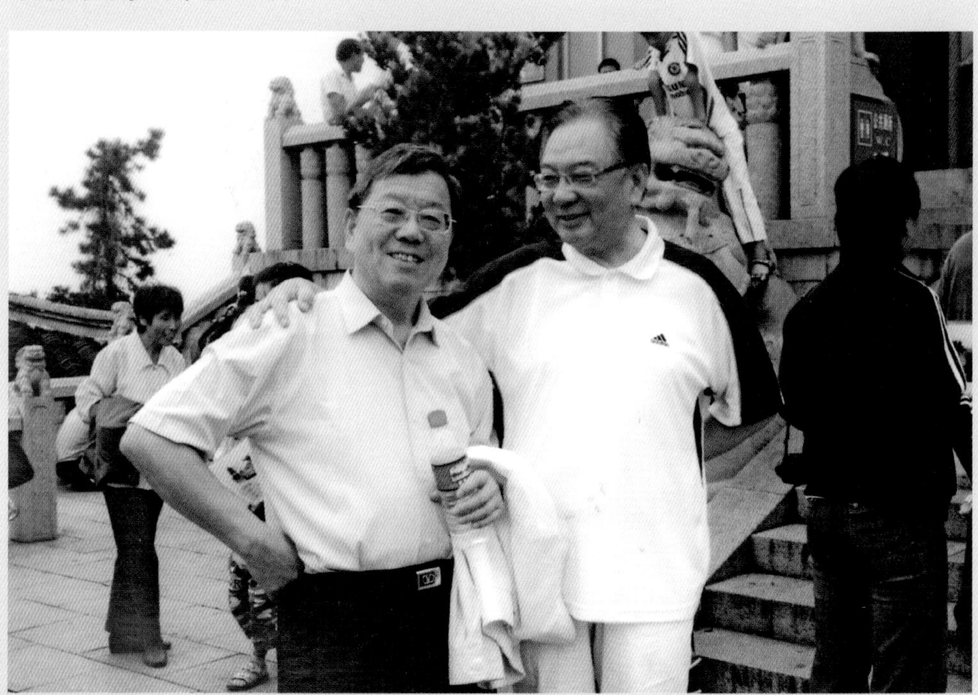

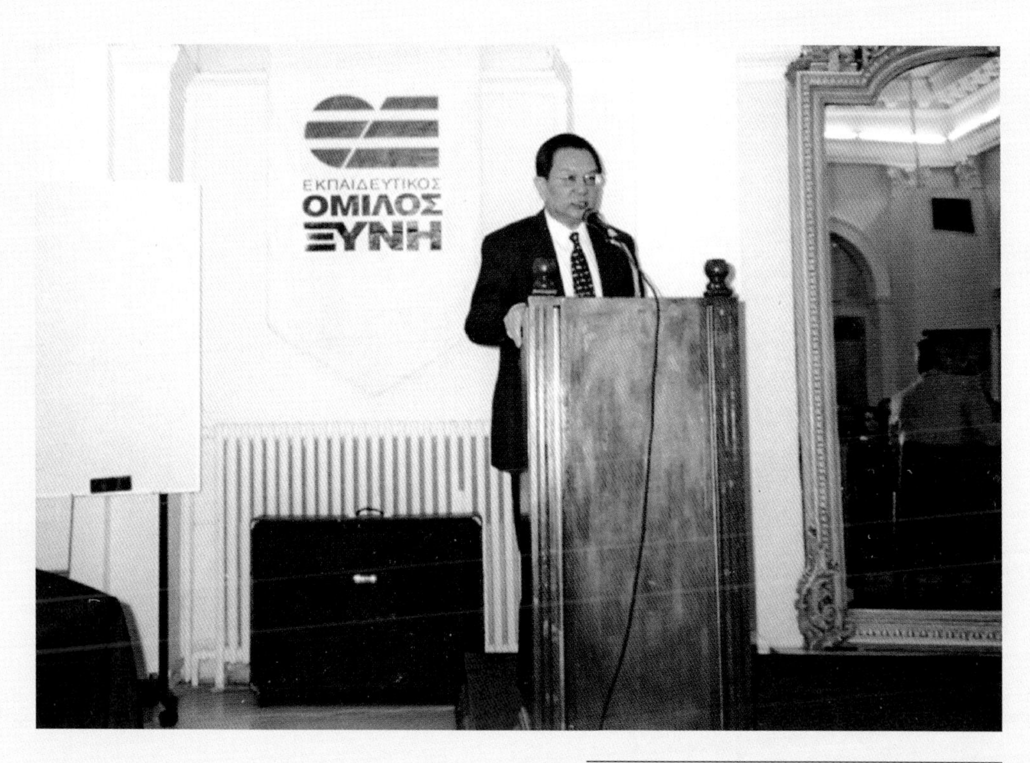

尼罗河三角洲肝病会议学术交流(2001)

新加坡总统参观上海中医药大学附属曙光医院（2001）

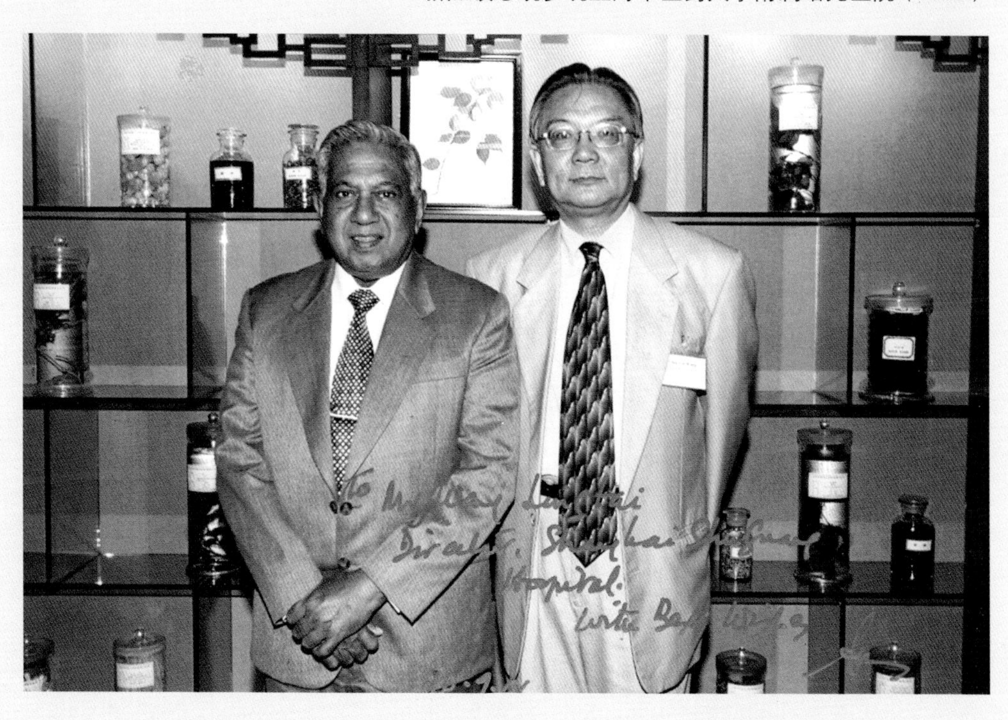

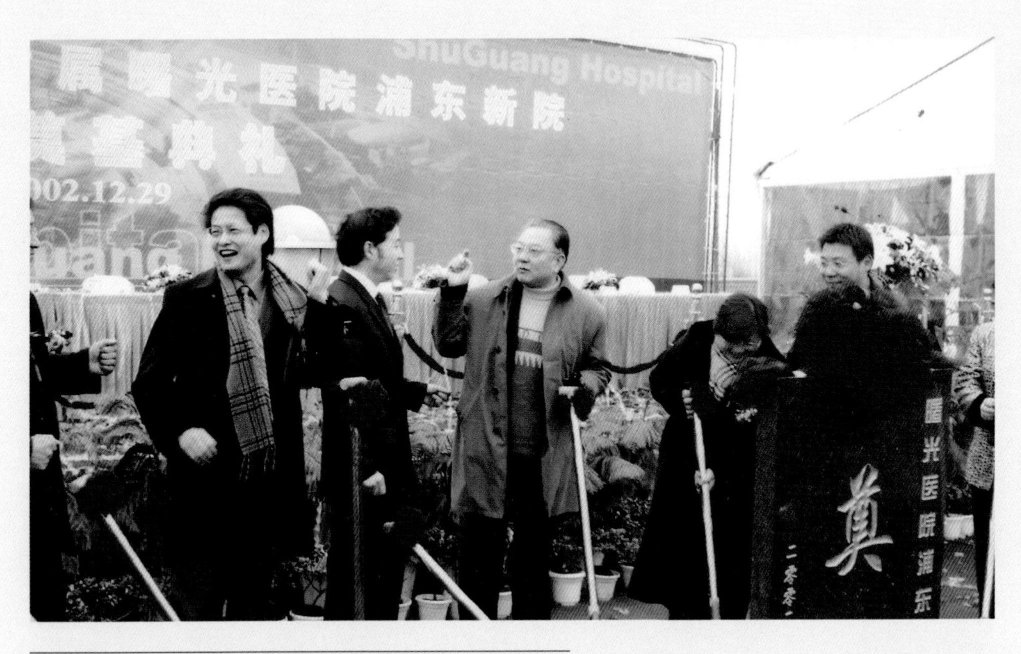

上海中医药大学附属曙光医院东院奠基典礼（2002）

与杨晓渡同志摄于上海中医药大学附属曙光医院东院（2003）

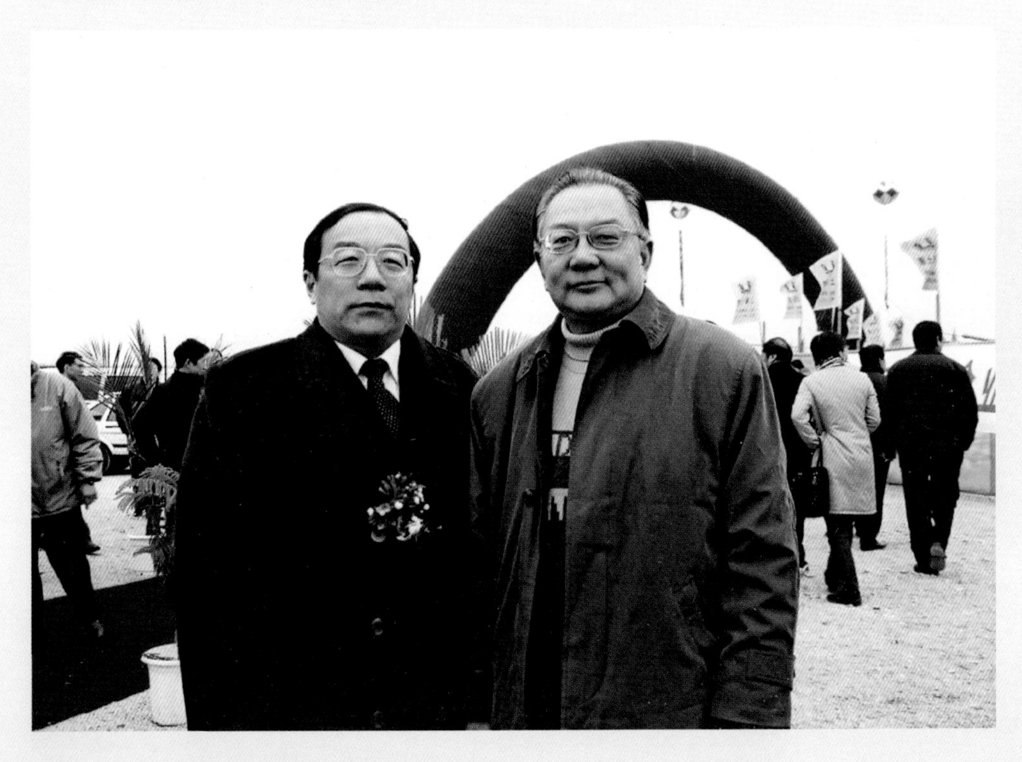

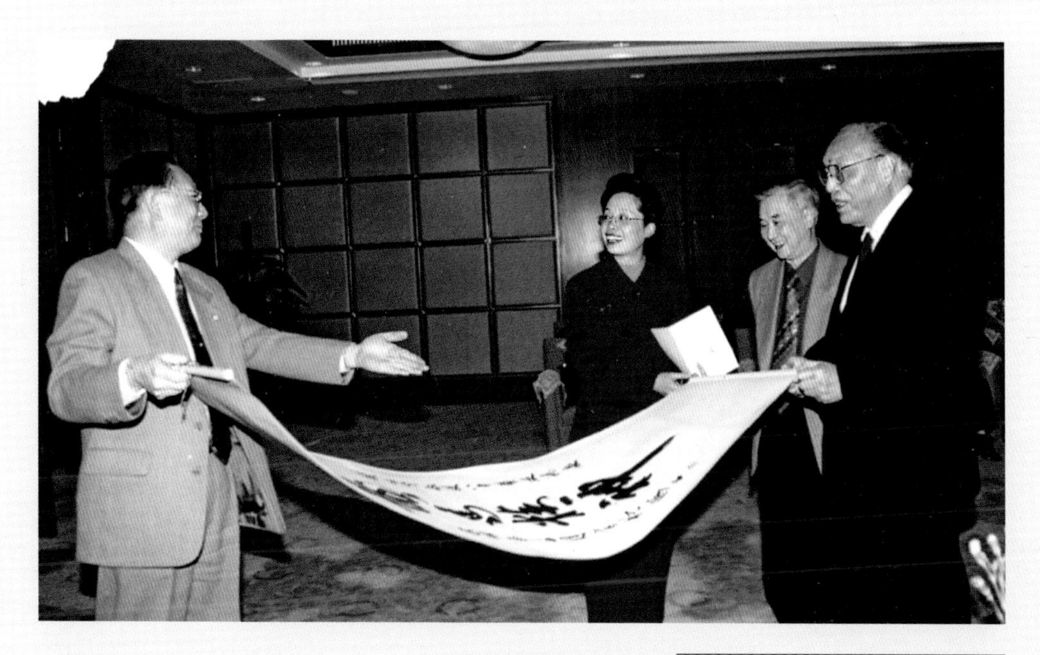

参加颜老八十寿辰活动（2003）

查房（2004）

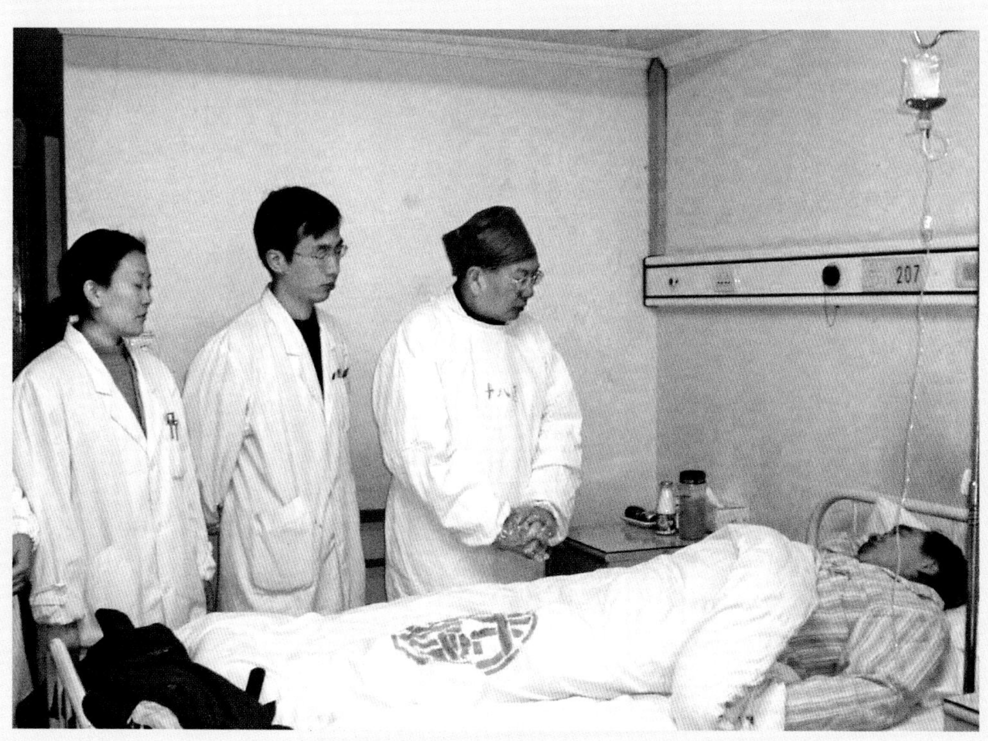

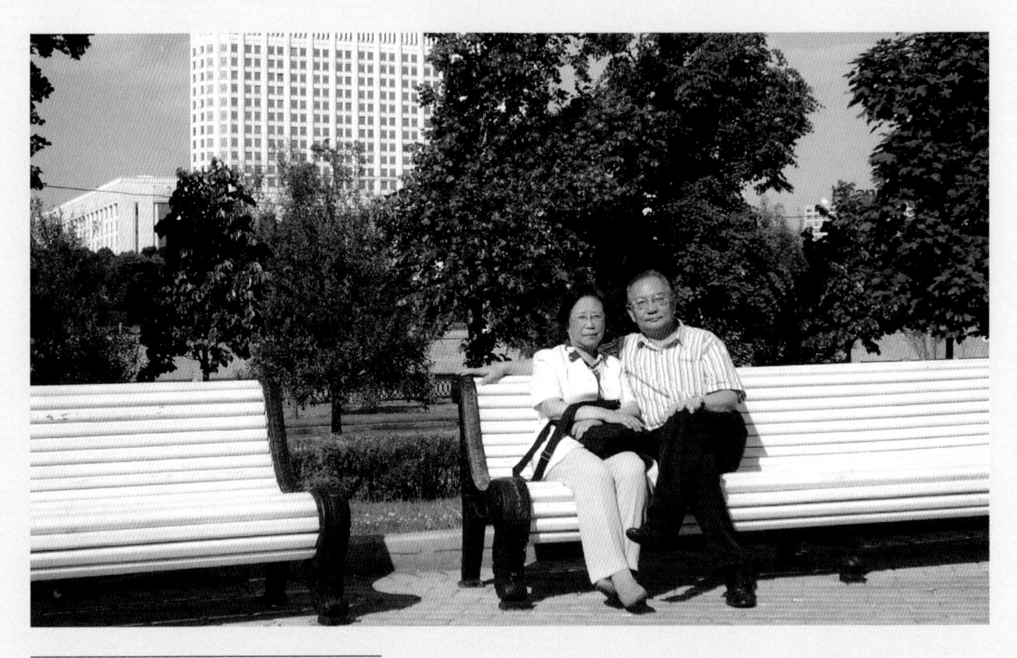

俄罗斯总理办公大楼前留影(2008)

参加亚太肝病会议(2009)

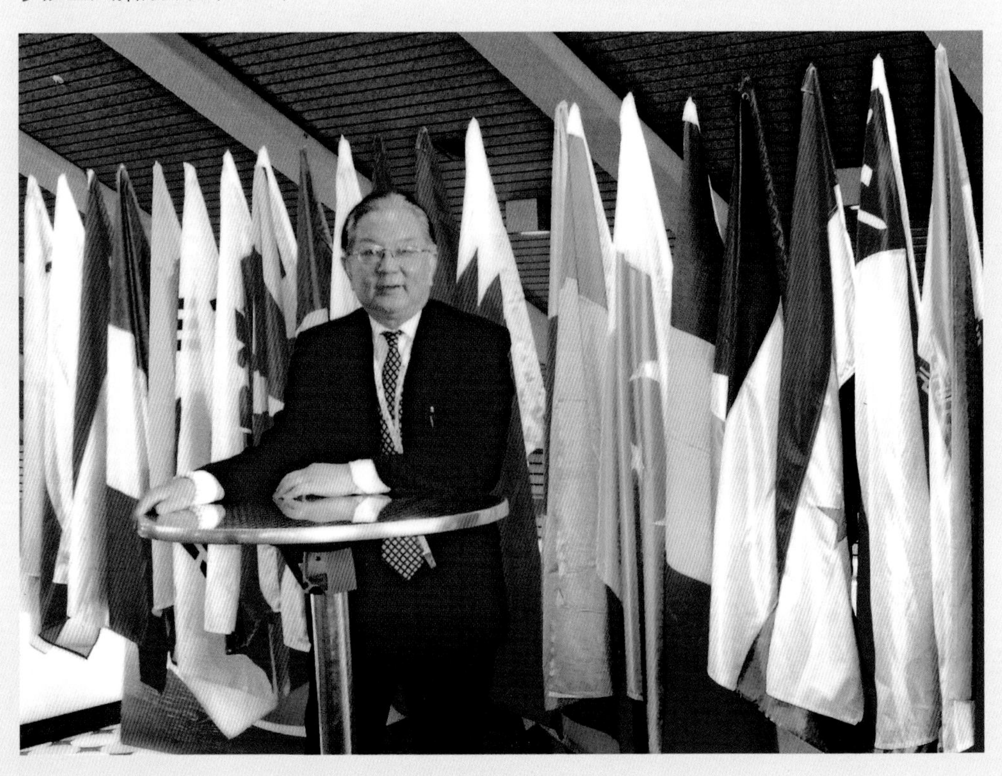

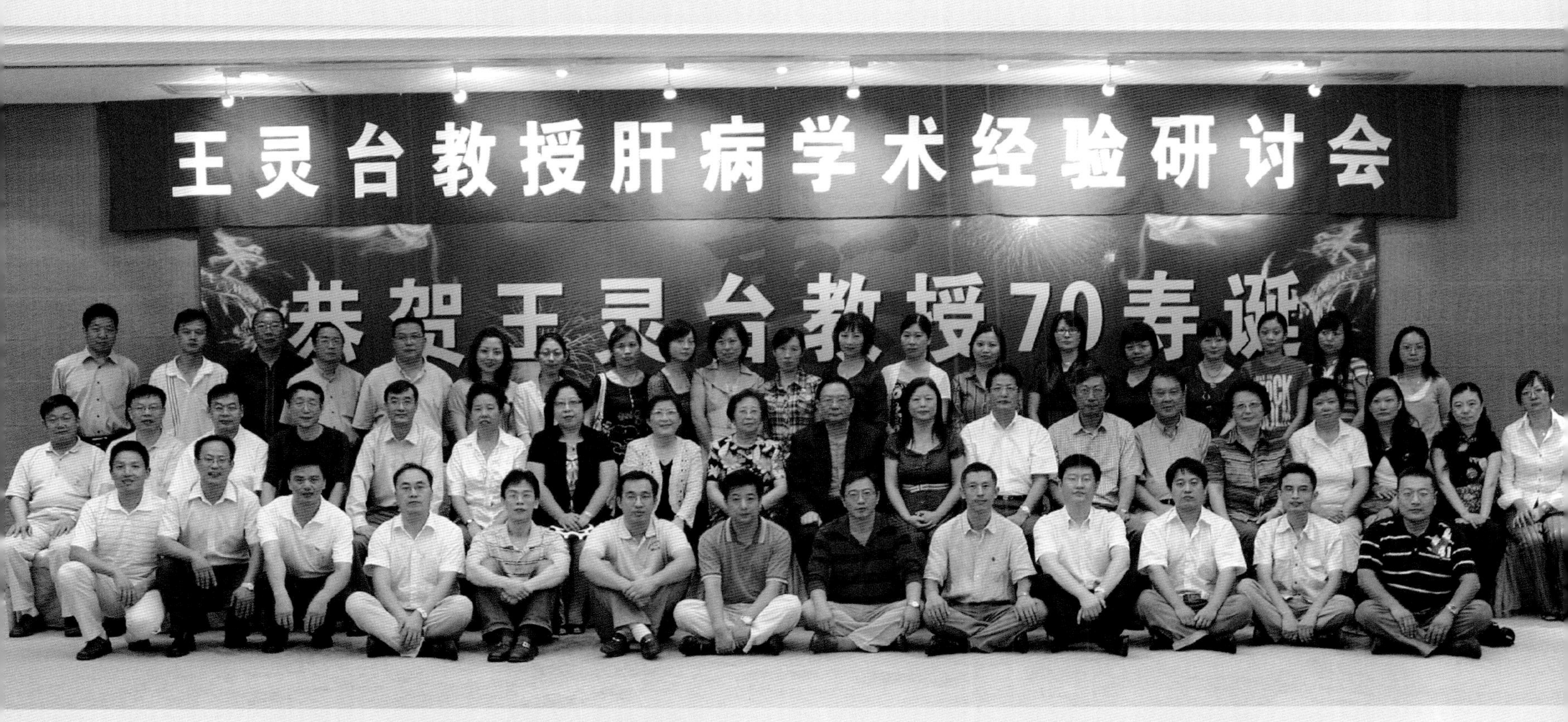

王灵台肝病学术经验研讨会(2009)

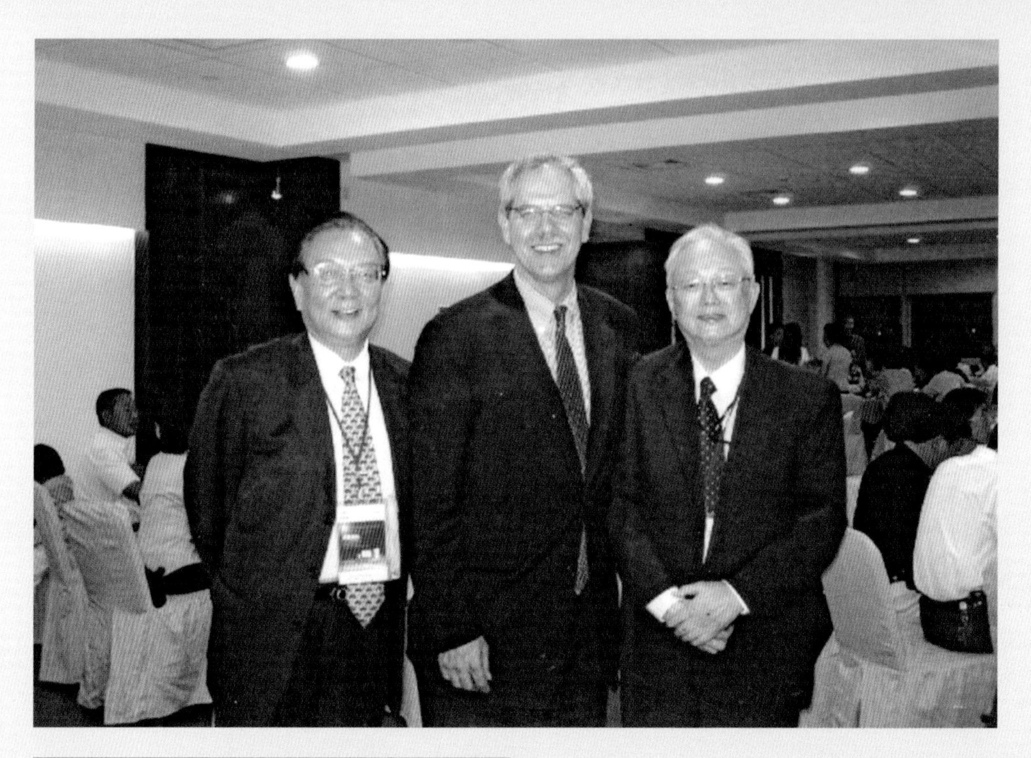

与 Friedman（美）及王宝恩教授合影（2009）

肝病义诊专家合影（2010）

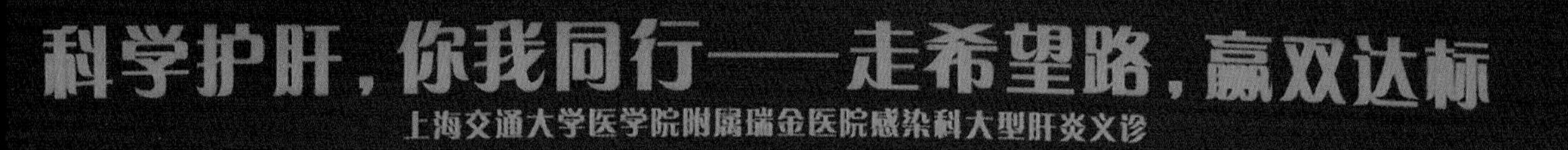

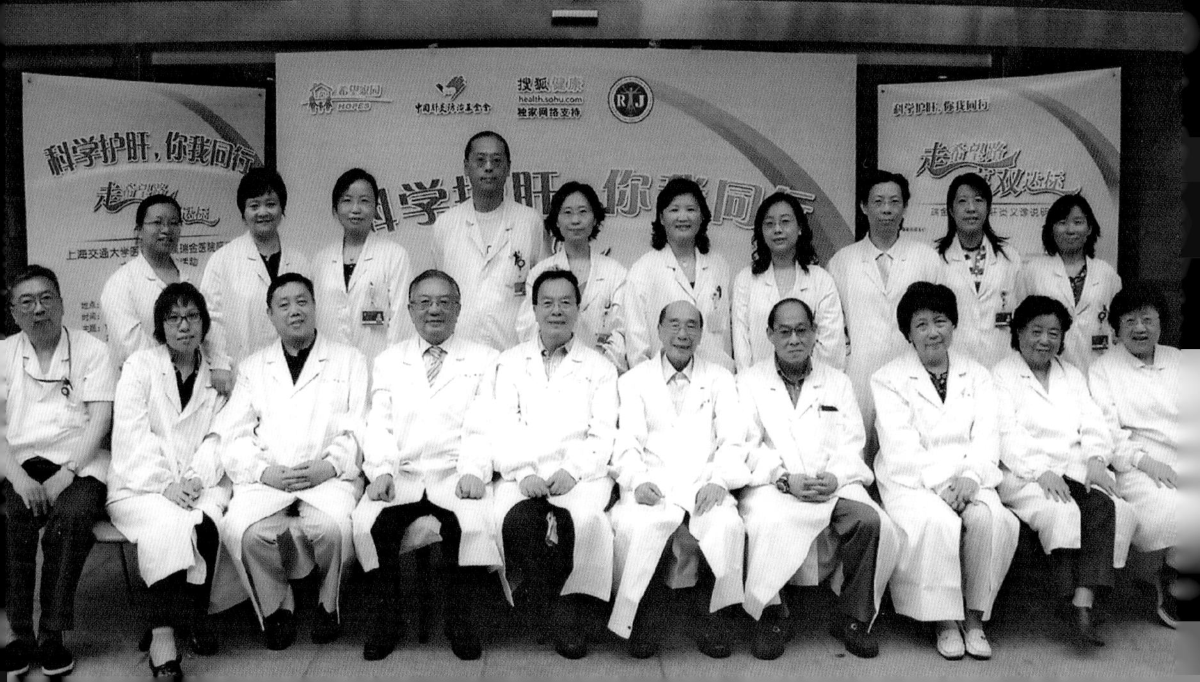

王灵台名中医工作室成员（2010）

大医精诚

王灵台名老中医工作室成员

王灵台（前排中）、高月求（后排右）、赵 钢（后排左）、张 斌（后排中）

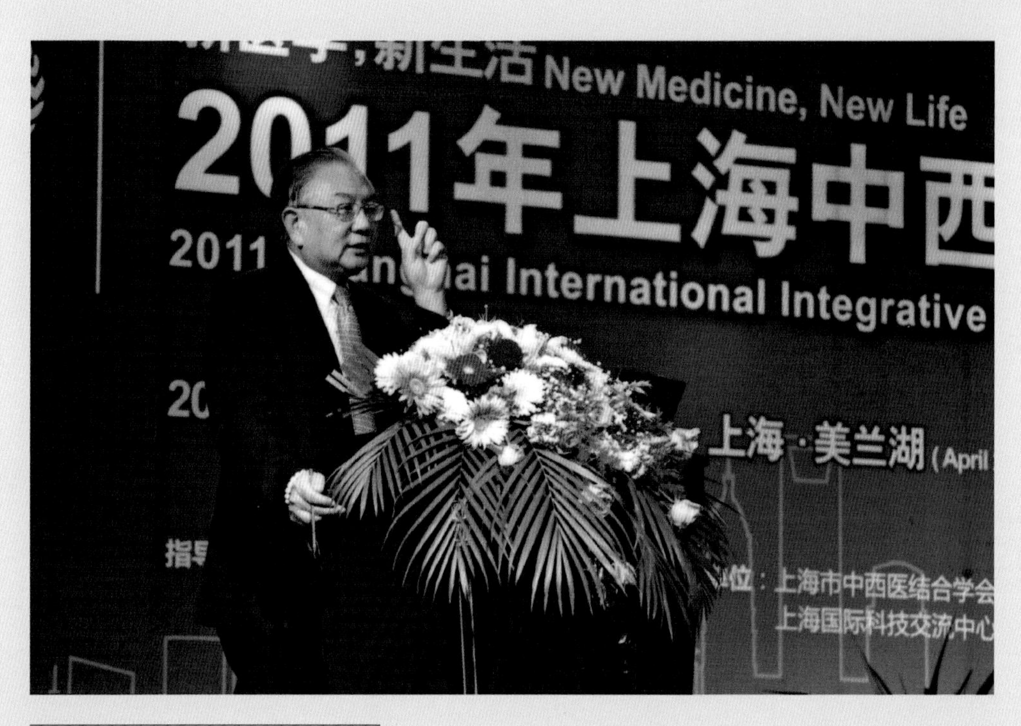

在中西医结合会议上报告（2011）

塞班岛（2013）

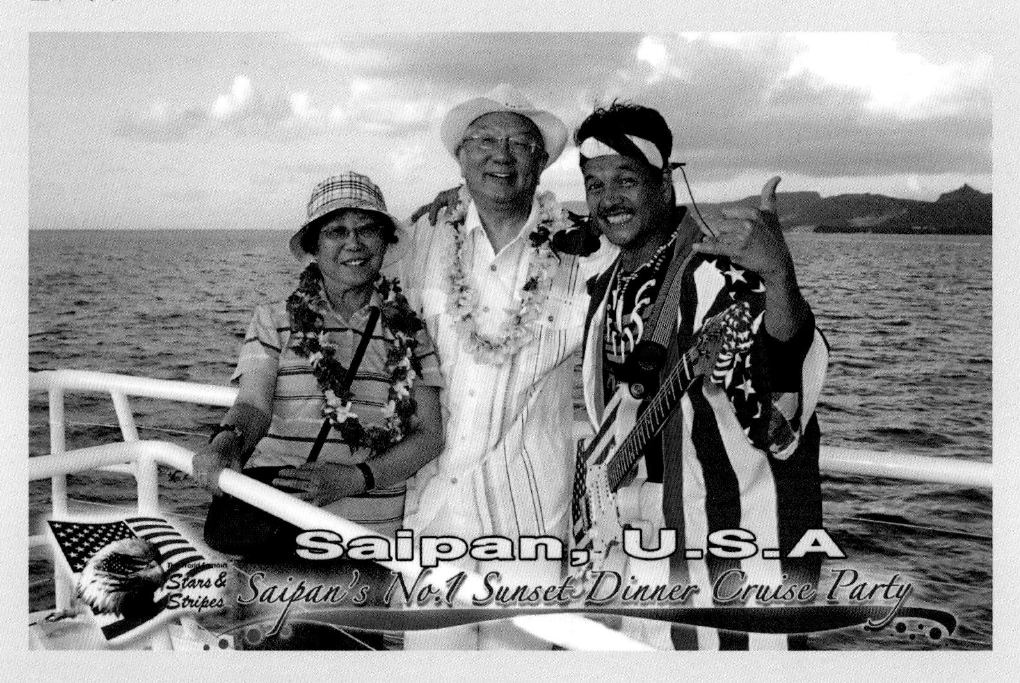

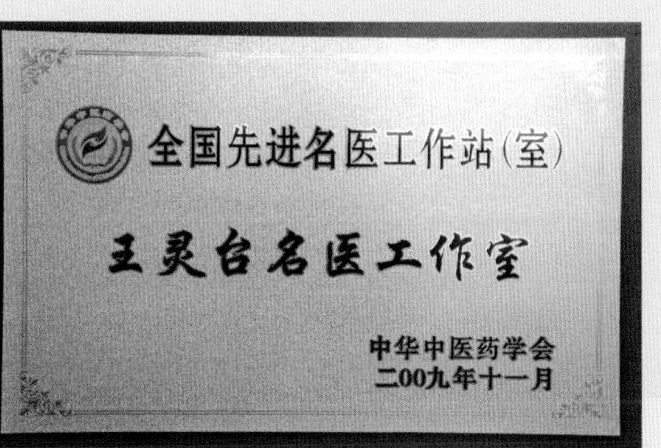

全国先进名中医工作室（2009）

名中医继承班（祝峻峰、孙学华 2013）

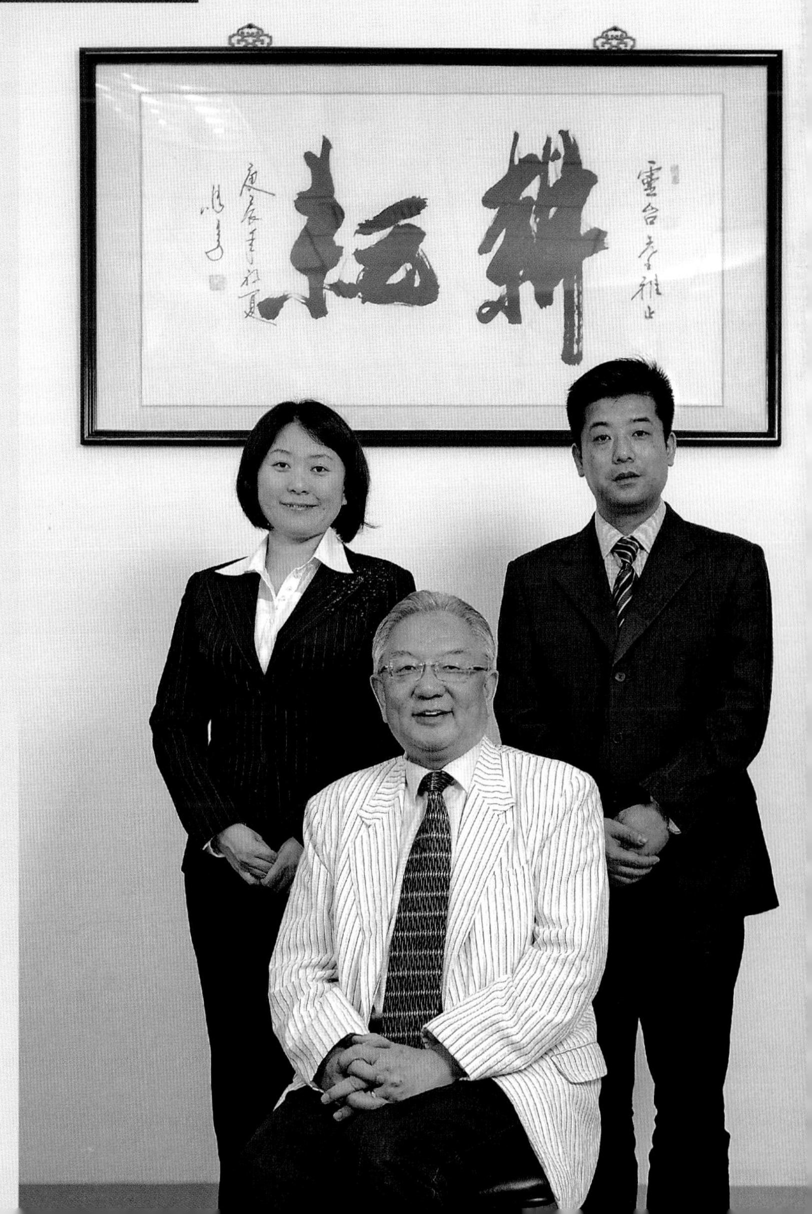

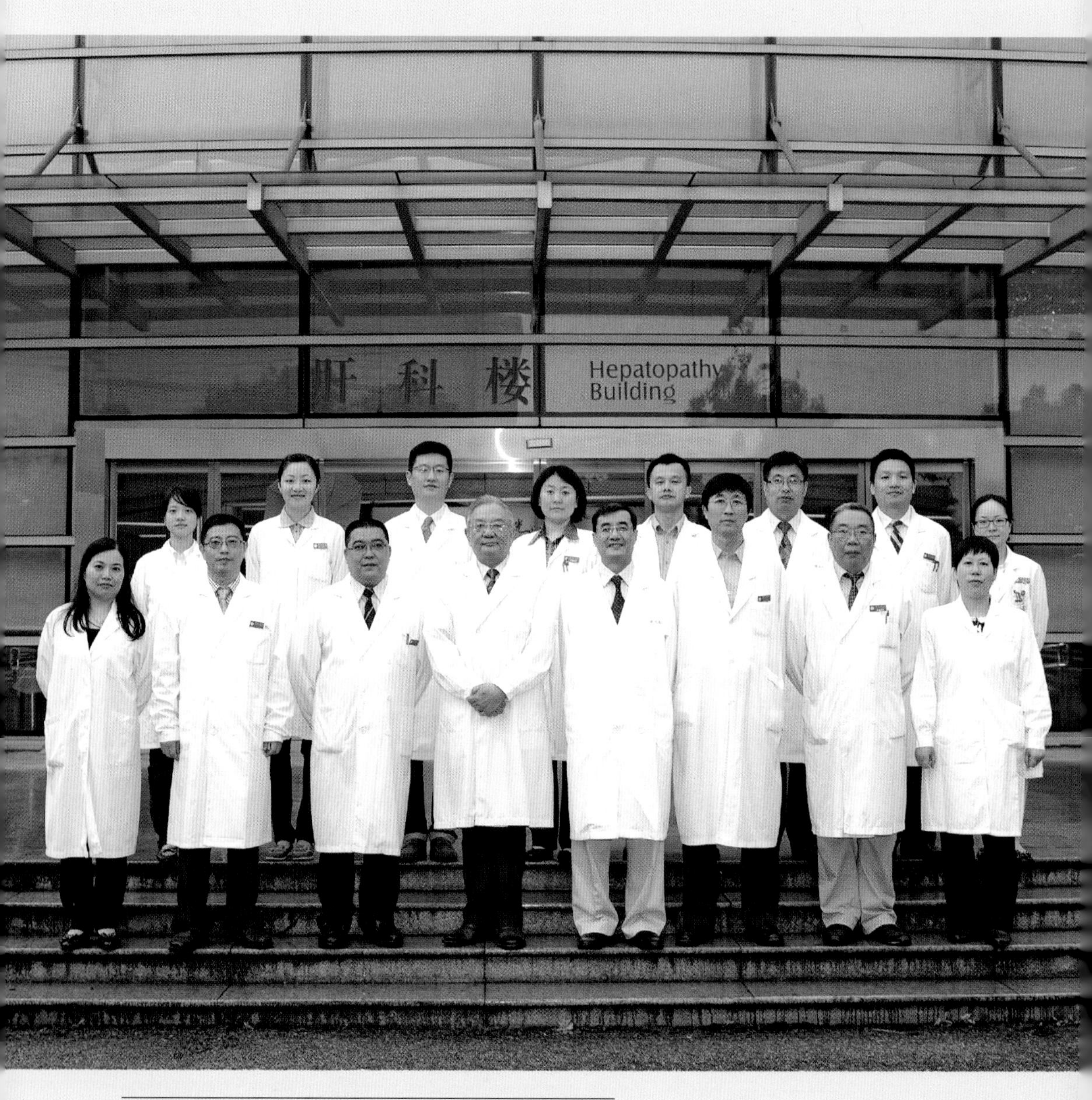

上海中医药大学附属曙光医院肝科全体医师（2013）

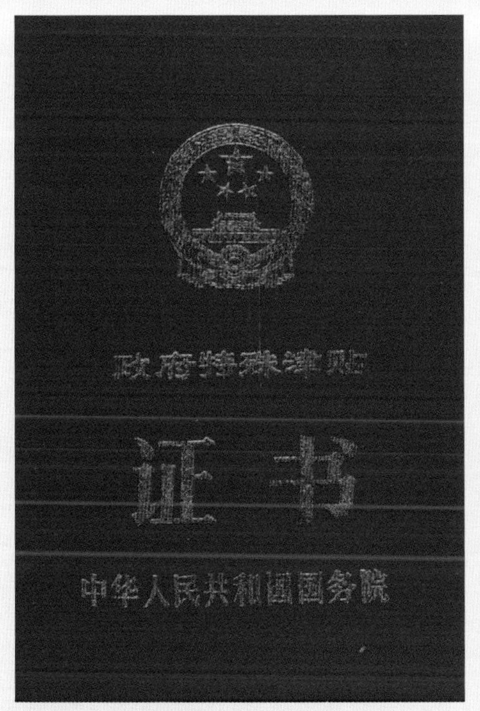

国务院政府特殊津贴证书（1992）

首届中国中西医结合贡献奖（1999）

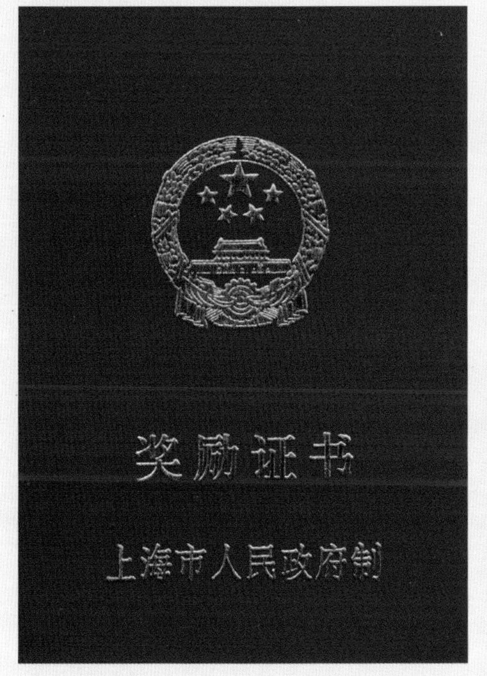

上海市卫生局行政记大功奖励证书（1998）

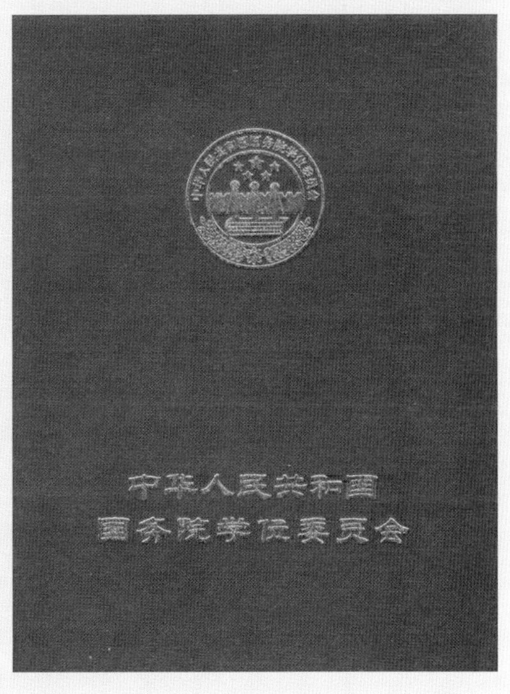

国务院学位委员会（2008）

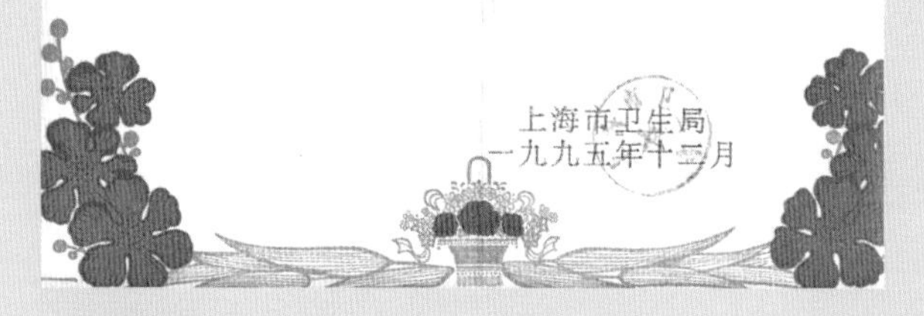

榮譽證書

王灵台 教授

上海市名中医

上海市卫生局
一九九五年十二月

上海市名中医(1995)

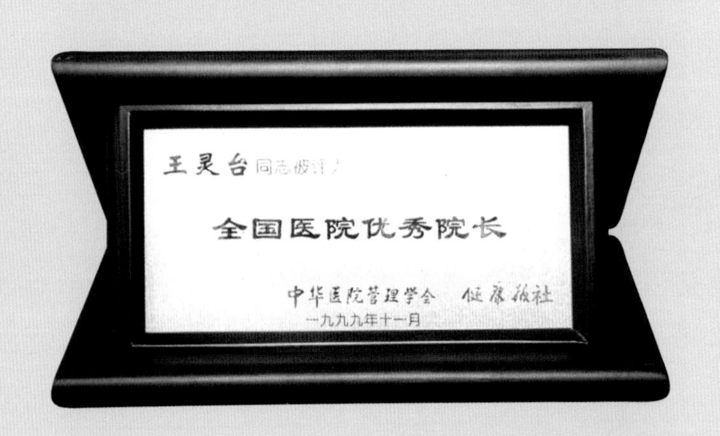

王灵台同志被评

全国医院优秀院长

中华医院管理学会 健康报社
一九九九年十一月

优秀院长（1999）